출간을 하면서...

    사람들은 모두 제각기 이루고자하는 목표가 있습니다. 그 목표를 이루기 위해서는 좌절도하고, 힘이 들어도 열정적인 도전정신을 가지고 끝까지 그 목표를 이뤄내야 합니다.
    전국에 있는 물리치료학과 학생들은 물리치료사의 꿈을 갖고 각 대학에서 목표를 이루기 위해 그 향기를 주변에 풍기고자 합니다. 그러나 그 결실을 맺기 위해서는 넘어야 할 벽이 있습니다. 바로 국가고시입니다. 이 벽을 넘으면 각자 가는 길목에서 그윽한 서로의 향기를 뿜을 수 있을 것입니다. 따라서 물리치료학과 교수로서 해마다 이 벽을 넘고자 하는 학생들에게 무엇을 해야 할 것인가? 심도 있는 고민 끝에 벽을 넘기 위해 막연해하는 국시수험생들에게 도움이 될 수 있도록 교과서 중심의 물라치료사 국가고시 전 과목 요약집을 준비하고자 결심을 하게 되었는데, 마침 평소 지인이신 예당북스 최경락사장님께서 뜻을 같이하자는 제의가 와서 협의 후 전국의 국가고시 출제 및 특강 경험이 있는 물리치료학과 교수님들을 모시고 의견을 규합하여 여러 번 편집회의를 갖고 2년여의 오랜 준비기간을 걷쳐 교열과 교정을 통하여 자습서를 일구어 내게 되었습니다.
    해마다 국시과목 중 문제유형이 구용어에서 신용어로, 문제문답 제시가 부정형에서 긍정형으로, 난이도의 깊이, 암기형보다는 해석형위주, 임상사례형과 문제해결형, 실제위주형으로 비중이 높아져 가는 추세로 변해가고 있습니다. 이에 맞춰 단순하면서도 깊이 있는 요약과 경험이 많은 교수님들의 지도와 교정으로 명확하고 간결하게 정리를 하여 어려움과 압박감 속에서 방황하는 수험생들에게 방향을 잡아주는 동반자의 역할을 하게 된 것입니다. 그러나 여러 교수님들이 함께 지적하고 지도했지만 자습서가 처녀작이라 앞으로도 계속적인 수정·보완이 필요하다고 생각됩니다.
    본 자습서는 국가고시 기출 및 예상문제 등을 분석하여 구성하였고, 각 문제들의 해설을 제시하여 빠른 이해력을 높이도록 하였으며, 실기위주의 문제중심 해결형에 초점을 맞추고자 하였습니다.
    학생들과 물리치료의 이론과 실제를 논하고 틈틈이 준비한 자습서가 출간을 앞두고 모아졌을 때 신기하리만큼 감동에 젖었고, 이 자습서들을 여러 교수님들과 교정을 보면서 언제나 끝날지 속박감에 젖어 안타까웠지만 국가고시를 준비하는 물리치료학과 학생들에게 조금이라도 도움이 된다면 그 동안의 고생은 보람으로 돌리고 싶습니다.
    끝으로 이 자습서가 나올 수 있도록 지도·교정을 돌봐주신 **광양보건대 최은영, 광주보건대 한상완, 광주여대 윤세원, 경북전문대 조용호, 구미대 배주한, 남부대 김용남·김용성, 남서울대 이상빈, 대구가톨릭대 김중휘, 대구과학대 최석주·최유림, 대구보건대 김병곤·김상수·송준찬, 동신대 남기원, 목포과학대 윤희종, 서남대 박장성, 서영대 심재환, 세한대 강정일·이준희, 순천청암대 유영대, 영남이공대 권용현, 원광보건대 송명수, 전남과학대 황태연, 포항대 임상완, 한려대 조남정, 호남대 이현민 교수님** (대학교 생략, 가, 나, 다순)들과 뒤에서 묵묵히 작업한 대학원생과 전국물리치료학과 학생학술연구회 여러분께 고개숙여 감사드리며, 이 자습서가 출판될 수 있도록 끝까지 도움을 주신 예당북스 최경락사장님 그리고 편집부 직원여러분께 감사를 드립니다.

2013년 2월
김 용 남 교수

물리치료사 국가시험 대비 Power Manual 물리치료학을 내면서...

　물리치료사로서 그리고 물리치료학과를 다니는 학생을 대표하는 모임으로서 저희가 이 책을 만들게 된 계기는 후배들이 보다 멋진 물리치료사로 성장하기를 바라는 마음에서 출발하였습니다. 지금까지 물리치료사 국가시험을 대비하기 위해 기존의 몇몇 문제집을 보거나 선배들이 보던 책을 물려받던 것이 대부분 이었습니다. 하지만 이는 시험을 위한 준비 일뿐 실제로 임상에 나가서는 새롭게 다른 지식을 배워야 하고 습득해야 했습니다. 현재 보건분야는 빠르게 변화하고 있으며, 무한경쟁 시대로 돌입하고 있습니다. 우리 물리치료사도 그 시대의 변화에 따라 기존의 물리치료 지식을 바탕으로 더 많은 것을 배우고 실력을 갖추어야 경쟁력이 생기는 시대가 되었습니다. 이 책이 조금이나마 후배들에게 지식을 넓히는데 도움이 되고 임상에 후배들이 진출하였을 때 소통의 연결고리가 될 수 있는 책이 되었으면 하는 바람입니다.

　이 책에서는 기존의 국가고시 유형을 반영하여 편집을 하였고, 국가고시시험에 필요한 이론 뿐만 아니라 기본적으로 임상에서 필요한 이론들을 추가적으로 포함하고 있습니다. 또한 이 책에서는 다른 문제집과 비교하여 많은 수의 문제를 포함하고 있으므로 학습한 이론을 문제 풀기를 통하여 이론확립과 문제 유형 대비를 한 번에 할 수 있는 장점이 있습니다. 그리고 각 문제에는 문제해설을 통해 보다 편하고 쉽게 개념을 한 번 더 확인할 수 있도록 하였고, 어떠한 문제가 중요하게 여겨지는 지 스스로 판단할 수 있도록 하였습니다. 오답을 줄이고 올바른 개념정리를 위하여 계속되는 검토작업을 진행하였습니다. 비록 방대한 양이지만 시간을 두고 차근차근 준비를 한다면 국가고시 합격은 물론 자신의 실력을 한층 올릴 수 있는 계기가 될 것입니다.

　후배들을 위하는 마음으로 전국물리치료학과 학생학술연구회에서 이 책을 2년 동안 성심성의껏 만들었고, 전국에 계신 **광양보건대 최은영, 광주보건대 한상완, 광주여대 윤세원, 경북전문대 조용호, 구미대 배주한, 남부대 김용남 · 김용성, 남서울대 이상빈, 대구가톨릭대 김중휘, 대구과학대 최석주 · 최유림, 대구보건대 김병곤 · 김상수 · 송준찬, 동신대 남기원, 목포과학대 윤희종, 서남대 박장성, 서영대 심재환, 세한대 강정일 · 이준희, 순천청암대 유영대, 영남이공대 권용현, 원광보건대 송명수, 전남과학대 황태연, 포항대 임상완, 한려대 조남정, 호남대 이현민** 교수님들께서 직접 지도 · 교정를 해주셨습니다.

　이 책이 나오기까지 고생하신 전국물리치료학과 학생학술연구회 21대 위원진과 교수님들께 감사의 말씀을 전하며, 물리치료의 발전적인 방향으로의 성장을 위해 다 함께 노력했으면 하는 마음으로 이 책을 바칩니다.

2013년 2월
전국물리치료학과 학생학술연구회

★★ 물리치료사 국가고시 대비 ★★

2013년 신판!

Power Manual of Physical Therapy

해부생리학

문제편

전국물리치료학과 학생학술연구회 엮음

예당북스

| CONTENTS |

출간을 하면서
Power Manual 물리치료학을 내면서

01 세포(Cell) — 7
- 단원정리문제 8

02 뼈대계(Skeletal system) — 21
- 단원정리문제 22

03 근육계(Muscular system) — 65
- 단원정리문제 66

04 신경계(Nervous system) — 105
- 단원정리문제 106

05 감각기계(Sense organ system) — 145
- 단원정리문제 146

06 관절계(Articular system) — 161
- 단원정리문제 162

| CONTENTS |

07 순환계(Circulatory system) 175
- 단원정리문제 176

08 소화기계(Digestive system) 217
- 단원정리문제 218

09 비뇨기계(Urinary system) 245
- 단원정리문제 246

10 생식기계(Reproductive system) 261
- 단원정리문제 262

11 내분비계(Endocrine system) 273
- 단원정리문제 274

12 호흡기계(Respiratory system) 291
- 단원정리문제 292

Chapter 1
세포

CHAPTER 01 단원정리문제 (세포)

01 인체를 이루는 구조적, 기능적 단위는 무엇인가?

① 세포　　　② 조직　　　③ 기관
④ 개체　　　⑤ 염색체

02 다음 중 세포에 대한 설명으로 맞지 않는 것은?

① 세포막으로 둘러싸여 세포 내부와 외부의 경계를 이룬다.
② 기능에 따라 세포의 형태와 크기가 다르다.
③ DNA를 가지고 있어 생식과 유전에 관여한다.
④ 세포 자체적으로 ATP를 생성하지 못한다.
⑤ 리보솜(리보소체)이 있어서 세포 내 단백질 합성이 가능하다.

03 다음 중 인체를 구성하는 세포의 소기관이 아닌 것은?

① 사립체　　　② 엽록체
③ 리보솜　　　④ 리소좀
⑤ 골지체

▶ **세포의 특징**
- 모든 생명체의 구조적, 기능적 단위
- 인지질 이중층으로 구성된 세포막으로 싸여 있음.
- DNA를 가지고 있어서 세포 내 물질대사와 생식에 관여함.
- 물질합성을 담당하는 세포소기관을 가지고 있음.
- 에너지 전환을 담당하는 세포소기관을 가지고 있음(ATP 생산).

▶ **세포의 특징**
- 모든 생명체의 구조적, 기능적 단위
- 인지질 이중층으로 구성된 세포막으로 싸여 있음.
- DNA를 가지고 있어서 세포 내 물질대사와 생식에 관여함.
- 물질합성을 담당하는 세포소기관을 가지고 있음.
- 에너지 전환을 담당하는 세포소기관을 가지고 있음(ATP 생산).

▶ 엽록체는 식물세포의 세포기관

정답 : 1_①　2_④　3_②

04 다음 중 세포질을 구성하는 세포소기관으로 맞는 것을 모두 고르면?

가. 핵소체	나. 리소좀
다. 염색질	라. 과립세포질그물

① 가, 나, 다　　② 가, 다　　③ 나, 라
④ 라　　⑤ 가, 나, 다, 라

05 다음 중 세포 내부와 외부의 경계가 되는 구조물은?

① 핵　　② 세포막
③ 과립세포질그물　　④ 리소좀
⑤ 중심체

06 다음 중 세포막에 대한 설명으로 맞지 않는 것은?

① 세포 내부와 외부의 경계를 이룬다.
② 세포 외부의 자극을 감지한다.
③ 능동수송은 에너지를 사용하는 물질수송 방법이다.
④ 물질수송을 하는데 반드시 에너지가 필요하다.
⑤ 세포의 외형을 유지한다.

▶ 세포질 구성 소기관
- 과립세포질그물
- 무과립세포질그물
- 리보솜(용해소체)
- 골지체
- 미토콘드리아
- 리소좀
- 중심체

▶ 세포막의 특징
- 세포막을 경계로 세포의 내부와 외부를 구분

▶ 세포막의 물질수송
- 에너지 소비가 필요 없는 물질수송

정답 : 4_③　5_②　6_④

07 다음 중 세포막을 구성하는 성분으로 맞는 것을 모두 고르면?

가. 인지질	나. 콜레스테롤
다. 당지질	라. 단백질

① 가, 나, 다 ② 가, 다 ③ 나, 라
④ 라 ⑤ 가, 나, 다, 라

▶ 세포막의 구성요소
 - 인지질
 - 콜레스테롤
 - 당지질
 - 단백질
 - 당단백

08 다음 중 인지질의 역할로 맞는 것은?

① 지질의 안정화에 기여한다.
② 면역반응 시 항원으로 작용한다.
③ 세포막의 물질 이동속도를 조절한다.
④ 촉진확산이 일어나는 곳이다.
⑤ 지질을 형성하는 주성분이다.

▶ 인지질의 역할
 - 지질을 형성 하는 주요성분
 - 세포막의 틀을 형성
 - 친수성 머리부분과 소수성 꼬리부분으로 구성
 - 소수성 꼬리부분끼리 만나 인지질 이중 층 구조를 형성

09 다음 중 세포막의 물질 이동속도를 조절하며, 세포막의 유연성에 관여하는 물질은?

① 콜레스테롤 ② 인지질 ③ 당지질
④ 당단백 ⑤ 탄수화물

▶ 세포막에서 콜레스테롤의 역할
 - 콜레스테롤의 증가는 세포막의 유동성의 증가
 - 세포막의 물질 이동속도를 조절

정답 : 7_⑤ 8_⑤ 9_①

10 세포막의 물질수송 중 에너지를 사용하지 않는 방법으로 맞는 것을 모두 고르면?

가. 여과	나. 단순확산
다. 촉진확산	라. 내포작용

① 가, 나, 다   ② 가, 다   ③ 나, 라
④ 라   ⑤ 가, 나, 다, 라

11 다음 중 세포간 인식과 신호전달에 관여하는 세포막 성분은?

① 물   ② 콜레스테롤   ③ 단백질
④ 탄수화물   ⑤ 인지질

12 다음 중 확산에 대한 설명으로 맞지 않는 것은?

① 농도차에 의한 물질의 이동이다.
② 단순확산과 촉진확산이 있다.
③ 농도가 높은 곳에서 낮은 곳으로 용질이 이동하는 것이다.
④ 촉진확산의 경우 에너지 소비가 필요하다.
⑤ 콩팥 투석, 허파꽈리에서 기체교환이 확산에 해당된다.

▶ 내포작용
  - 에너지 소비가 일어나는 물질수송

▶ 세포막에서 탄수화물의 역할
  - 세포간 인식
  - 신호전달, 항원 역할

▶ 확산
  - 농도차에 의한 물질(용질)의 이동
  - 농도가 높은 곳에서 낮은 곳으로 물질(용질)이 이동
  - 단순확산과 촉진확산이 존재한다.
    ※ 단순확산 : 인지질을 직접 통과, 주로 크기가 작고 지용성인 물질
    ※ 촉진확산 : 인지질층에 존재하는 단백질을 통한 물질 통과, 주로 크기가 크고 지용성이 아닌 물질

정답 : 10_① 11_④ 12_④

13 농도차에 의한 용매의 이동으로 일어나는 물질수송의 원리는?

① 능동수송 ② 삼투현상 ③ 식세포작용
④ 촉진확산 ⑤ 여과

▶ 삼투
- 에너지 소비가 필요 없는 물질수송
- 농도차에 의한 물질(용매)의 이동
- 반투성막(세포막)을 통하여 농도가 낮은 곳에서 높은 곳으로 물(용매)이 이동

14 세포막 물질수송 방법 중 여과의 예로 맞는 것을 모두 고르면?

| 가. 허파꽈리에서 기체교환 | 나. 콩팥에서 포도당 흡수 |
| 다. 태반에서 물질교환 | 라. 조직액 생성 |

① 가, 나, 다 ② 가, 다 ③ 나, 라
④ 라 ⑤ 가, 나, 다, 라

▶ 여과의 예
- 콩팥에서 혈액의 여과
- 조직액 생성

15 다음 중 세포막에서 여과를 일으키는 원인으로 맞는 것은?

① ATP ② 삼투현상 ③ 압력차
④ 농도차 ⑤ 표면장력

▶ 여과를 일으키는 원인
- 압력차에 의한 물질의 이동

16 다음 중 에너지 소비가 반드시 필요한 물질수송법으로 맞는 것을 모두 고르면?

| 가. 능동수송 | 나. 여과 |
| 다. 외포작용 | 라. 삼투 |

① 가, 나, 다 ② 가, 다 ③ 나, 라
④ 라 ⑤ 가, 나, 다, 라

▶ 능동수송
- 반드시 에너지 소비가 필요하며, 단백질을 통해 일어나는 물질수송
▶ 외포작용
- 에너지 소비가 일어나는 물질수송
- 세포막이 세로 내 존재하는 소포가 세포막과 결합하면서 소포 내 물질을 세포 외부로 이동

정답 : 13_② 14_④ 15_③ 16_②

17 다음 중 Na⁺-K⁺ 펌프가 존재하는 곳으로 맞는 것은?

① 핵　　　　　② 골지체　　　　③ 리보솜
④ 세포막　　　⑤ 중심소체

18 다음 중 핵에 대한 설명으로 맞지 않는 것은?

① 핵막에는 핵구멍이 뚫려 있다.
② 핵 내에 핵소체가 존재한다.
③ 1개 이상의 핵을 갖는 세포도 있다.
④ 염색체는 염색질이 막대모양으로 변한 것이다.
⑤ 세포 내에서 비교적 크기가 작은 기관이다.

19 다음 중 퓨린 염기에 속하는 것으로 맞는 것을 모두 고르면?

가. 아데닌	나. 시토신
다. 구아닌	라. 우라실

① 가, 나, 다　　② 가, 다　　③ 나, 라
④ 라　　　　　⑤ 가, 나, 다, 라

20 다음 중 물질대사와 세포분열 과정 등 모든 세포활동을 조절하는 기관으로 맞는 것은?

① 핵　　　　　② 미토콘드리아　　③ 리보솜
④ 골지체　　　⑤ 리소좀

단원정리 문제 해설

▶ 세포막에 존재하는 Na⁺-K⁺ 펌프에 의해 세포 내부는 K⁺이온이 많고, 세포 외부는 Na⁺이온이 많음.

▶ 핵
- 세포 내 존재하는 가장 큰 기관
- 세포의 종류에 따라 모양과 수가 다양하나 대체로 하나의 세포에 하나의 핵이 존재
- 세포 내 물질대사와 세포분열 과정 등 모든 세포활동을 조절

▶ 나, 라는 피리미딘 염기에 속함.

▶ 핵
- 세포 내 존재하는 가장 큰 기관
- 세포의 종류에 따라 모양과 수가 다양하나 대체로 하나의 세포에 하나의 핵이 존재
- 세포 내 물질대사와 세포분열 과정 등 모든 세포활동을 조절

정답 : 17_④　18_⑤　19_②　20_①

21 다음 중 RNA에서 시토신과 결합할 수 있는 염기는?

> 가. 아데닌　　　　　나. 시토신
> 다. 티민　　　　　　라. 구아닌

① 가, 나, 다　　② 가, 다　　③ 나, 라
④ 라　　　　　⑤ 가, 나, 다, 라

▶ 염기의 상보적 결합 : T-A (2중 결합), G-C (3중 결합)

22 다음 중 핵막에 대한 설명으로 맞는 것을 모두 고르면?

> 가. 2중막 구조
> 나. 핵구멍이 존재
> 다. 세포분열 과정에서 사라짐.
> 라. 핵구멍을 통한 물질이동이 일어남.

① 가, 나, 다　　② 가, 다　　③ 나, 라
④ 라　　　　　⑤ 가, 나, 다, 라

▶ 핵막
　- 2중막 구조의 반투성막으로 핵구멍이 존재
　- 세포분열 시 일시적으로 소실

23 다음 중 RNA를 구성하는 염기로 맞는 것을 모두 고르면?

> 가. 아데닌　　　　　나. 구아닌
> 다. 시토신　　　　　라. 티민

① 가, 나, 다　　② 가, 다　　③ 나, 라
④ 라　　　　　⑤ 가, 나, 다, 라

▶ 라는 DNA를 구성하는 염기

정답 : 21_④　22_⑤　23_①

24 DNA의 유전정보를 단백질 합성장소로 이동시키는 수단은?

① mRNA   ② DNA 복제   ③ rRNA
④ tRNA   ⑤ 리보솜

25 세포 내 소화작용을 담당하는 세포소기관으로 맞는 것은?

① 중심체   ② 미토콘드리아   ③ 핵
④ 리소좀   ⑤ 리보솜

26 다음 세포소기관 중 비막성소기관으로 맞는 것은?

① 리보솜   ② 미토콘드리아   ③ 골지체
④ 리소좀   ⑤ 세포질세망

27 다음 세포질그물에 대한 설명으로 맞지 않는 것은?

① 그물모양의 구조물이다.
② 핵막과 다른 세포소기관과 연결되어 있다.
③ 단백질을 변형 농축시킨다.
④ 리보솜과 결합하여 존재하기도 한다.
⑤ 세포 내 물질의 합성과 이동에 관여한다.

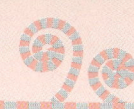 **단원정리 문제 해설**

▶ 단백질 합성장소
 - mRNA

▶ 리보솜
 - 단백질과 RNA로 구성
 - 단백질 합성에 관여
 - 세포질그물에 붙어서 과립세포질그물을 형성(단백질을 합성하여 세포 외부로 분비)
 - 세포질 내에 부유하는 유리리보솜(단백질을 합성하여 세포 내부에서 이용)

▶ ※ 막성소기관 : 세포질세망, 골지체, 사립체(미토콘드리아), 리소좀
  ※ 비막성소기관 : 리보솜, 중심체, 세포골격

▶ 세포질그물(세포질세망)
 - 그물모양의 막성 구조물로 핵막과 다른 세포소기관들과 연결되어 있음.
 - 세포 내 물질의 합성과 물질이동에 관여
 - 과립세포질그물(리보솜 부착), 무과립 세포질그물
  ※ 과립세포질그물(조면소포체) : 표면에 리보솜이 붙어 있어 단백질 합성에 관여, 합성된 단백질은 골지체로 운반
  ※ 무과립세포질그물(활면소포체) : 표면에 리보솜이 없고, 지질성분과 당류성분 합성에 관여

정답 : 24_① 25_④ 26_① 27_③

28 표면에 리보솜이 붙어 있으며, 단백질 합성에 관여하는 세포소기관으로 맞는 것은?

① 무과립세포질그물　　　② 골지체
③ 미토콘드리아　　　　　④ 과립세포질그물
⑤ 중심체

▶ 과립세포질그물
　- 리보솜 부착
　- 단백질 합성에 관여

29 다음 중 리보솜의 구성 성분으로 맞는 것을 모두 고르면?

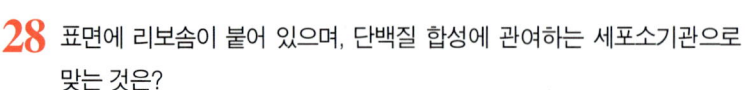

① 가, 나, 다　　② 가, 다　　③ 나, 라
④ 라　　　　　⑤ 가, 나, 다, 라

▶ 리보솜
　- 단백질과 RNA로 구성
　- 단백질 합성에 관여
　- 세포질그물에 붙어서 과립세포질그물을 형성(단백질을 합성하여 세포 외부로 분비)
　- 세포질 내에 부유하는 유리리보솜(단백질을 합성하여 세포 내부에서 이용)

30 세포 내에서 생성된 단백질이 농축, 운반되는 세포소기관으로 맞는 것은?

① 리소좀　　② 골지체　　③ 미토콘드리아
④ 핵　　　　⑤ 중심체

▶ 골지체
　- 막으로 형성된 소포와 주머니(소낭)가 납작한 층판 모양으로 겹쳐진 구조
　- 과립세포질그물에서 생성된 단백질이 변형, 농축되는 곳
　- 변형, 농축된 단백질을 소포의 형태로 세포막까지 이동

31 세포 내 발전소 역할을 하는 세포소기관으로 맞는 것은?

① 핵　　　　② 중심체　　③ 미토콘드리아
④ 리보솜　　⑤ 골지체

▶ 미토콘드리아
　- 세포 내 호흡을 담당하며, 에너지 합성 (APT 생산)

정답 : 28_④　29_②　30_②　31_③

32 다음 중 미토콘드리아와 관계깊은 기능으로 맞는 것은?

① 세포분열   ② 세포호흡   ③ 유전
④ 소화   ⑤ 능동수송

33 다음 중 단백질 합성과 관계있는 세포소기관은?

① 미토콘드리아   ② 핵   ③ 리소좀
④ 리보솜   ⑤ 중심체

34 다음 중 미토콘드리아에 대한 설명으로 맞는 것을 모두 고르면?

> 가. 세포 내 에너지 합성(ATP 생산)
> 나. 2개의 막 중 바깥막은 주름져 있음.
> 다. DNA가 있어 자체적으로 분열, 증식 가능
> 라. 그물모양의 막성 구조물

① 가, 나, 다   ② 가, 다   ③ 나, 라
④ 라   ⑤ 가, 나, 다, 라

35 세포질에 유리되어 있거나, 세포질그물에 붙어서 단백질 합성에 관여하는 세포소기관은?

① 미토콘드리아   ② 리보솜   ③ 리소좀
④ 골지체   ⑤ 중심체

단원정리 문제 해설

▶ 미토콘드리아
- 핵과 더불어 이중막 구조를 가짐 (내막은 주름져 있음).
- 세포 내 호흡을 담당하며, 에너지 합성 (ATP 생산)
- 자체 DNA가 있어 세포의 에너지 요구량에 따라 스스로 분열함.

▶ 리보솜
- 단백질과 RNA로 구성
- 단백질 합성에 관여
- 세포질그물에 붙어서 과립세포질그물을 형성(단백질을 합성하여 세포 외부로 분비)
- 세포질 내에 부유하는 유리리보솜(단백질을 합성하여 세포 내부에서 이용)

▶ 미토콘드리아
- 핵과 더불어 이중막 구조를 가짐 (내막은 주름져 있음).
- 세포 내 호흡을 담당하며, 에너지 합성 (ATP 생산)
- 자체 DNA가 있어 세포의 에너지 요구량에 따라 스스로 분열함.

▶ 리보솜
- 단백질과 RNA로 구성
- 단백질 합성에 관여
- 세포질그물에 붙어서 과립세포질그물을 형성(단백질을 합성하여 세포 외부로 분비)
- 세포질 내에 부유하는 유리리보솜(단백질을 합성하여 세포 내부에서 이용)

정답 : 32_② 33_④ 34_② 35_②

36 세포분열 시 방추사를 형성하는 세포소기관으로 맞는 것은?

① 골지체　　② 리보솜　　③ 리소좀
④ 중심체　　⑤ 세포골격

▶ 중심체
- 원통형 막대(중심소체)로 구성
- 핵 주변에 존재하며, 세포분열 시 방추사를 형성하고 염색체를 이동시킴.

37 리소좀(용해소체)에 대한 설명으로 맞는 것은?

① 단백질을 소포의 형태로 세포 외부로 이동시킴.
② 납작한 층판 모양의 세포소기관
③ 비막성 세포소기관
④ 세포질그물에 부착되어 단백질 합성에 관여
⑤ 세포 내 이물질분해와 세포자멸에 관여

▶ 리소좀
- 막으로 쌓여진 소포 내에 분해효소를 함유
- 세포 내 이물질분해와 자가용해 기능을 가짐.

38 세포분열 과정 중 중기의 특징으로 맞는 것을 모두 고르면?

> 가. 세포분열기 중 가장 짧은 시간
> 나. 염색체 관찰이 가장 쉬운 시기
> 다. 염색체의 적도면 배열
> 라. 방추사 형성

① 가, 나, 다　　② 가, 다　　③ 나, 라
④ 라　　⑤ 가, 나, 다, 라

▶ 중기
- 세포분열기 중 가장 짧은 시간
- 염색체가 적도면에 배열
- 염색체 관찰이 가장 좋은 시기

정답 : 36_④　37_⑤　38_①

39 세포분열 단계 중 전기의 특징으로 맞는 것은?

① 방추사 소실
② 염색체의 적도면 배열
③ 핵막의 소실
④ 세포질 분열
⑤ 딸세포 형성

40 감수분열을 마치고 생성된 정자가 가지는 염색체의 수로 맞는 것은?

① 23쌍 　　② 46쌍 　　③ 23개
④ 46개 　　⑤ 92개

41 다음 중 감수분열이 일어나는 세포로 맞는 것은?

① 신경원 　　② 생식세포 　　③ 뼈세포
④ 근육세포 　　⑤ 혈구세포

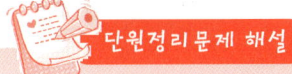

▶ 전기
 - 세포분열기 중 가장 오래 걸림
 - 핵막과 인(핵소체)이 소실
 - 염색질이 염색차로 응축됨.
 - 방추사 형성

▶ 정자와 난자는 감수분열을 통해 염색체 46개가 23개로 반감됨으로써 서로 결합을 하여 수정이 된 수정란은 총 46개의 염색체를 가진 체세포로 되는 것이다.

▶ 뼈세포
 - 일부재생 : 민무늬근, 뼈세포, 위의 주세포

정답 : 39_③　40_③　41_③

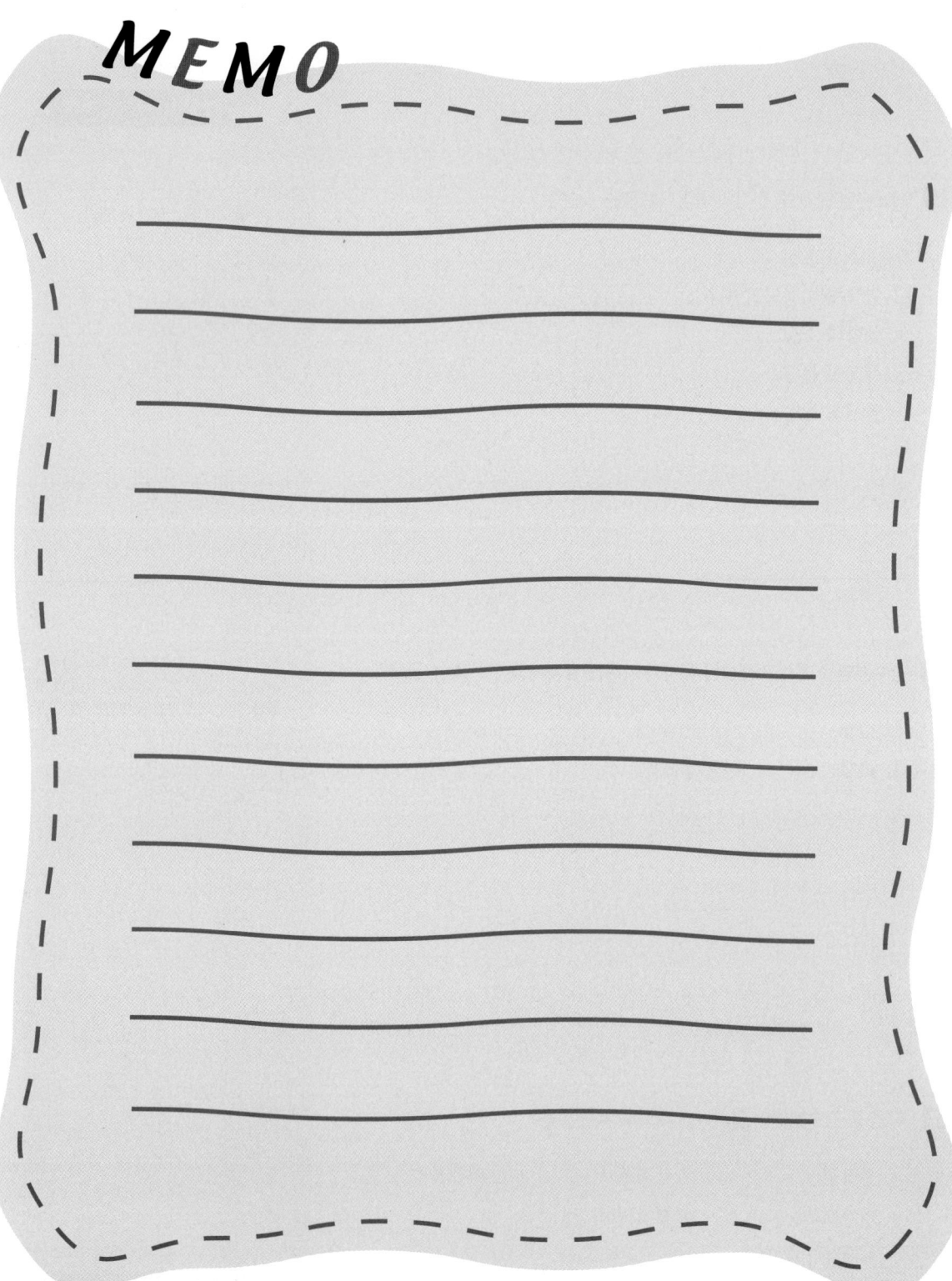

Chapter 2
뼈대계(골격계)

CHAPTER 02 단원정리문제 (뼈대계)

01 다음 중 뼈대계의 기능으로 맞지 않는 것은?

① 조혈작용 ② 보호작용 ③ 지지작용
④ 무기물 저장 ⑤ 혈압 조절

02 성인의 뼈대를 구성하는 뼈의 개수는?

① 106개 ② 126개 ③ 206개
④ 306개 ⑤ 402개

03 체간뼈대를 구성하는 뼈의 개수로 맞게 짝지어진 것은?

① 머리뼈 22개 ② 귀속뼈 8개
③ 척주 16개 ④ 갈비뼈 14개
⑤ 복장뼈 3개

04 긴뼈에 해당하는 뼈로 맞지 않는 것은?

① 위팔뼈 ② 넙다리뼈 ③ 복장뼈
④ 노뼈 ⑤ 자뼈

단원정리문제 해설

▶ 뼈대계의 기능
- 지지
- 보호
- 운동
- 조혈
- 무기물 저장

▶ 뼈의 개수
- 골격 : 성인 206개
- 몸통뼈대 : 80개
- 팔다리뼈 : 126개

▶ 뼈의 개수
- 머리뼈 : 22개
- 목뿔뼈 : 1개
- 귀속뼈 : 6개
- 척주 : 26개
- 복장뼈 : 1개
- 갈비뼈 : 24개

▶ 긴뼈
- 위팔뼈(상완골), 넙다리뼈(대퇴골), 노뼈(요골), 자뼈(척골) 등

정답 : 1.⑤ 2.③ 3.① 4.③

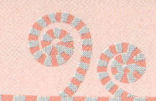

05 팔뼈의 개수는?

① 60개 ② 61개 ③ 62개
④ 63개 ⑤ 64개

06 뼈되기에 대한 내용으로 맞는 것을 모두 고르면?

> 가. 막뼈되기는 섬유성 결합조직이 직접 뼈로 대치되는 과정이다.
> 나. 넙다리뼈는 연골내뼈되기로 형성되는 뼈이다.
> 다. 연골뼈되기는 유리연골이 뼈로 변환되는 과정이다.
> 라. 발허리뼈는 막뼈되기로 형성되는 뼈이다.

① 가, 나, 다 ② 가, 다 ③ 나, 라
④ 라 ⑤ 가, 나, 다, 라

07 공기를 함유하고 있는 공기뼈로 맞는 것을 모두 고르면?

> 가. 이마뼈 나. 뒤통수뼈
> 다. 나비뼈 라. 마루뼈

① 가, 나, 다 ② 가, 다 ③ 나, 라
④ 라 ⑤ 가, 나, 다, 라

▶ **뼈의 개수**
- 팔뼈 : 64개
- 다리뼈 : 62개

▶ **뼈되기(골화)**
(1) 연골뼈되기
- 유리연골(초자연골)이 먼저 형성되고, 다시 연골이 뼈로 변화하는 과정
- 긴뼈(장골)를 포함한 대부분의 뼈들의 뼈되기 과정
(2) 막뼈되기
- 섬유성 결합조직이 직접 뼈로 대치되는 과정
- 납작뼈(편평골)의 뼈되기(골화) 과정

▶ **공기뼈(함기골)**
- 이마뼈(전두골), 나비뼈(접형골), 벌집뼈(사골), 위턱뼈(상악골) 등

정답 : 5_⑤ 6_① 7_②

Chapter 02 뼈대계 (Skeletal system) | **23**

08 뼈의 생장을 촉진하는 요소로 맞는 것을 모두 고르면?

가. 적절한 강도의 운동	나. 무기염류(인, 칼슘)
다. 성장호르몬	라. 비타민

① 가, 나, 다 ② 가, 다 ③ 나, 라
④ 라 ⑤ 가, 나, 다, 라

▶ 뼈의 생장요인
- 적절한 강도의 자극과 스트레칭(운동)
- 혈중 칼슘과 인의 농도
- 비타민 A, C, D
- 뇌하수체, 갑상샘(갑상선), 부갑상샘(부갑상선), 성호르몬(뼈모세포 ; 골모세포) 활동 및 뼈합성 촉진)

09 뼈의 표면을 둘러싸고 있는 2겹의 섬유막으로 맞는 것은?

① 뼈막 ② 뼈끝 ③ 치밀뼈
④ 해면뼈 ⑤ 골수공간

▶ 뼈막
- 뼈의 표면을 싸고 있는 질긴 2겹의 섬유막
- 뼈모세포와 혈관이 존재
- 뼈의 보호, 영양 공급, 골절 시 재생, 부피 성장 기능

10 긴뼈 양끝단의 비후된 부분으로 길이 생장이 이루어지는 곳은?

① 뼈막 ② 뼈끝 ③ 치밀뼈
④ 해면뼈 ⑤ 골수공간

▶ 뼈끝(골단)
- 긴뼈 양끝 부분으로 대부분 유리연골로 구성
- 뼈끝의 비후로 뼈의 길이 생장이 이루어짐.

정답 : 8_⑤ 9_① 10_②

11 해면뼈에 대한 설명으로 맞는 것을 모두 고르면?

> 가. 유리연골로 구성
> 나. 뼈모세포와 혈관이 존재
> 다. 길이 생장이 이루어짐.
> 라. 뼈의 잔기둥이 발달

① 가, 나, 다 　　② 가, 다 　　③ 나, 라
④ 라 　　　　　⑤ 가, 나, 다, 라

12 뼈모세포와 혈관이 존재하며, 뼈의 부피 생장을 담당하는 곳은?

① 뼈막 　　② 뼈끝 　　③ 치밀뼈
④ 해면뼈 　⑤ 골수공간

13 뼈의 내층에 비어있는 공간으로 골수가 들어있는 곳은?

① 뼈막 　　② 뼈끝 　　③ 치밀뼈
④ 해면뼈 　⑤ 골수공간

단원정리 문제 해설

▶ 해면뼈
 - 뼈의 중간층
 - 뼈의 잔기둥(골소주)이 발달

▶ 뼈막(골막)
 - 뼈의 표면을 싸고 있는 질긴 2겹의 섬유막
 - 뼈모세포와 혈관이 존재
 - 뼈의 보호, 영양 공급, 골절 시 재생, 부피 생장 기능

▶ 골수공간
 - 뼈의 내층에 비어있는 공간으로 골수가 들어있음.

정답 : 11_④　12_①　13_⑤

14 뼈막의 기능으로 맞는 것을 모두 고르면?

> 가. 뼈를 보호 나. 영양 공급
> 다. 골절 시 뼈의 재생 라. 뼈의 길이 생장

① 가, 나, 다 ② 가, 다 ③ 나, 라
④ 라 ⑤ 가, 나, 다, 라

15 머리뼈의 개수로 맞는 것은?

① 13종 15개 ② 14종 25개 ③ 15종 23개
④ 15종 25개 ⑤ 16종 33개

16 눈확의 구성뼈로 맞지 않는 것을 고르면?

① 눈물뼈 ② 입천장뼈 ③ 마루뼈
④ 벌집뼈 ⑤ 나비뼈

17 다음 중 뇌두개뼈의 종류와 개수로 맞게 짝지어진 것은?

① 3종 4개 ② 3종 6개 ③ 6종 8개
④ 6종 9개 ⑤ 9종 15개

단원정리 문제 해설

▶ 뼈막
- 뼈의 표면을 싸고 있는 질긴 2겹의 섬유막
- 뼈모세포와 혈관이 존재
- 뼈의 보호, 영양 공급, 골절 시 재생, 부피 생장 기능

▶ 머리뼈(두개골)
- 뇌두개뼈 6종/8개
- 얼굴뼈(안면골) 9종/15개
- 15종/23개

▶ 눈확(안와)
- 안구와 그 부속기가 수용되어 있는 4각의 원뿔형 공간
- 구성 : 이마뼈(전두골), 위턱뼈(상악골), 광대뼈(관골), 나비뼈(접형골), 벌집뼈(사골), 눈물뼈(누골), 입천장뼈(구개골)
- 뒷면에는 시각신경관(시신경관), 위눈확틈새(상안와열), 아래눈확틈새(하안와열)이 있음.

▶ 머리뼈
- 뇌두개뼈 6종/8개
- 얼굴뼈(안면골) 9종/15개
- 15종/23개

정답 : 14_① 15_③ 16_③ 17_③

18 안구와 그 부속기가 수용되어 있는 원뿔형 공간은?

① 코안   ② 코곁굴   ③ 봉합
④ 눈확   ⑤ 숫구멍

19 얼굴뼈를 구성하는 뼈로 맞는 것을 모두 고르면?

가. 눈물뼈 2개	나. 벌집뼈 1개
다. 목뿔뼈 1개	라. 관자뼈 1개

① 가, 나, 다   ② 가, 다   ③ 나, 라
④ 라   ⑤ 가, 나, 다, 라

20 다음 중 머리뼈에 한 쌍씩 존재하는 뼈로 맞지 않는 것은?

① 나비뼈   ② 목뿔뼈
③ 눈물뼈   ④ 보습뼈
⑤ 아래턱뼈

21 날개입천장오목의 구성뼈로 맞는 것을 모두 고르면?

가. 이마뼈	나. 아래턱뼈
다. 보습뼈	라. 위턱뼈

① 가, 나, 다   ② 가, 다   ③ 나, 라
④ 라   ⑤ 가, 나, 다, 라

단원정리 문제 해설

▶ 눈확
- 안구와 그 부속기가 수용되어 있는 4각의 원뿔형 공간
- 구성 : 이마뼈(전두골), 위턱뼈(상악골), 광대뼈(관골), 나비뼈(접형골), 벌집뼈(사골), 눈물뼈(누골), 입천장뼈(구개골)
- 뒷면에는 시각신경관(시신경관), 위눈확틈새(상안와열), 아래눈확틈새(하안와열)이 있음.

▶ 뇌머리뼈
- 벌집뼈 : 1개
- 관자뼈 : 2개

▶ 머리뼈
- 나비뼈 : 1개
- 목뿔뼈 : 1개
- 눈물뼈 : 2개
- 보습뼈 : 1개
- 아래턱뼈 : 1개

▶ 날개입천장오목(익구개와)
- 관자아래오목(측두하와)의 일부가 앞안쪽으로 들어가 이룬 좁은 틈새
- 위턱뼈, 나비뼈, 입천장뼈
- 위턱신경(상악신경)과 턱동맥(악동맥)의 분기 장소

정답 : 18_④ 19_② 20_③ 21_④

22 머리뼈 내 공기가 차 있는 공간으로 코안과 교통하는 구조물은?

① 원형구멍   ② 코결굴   ③ 눈확
④ 숫구멍   ⑤ 봉합

23 코중격의 구성뼈로 맞는 것을 모두 고르면?

가. 입천장뼈	나. 보습뼈
다. 위턱뼈	라. 벌집뼈

① 가, 나, 다   ② 가, 다   ③ 나, 라
④ 라   ⑤ 가, 나, 다, 라

24 위턱신경과 턱동맥이 분기하는 곳은?

① 아래코선반   ② 아래턱구멍
③ 볏돌기   ④ 날개입천장마루
⑤ 코중격

단원정리 문제 해설

▶ **코곁굴(부비동)**
- 코안(비강)을 둘러싼 머리뼈의 일부는 공기를 함유하고 있으며, 코안과 교통 : 코곁굴
- 이마굴(전두동 ; Frontal sinus) : 2개의 코곁굴로 중간콧길(중비도)에 개구
- 벌집굴(사골동 ; Ethmoidal sinus) : 3~18개의 코곁굴로 아래콧길(하비도), 위콧길(상비도)에 개구
- 나비굴(접형동 ; Sphenoidal sinus) : 2개의 코곁굴로 위콧길에 개구
- 위턱굴(상악동 ; Maxillary sinus) : 가장 큰 코곁굴로 아래콧길에 개구

▶ **코중격**
- 위부분은 벌집뼈의 수직판, 아래부분은 보습뼈와 연골로 구성, 주로 왼쪽으로 코중격치우침를 만듦.

▶ **날개입천장마루**
- 관자아래마루(측두하와)의 일부가 앞안쪽으로 들어가 이룬 좁은 틈새
- 위턱뼈(상악골), 나비뼈(접형골), 입천장뼈(구개골)
- 위턱신경과 턱동맥의 분기 장소

정답 : 22_② 23_③ 24_④

25 위콧길에 개구하는 코곁굴로 개수가 2개인 것은?

① 이마굴　　② 나비굴　　③ 벌집굴
④ 보습굴　　⑤ 위턱굴

▶ 코곁굴
- 코안을 둘러싼 머리뼈의 일부는 공기를 함유하고 있으며, 코안과 교통 : 코곁굴
- 이마굴(Frontal sinus) : 2개의 코곁굴로 중간콧길에 개구
- 벌집굴(Ethmoidal sinus) : 3~18개의 코곁굴로 아래콧길, 위콧길에 개구
- 나비굴(Sphenoidal sinus) : 2개의 코곁굴로 위콧길에 개구
- 위턱굴(Maxillary sinus) : 가장 큰 코곁굴로 아래콧길에 개구

26 아래콧길에 개구하는 코곁굴을 모두 고르면?

| 가. 벌집굴 | 나. 나비굴 |
| 다. 위턱굴 | 라. 이마굴 |

① 가, 나, 다　　② 가, 다　　③ 나, 라
④ 라　　⑤ 가, 나, 다, 라

▶ 코곁굴
- 코안을 둘러싼 머리뼈의 일부는 공기를 함유하고 있으며, 코안과 교통 : 코곁굴
- 이마굴(Frontal sinus) : 2개의 코곁굴로 중간콧길에 개구
- 벌집굴(Ethmoidal sinus) : 3~18개의 코곁굴로 아래콧길, 위콧길에 개구
- 나비굴(Sphenoidal sinus) : 2개의 코곁굴로 위콧길에 개구
- 위턱굴(Maxillary sinus) : 가장 큰 코곁굴로 아래콧길에 개구

27 코안의 구성뼈로 맞지 않는 것은?

① 광대뼈　　② 코선반뼈　　③ 코뼈
④ 위턱뼈　　⑤ 나비뼈

▶ 코안
- 구성 : 나비뼈, 벌집뼈, 입천장뼈, 위턱뼈, 코뼈, 코선반뼈
- 코중격(Nasal septum)의 위부분은 벌집뼈의 수직판, 아래부분은 보습뼈와 연골로 구성, 주로 왼쪽으로 굽어 코중격치우침(비중격편위)을 만듦.

정답 : 25_② 26_② 27_①

28 인체에서 가장 큰 코곁굴로 아래콧길에 개구하는 것은?

① 이마굴 ② 나비굴 ③ 벌집굴
④ 보습굴 ⑤ 위턱굴

29 머리뼈에서 볼 수 있는 섬유성 관절을 모두 고르면?

가. 인대결합	나. 못박이관절
다. 섬유연골결	라. 봉합

① 가, 나, 다 ② 가, 다 ③ 나, 라
④ 라   ⑤ 가, 나, 다, 라

해설
▶ 섬유성 관절(fibrous joint)
 - 섬유성 결합조직으로 연결되는 부동관절

못박이관절(정식)	치아와 위턱뼈, 아래턱뼈로 이루는 관절	예	치아관절
봉합	두 뼈가 서로 맞물려서 관절을 이룸	예	머리뼈의 관절
인대결합	두 뼈가 섬유막 또는 짧은 인대로 연결	예	정강종아리(경비)관절

30 시상봉합을 구성하는 뼈로 맞게 짝지어진 것은?

① 마루뼈와 마루뼈
② 마루뼈와 이마뼈
③ 마루뼈와 관자뼈
④ 마루뼈와 뒤통수뼈
⑤ 뒤통수뼈와 관자뼈

해설
▶ 머리뼈의 주요 봉합

시상봉합(Sagittal suture)	마루뼈와 마루뼈의 결합
관상봉합(Coronal suture)	마루뼈와 이마뼈의 결합
비늘봉합(Squamous suture)	마루뼈와 관자뼈의 결합
시옷봉합(Lambdoid suture)	마루뼈와 뒤통수뼈의 결합

단원정리 문제 해설

▶ **코곁굴**
 - 코안을 둘러싼 머리뼈의 일부는 공기를 함유하고 있으며, 코안과 교통 : 코곁굴
 - 이마굴(Frontal sinus) : 2개의 코곁굴로 중간콧길에 개구
 - 벌집굴(Ethmoidal sinus) : 3~18개의 코곁굴로 아래콧길, 위콧길에 개구
 - 나비굴(Sphenoidal sinus) : 2개의 코곁굴로 위콧길에 개구
 - 위턱굴(Maxillary sinus) : 가장 큰 코곁굴로 아래콧길에 개구

▶ 아래 해설 참조

▶ 아래 해설 참조

정답 : 28_⑤ 29_④ 30_①

31 벌집굴에 대한 설명으로 맞는 것을 모두 고르면?

> 가. 3~18개의 코곁굴로 구성   나. 중간콧길에 개구
> 다. 위콧길에 개구   라. 코안과 교통

① 가, 나, 다   ② 가, 다   ③ 나, 라
④ 라   ⑤ 가, 나, 다, 라

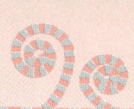

▶ 코곁굴
- 코안을 둘러싼 머리뼈의 일부는 공기를 함유하고 있으며, 코안과 교통 : 코곁굴
- 이마굴(Frontal sinus) : 2개의 코곁굴로 중간콧길에 개구
- 벌집굴(Ethmoidal sinus) : 3~18개의 코곁굴로 아래콧길, 위콧길에 개구
- 나비굴(Sphenoidal sinus) : 2개의 코곁굴로 위콧길에 개구
- 위턱굴(Maxillary sinus) : 가장 큰 코곁굴로 아래콧길에 개구

32 마루뼈와 이마뼈가 형성하는 관절로 맞는 것은?

① 시상봉합   ② 관상봉합   ③ 비늘봉합
④ 시옷봉합   ⑤ 못박이관절

해설

▶ 머리뼈의 주요 봉합

시상봉합(Sagittal Suture)	마루뼈와 마루뼈의 결합
관상봉합(Coronal Suture)	마루뼈와 이마뼈의 결합
비늘봉합(Squamous suture)	마루뼈와 관자뼈의 결합
시옷봉합(Lambdoid suture)	마루뼈와 뒤통수뼈의 결합

▶ 아래 해설 참조

33 신생아의 뼈되기가 되지 않은 섬유막 상태의 머리뼈를 무엇이라 하는가?

① 코중격   ② 숫구멍
③ 머리뼈우묵 ④ 코곁굴
⑤ 봉합

▶ 숫구멍
- 신생아의 머리뼈가 뼈되기되지 않고 말랑말랑한 섬유막으로 남아 있는 상태

정답 : 31_② 32_② 33_②

Chapter 02 뼈대계(Skeletal system) | 31

34 다음 중 가장 먼저 닫히는 숫구멍은?

① 앞숫구멍 ② 중간숫구멍
③ 뒤숫구멍 ④ 앞가쪽숫구멍
⑤ 뒤가쪽구멍

35 앞숫구멍에 대한 내용으로 맞는 것을 모두 고르면?

> 가. 가장 큰 숫구멍
> 나. 가장 늦게 닫히는 숫구멍
> 다. 생후 2년 폐쇄
> 라. 관상봉합과 비늘봉합이 만나는 부분

① 가, 나, 다 ② 가, 다 ③ 나, 라
④ 라 ⑤ 가, 나, 다, 라

36 비늘봉합과 시옷봉합이 만나 형성된 것으로 생후 1.5년에 폐쇄되는 숫구멍은?

① 앞숫구멍 ② 중간숫구멍 ③ 뒤숫구멍
④ 앞가쪽숫구멍 ⑤ 뒤가쪽숫구멍

▶ 뒤숫구멍
- 시상봉합과 시옷봉합이 만나는 부분
- 생후 3개월 폐쇄

▶ 앞숫구멍
- 가장 큰 숫구멍
- 관상봉합과 시상봉합이 만나는 부분
- 생후 2년 폐쇄

라. 앞가쪽 숫구멍에 해당함.

▶ 뒤가쪽숫구멍
- 비늘봉합과 시옷봉합이 만나는 부분
- 생후 1.5년 폐쇄

정답 : 34_③ 35_① 36_⑤

37 앞머리뼈우묵에 대한 설명으로 맞는 것을 모두 고르면?

> 가. 이마뼈, 벌집뼈, 나비뼈에 의해 형성
> 나. 대뇌낫 부착
> 다. 후각신경의 통로가 존재
> 라. 아래턱신경이 통과하는 타원구멍이 존재

① 가, 나, 다　② 가, 다　③ 나, 라
④ 라　⑤ 가, 나, 다, 라

38 중간머리뼈우묵에 존재하는 구조물로 맞지 않는 것은?

① 원형구멍　② 속귀길　③ 타원구멍
④ 뇌하수체　⑤ 시각신경관

39 중간머리뼈우묵의 구성뼈로 맞는 것은?

① 나비뼈　② 아래턱뼈　③ 이마뼈
④ 뒤통수뼈　⑤ 보습뼈

40 중간머리뼈우묵의 안장에 위치하는 것은?

① 시각신경　② 위턱신경
③ 뇌하수체　④ 얼굴신경
⑤ 혀밑신경

▶ 앞머리뼈우묵(전두개와)
- 이마뼈, 벌집뼈, 나비뼈에 의해 형성
- 대뇌 이마(전두)엽이 위치
- 대뇌낫 부착
- 체판구멍(후각신경의 통로)

▶ 중간머리뼈우묵(중구개와)
- 나비뼈, 관자뼈로 구성
- 대뇌 관자엽과 뇌하수체가 위치
- 안장(터어키안 ; 뇌하수체가 위치)
- 시각신경관(시신경관 ; 시신경의 통로)
- 원형구멍(정원공 ; 위턱신경이 통과)
- 아래턱신경(하악신경)이 통과하는 타원구멍(난원공)이 존재
- 중간뇌막이 통과하는 극공(뇌막동맥구멍)이 존재

▶ 중간머리뼈우묵(중구개와)
- 나비뼈, 관자뼈로 구성

▶ 중간머리뼈우묵(중구개와)
- 나비뼈, 관자뼈로 구성
- 대뇌 관자엽과 뇌하수체가 위치
- 안장(터어키안 ; 뇌하수체가 위치)
- 시각신경관(시신경관 ; 시신경의 통로)
- 원형구멍(정원공 ; 위턱신경이 통과)
- 아래턱신경(하악신경)이 통과하는 타원구멍(난원공)이 존재
- 중간뇌막이 통과하는 극공(뇌막동맥구멍)이 존재

정답 : 37_① 38_② 39_① 40_③

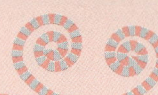

41 관자뼈의 구조물로 맞는 것을 모두 고르면?

> 가. 목동맥관　　　　나. 붓꼭지구멍
> 다. 속귀길　　　　　라. 원형구멍

① 가, 나, 다　　② 가, 다　　③ 나, 라
④ 라　　　　　⑤ 가, 나, 다, 라

해설
▶ 관자뼈(측두골)의 주요 통로와 통과물

위치	통로	통과물
관자뼈	목동맥관	속목동맥
	붓꼭지구멍	얼굴신경
	속귀길	얼굴신경, 속귀신경, 속귀동맥

42 다음 중 얼굴신경이 지나는 통로는?

① 목동맥관　　② 붓꼭지구멍　　③ 원형구멍
④ 큰구멍　　　⑤ 타원구멍

해설
▶ 관자뼈(측두골)의 주요 통로와 통과물

위치	통로	통과물
관자뼈	목동맥관	속목동맥
	붓꼭지구멍	얼굴신경
	속귀길	얼굴신경, 속귀신경, 속귀동맥

43 목정맥구멍을 지나는 구조물이 아닌 것은?

① 혀인두신경　　② 미주신경
③ 더부신경　　　④ 속목정맥
⑤ 아래턱신경

해설
▶ 관자뼈(측두골)의 주요 통로와 통과물

위치	통로	통과물
관자뼈와 뒤통수뼈 사이	목정맥구멍	혀인두신경, 미주신경, 더부신경, 속목정맥

▶ 아래 해설 참조

▶ 아래 해설 참조

▶ 아래 해설 참조

정답 : 41_①　42_②　43_⑤

34 | 해부생리학 문제

44 큰구멍을 지나는 통과물을 모두 고르면?

가. 척수	나. 광대뼈신경
다. 더부신경	라. 혀밑신경

① 가, 나, 다　　② 가, 다　　③ 나, 라
④ 라　　⑤ 가, 나, 다, 라

해설
▶ 뒤통수뼈(후두골)의 주요 통로와 통과물

위치	통로	통과물
뒤통수뼈	큰구멍	척수, 더부신경, 목뼈동맥(추골동맥)

45 시각신경과 눈동맥의 통로는?

① 원형구멍　　② 시각신경구멍　　③ 뇌막동맥구멍
④ 날개관　　⑤ 타원구멍

해설
▶ 나비뼈(접형골)의 주요 통로와 통과물

위치	통로	통과물
나비뼈	시각신경구멍	시각신경, 눈동맥

46 나비뼈의 구조로 맞지 않는 것은?

① 원형구멍　　② 타원구멍　　③ 뇌막동맥구멍
④ 혀밑신경관　　⑤ 위눈확틈새

단원정리 문제 해설

▶ 아래 해설 참조

▶ 아래 해설 참조

▶ 나비뼈
 - 원형구멍
 - 타원구멍
 - 뇌막동맥구멍
 - 위눈확틈새
 - 시각신경구멍
 - 날개관

정답 : 44_② 45_② 46_④

47 다음 중 위눈확틈새를 통과하지 않는 것은?

① 눈돌림신경　　　② 위턱신경
③ 도르래신경　　　④ 눈정맥
⑤ 갓돌림신경

해설
▶ 나비뼈(접형골)의 주요 통로와 통과물

위치	통로	통과물
나비뼈	위눈확틈새	눈돌림신경, 도르래신경, 갓돌림신경, 눈신경, 눈정맥

48 이마를 이루고 눈확 및 코속을 구성하는 뼈로 맞는 것은?

① 관자뼈　　　② 마루뼈　　　③ 광대뼈
④ 나비뼈　　　⑤ 이마뼈

49 마루뼈에 대한 설명으로 맞는 것을 모두 고르면?

> 가. 고리뼈와 관절을 이룸.
> 나. 뼈몸통과 세 쌍의 돌기로 구성
> 다. 큰구멍이 존재
> 라. 모든 봉합의 구성뼈

① 가, 나, 다　　　② 가, 다　　　③ 나, 라
④ 라　　　　　　⑤ 가, 나, 다, 라

▶ 아래 해설 참조

▶ 이마뼈
- 이마를 이루고 눈확 및 코안의 위벽을 구성
- 태생기에는 2개지만 생후 8세경 이마봉합으로 결합

▶ 마루뼈
- 1쌍의 불규칙한 사각판상의 편평뼈
- 4개의 모서리와 4개의 각을 가지고 있음.
- 모든 봉합의 구성뼈
- 마루구멍(도출정맥 통과)

정답 : 47_② 48_⑤ 49_④

50 이마뼈의 뒤 아래를 구성하며, 큰구멍이 존재하는 머리뼈는?

① 마루뼈　　② 뒤통수뼈　　③ 아래턱뼈
④ 벌집뼈　　⑤ 보습뼈

51 태생기에는 2개지만 생후 8세경에 이마봉합으로 결합되는 뼈는?

① 광대뼈　　② 뒤통수뼈　　③ 관자뼈
④ 이마뼈　　⑤ 나비뼈

52 비늘부, 고실부, 꼭지부, 바위부분을 수용하는 뼈는?

① 관자뼈　　② 나비뼈　　③ 뒤통수뼈
④ 이마뼈　　⑤ 볼기뼈

53 뒤통수뼈에 대한 설명으로 맞는 것을 모두 고르면?

> 가. 나비뼈, 마루뼈, 관자뼈와 관절을 이룬다.
> 나. 마루구멍으로 이끌정맥이 통과한다.
> 다. 뒤통수뼈관절융기는 고리뼈와 관절을 이룬다.
> 라. 비늘부, 고실부, 꼭지부, 바위부분으로 나뉜다.

① 가, 나, 다　　② 가, 다　　③ 나, 라
④ 라　　⑤ 가, 나, 다, 라

단원정리 문제 해설

▶ 뒤통수뼈
- 이마뼈의 뒤 아래를 구성
- 나비뼈, 관자뼈, 마루뼈와 관절
- 뒤통수뼈 아래에 큰구멍(척수의 통로)이 존재
- 큰구멍의 양옆에는 뒤통수뼈관절융기(후두과)라는 돌기가 있음.
- 뒤통수뼈관절융기는 고리뼈(환추)와 관절을 이룸.

▶ 이마뼈
- 이마를 이루고 눈확 및 코안의 위벽을 구성
- 태생기에는 2개지만 생후 8세경 이마봉합으로 결합

▶ 관자뼈
- 두 개의 아래쪽면과 머리뼈바닥(두개저)의 일부를 형성
- 마루뼈(두정골) 아래에 위치
- 비늘부, 고실부, 꼭지부, 바위부분으로 나뉨.

▶ 뒤통수뼈(후두골)
- 이마뼈의 뒤 아래를 구성
- 나비뼈, 관자뼈, 마루뼈와 관절
- 뒤통수뼈 아래에 큰구멍(척수의 통로)이 존재
- 큰구멍의 양옆에는 뒤통수뼈관절융기라는 돌기가 있음.
- 뒤통수뼈관절융기는 고리뼈와 관절을 이룸.

정답 : 50_② 51_④ 52_① 53_②

54 다음 중 위턱뼈에서 볼 수 있는 것은?

① 목동맥관　　　　② 위눈확틈새
③ 코신경구멍　　　④ 앞니구멍
⑤ 아래턱구멍

55 관자뼈의 비늘부에 대한 설명으로 맞지 않는 것은?

① 비늘봉합으로 마루뼈와 만난다.
② 광대뼈와 만나는 광대돌기를 형성한다.
③ 광대활을 형성한다.
④ 붓돌기가 있다.
⑤ 공기뼈와 턱관절을 형성한다.

56 귀속뼈를 포함하는 뼈는?

① 광대뼈　　② 이마뼈　　③ 관자뼈
④ 마루뼈　　⑤ 뒤통수뼈

57 관자뼈의 꼭지부에 대한 설명으로 맞는 것을 모두 고르면?

> 가. 꼭지돌기가 있다.
> 나. 비늘봉합으로 마루뼈와 결합한다.
> 다. 붓꼭지구멍으로 얼굴신경이 통과한다.
> 라. 바깥귀길과 가운데귀, 속귀를 포함한다.

① 가, 나, 다　　② 가, 다　　③ 나, 라
④ 라　　　　　⑤ 가, 나, 다, 라

▶ 위턱뼈
　- 앞니구멍

▶ 비늘부(인상부)
　- 비늘봉합으로 마루뼈와 만남.
　- 전방으로 얼굴의 광대뼈과 만나는 광대돌기 형성
　- 광대활(뺨의 돌출부) 형성
　- 광대돌기 아래면의 아래턱마루에서 아래턱뼈와 턱관절 형성

▶ 관자뼈
　- 바깥귀길(외이도), 가운데귀(중이), 속귀(내이)를 포함.

▶ 꼭지부(유돌부)
　- 꼭지돌기가 있음.
　- 붓꼭지구멍으로 얼굴신경이 통과

정답 : 54_④ 55_④ 56_③ 57_②

58 나비뼈에 대한 설명으로 맞는 것을 모두 고르면?

> 가. 붓꼭지구멍으로 얼굴신경이 지난다.
> 나. 머리뼈아래부분 중앙에 위치한다.
> 다. 아래눈확구멍으로 혈관과 신경이 지난다.
> 라. 뼈몸체와 세 쌍의 돌기로 구성되어 있다.

① 가, 나, 다 ② 가, 다 ③ 나, 라
④ 라 ⑤ 가, 나, 다, 라

59 나비뼈의 큰날개에 대한 설명으로 맞지 않는 것은?

① 중앙에 안장이 존재
② 날비뼈체에서 바깥으로 돌출
③ 원형구멍으로 위턱신경이 통과
④ 타원구멍으로 아래턱신경이 통과
⑤ 뇌막동맥구멍으로 중간뇌막동맥이 통과

60 앞입천장마루의 바닥과 눈확의 속벽을 형성하는 뼈는?

① 나비뼈 뼈몸통
② 나비뼈 큰날개
③ 나비뼈 작은날개
④ 관자뼈 고실부
⑤ 관자뼈 바위부분

▶ 나비뼈
- 머리뼈아래부분(두개저부) 중앙에 위치
- 뼈몸체와 세 쌍의 돌기(큰날개(대익), 작은날개(소익), 날개돌기(익상돌기))로 구성

▶ 나비뼈의 큰날개
- 나비뼈체에서 바깥으로 돌출
- 원형구멍(위턱신경), 타원구멍(아래턱신경), 뇌막동맥구멍(중간뇌막동맥)

▶ 작은날개(소익)
- 앞입천장마루의 바닥, 눈확의 속벽을 형성
- 시각신경관(시신경관)

정답 : 58_③ 59_① 60_③

61 코속과 입속의 바깥벽을 구성하는 뼈는?

① 나비뼈의 몸통뼈
② 나비뼈의 날개돌기
③ 벌집뼈의 체판
④ 벌집뼈의 수직판
⑤ 위턱뼈의 이틀돌기

62 안구운동을 조절하는 3, 4, 6번 뇌신경의 통로는?

① 원형구멍
② 타원구멍
③ 위눈확틈새
④ 아래눈확틈새
⑤ 뇌막동맥구멍

63 벌집뼈에 대한 설명으로 맞지 않는 것은?

① 관자뼈와 나비뼈 사이에 위치
② 코속의 위 가쪽벽과 코중격의 일부를 형성
③ 벌집뼈 위면의 벌집체판에는 후신경구멍이 있음.
④ 벌집체판 사이에는 볏돌기가 있음.
⑤ 수직판은 코중격의 위를 형성

64 벌집뼈에 형성된 공간과 통과하는 구조물로 맞는 것은?

① 원형구멍 – 위턱신경
② 타원구멍 – 아래턱신경
③ 시각신경구멍 – 눈신경
④ 후각신경구멍 – 후각신경
⑤ 나비입천장구멍 – 코입천장신경

▶ 날개돌기
- 코안과 입안의 바깥벽 구성

▶ 3, 4, 6번 뇌신경의 통로
- 위눈확틈새 : 안구운동을 조절하는 제 3, 4, 6번 뇌신경의 통로
- 원형구멍, 타원구멍 : 5번 뇌신경 가지의 통로

▶ 벌집뼈
- 나비뼈와 코뼈 사이에 위치
- 코속의 위 가쪽벽과 코중격의 일부 형성
- 벌집뼈 앞면의 벌집체판(사판)에 후각신경구멍이 있음.
- 벌집체판 사이에는 볏돌기가 있음.
- 벌집뼈 아래로 돌출된 수직판은 코중격의 위를 형성

▶ 벌집뼈
- 위면의 벌집체판에 후각신경구멍이 있음.

정답 : 61_② 62_③ 63_① 64_④

65 아래턱뼈에 대한 설명으로 맞는 것을 모두 고르면?

> 가. 턱뼈몸체와 턱뼈가지로 구성되어 있다.
> 나. 턱뼈몸체 위모서리에는 치아가 박히는 오목이 있다.
> 다. 아래턱구멍으로는 치아로 가는 신경이 지난다.
> 라. 아래눈확구멍으로 혈관과 신경이 지난다.

① 가, 나, 다　　② 가, 다　　③ 나, 라
④ 라　　　　　　⑤ 가, 나, 다, 라

66 이틀돌기가 있어 윗니를 수용하는 뼈로 맞는 것은?

① 관자뼈　　② 광대뼈　　③ 입천장뼈
④ 아래턱뼈　⑤ 위턱뼈

67 관자뼈의 광대돌기와 만나 관골활을 형성하는 뼈는?

① 눈물뼈　　② 코뼈　　③ 광대뼈
④ 입천장뼈　⑤ 코선반뼈

▶ **아래턱뼈**
- 턱뼈몸체와 턱뼈가지로 구성
- 턱뼈몸체 위모서리에 치아가 박히는 오목이 있음.
- 턱뼈가지 속면의 아래턱구멍으로 치아로 가는 신경이 지남.

▶ **위턱뼈**
- 왼, 오른 한 쌍의 결합
- 위턱 몸체와 4개의 돌기로 구분
- 아래턱뼈를 제외한 모든 얼굴뼈들과 관절을 이룸.
- 이틀돌기가 있어 윗니를 수용함.
- 왼, 오른쪽의 입천장돌기가 만나 정중입천장봉합(정중구개봉합)을 이루며, 단단한입천장(경구개) 2/3를 형성
- 아래눈확구멍으로 혈관과 신경이 지남.

▶ **광대뼈**
- 광대뼈
- 뒷면은 관자뼈의 광대돌기와 만나 광대활 형성
- 앞면은 위턱뼈의 광대돌기와 관절
- 이마돌기, 관자돌기, 위턱돌기가 존재

정답 : 65_① 66_⑤ 67_③

68 위턱뼈에 대한 설명으로 맞지 않는 것은?

① 얼굴뼈
② 코속의 위 가쪽벽을 형성
③ 왼/오른 각각 한 개씩 존재
④ 아래턱뼈를 제외한 모든 얼굴뼈와 관절을 이룸.
⑤ 아래눈확구멍으로 혈관과 신경이 지남.

69 딱딱한 입천장의 2/3를 형성하며, 정중입천장봉합으로 결합되는 뼈는?

① 코뼈　　② 입천장뼈　　③ 광대뼈
④ 위턱뼈　　⑤ 아래턱뼈

70 아래로 코연골과 연결되어 콧대를 형성하는 뼈는?

① 코뼈　　② 눈물뼈　　③ 입천장뼈
④ 보습뼈　　⑤ 목뿔뼈

71 광대뼈와 관절하는 뼈를 모두 고르면?

가. 나비뼈	나. 위턱뼈
다. 마루뼈	라. 관자뼈

① 가, 나, 다　　② 가, 다　　③ 나, 라
④ 라　　⑤ 가, 나, 다, 라

▶ **위턱뼈**
- 왼, 오른 한 쌍의 결합
- 위턱 몸체와 4개의 돌기로 구분
- 아래턱뼈를 제외한 모든 얼굴뼈들과 관절을 이룸.
- 이틀돌기가 있어 윗니를 수용함.
- 왼, 오른쪽의 입천장돌기가 만나 정중입천장봉합(정중구개봉합)을 이루며, 단단한 입천장(경구개) 2/3를 형성
- 아래눈확구멍으로 혈관과 신경이 지남.

▶ **위턱뼈**
- 왼, 오른 한 쌍의 결합
- 위턱 몸체와 4개의 돌기로 구분
- 아래턱뼈를 제외한 모든 얼굴뼈들과 관절을 이룸.
- 이틀돌기가 있어 윗니를 수용함.
- 왼, 오른쪽의 입천장돌기가 만나 정중입천장봉합(정중구개봉합)을 이루며, 단단한 입천장(경구개) 2/3를 형성
- 아래눈확구멍으로 혈관과 신경이 지남.

▶ **코뼈**
- 콧대를 형성
- 위부분은 이마뼈, 가쪽은 위턱뼈, 뒤방으로 벌집뼈와 관절
- 아래는 코연골과 연결

▶ **광대뼈**
- 뒷면은 관자뼈의 광대돌기와 만나 광대활 형성
- 앞면은 위턱뼈의 광대돌기와 관절
- 이마돌기, 관자돌기, 위턱돌기가 존재

정답 : 68_② 69_④ 70_① 71_③

72 눈물뼈에 대한 설명으로 맞지 않는 것은?

① 눈확의 안쪽 벽을 형성
② 위는 이마뼈와 관절
③ 뒷면은 벌집뼈와 관절
④ 이마돌기, 관자돌기, 위턱돌기가 존재
⑤ 눈물뼈의 앞면 홈은 위턱뼈와 만나 눈물주머니오목 형성

73 입천장뼈에 대한 설명으로 맞는 것을 모두 고르면?

> 가. 수직판과 수평판으로 구분한다.
> 나. 수직판은 코속의 뒤가쪽벽과 눈확을 형성한다.
> 다. 수평판은 위턱뼈의 입천장돌기와 가로입천장봉합을 이룬다.
> 라. 위턱뼈, 나비뼈와 관절로 이룬다.

① 가, 나, 다   ② 가, 다   ③ 나, 라
④ 라   ⑤ 가, 나, 다, 라

74 코속 내부에서 코중격의 아래부분을 형성하는 뼈는?

① 목뿔뼈   ② 보습뼈   ③ 눈물뼈
④ 코뼈   ⑤ 코선반뼈

단원정리 문제 해설

▶ 눈물뼈
- 눈확의 안쪽 벽을 형성
- 위는 이마뼈, 뒷면은 벌집뼈, 앞면은 위턱뼈와 관절
- 눈물뼈 앞면의 홈은 위턱뼈와 만나 눈물주머니오목을 형성

▶ 입천장뼈
- 수직판과 수평판으로 구분
- 수평판은 위턱뼈의 입천장돌기와 가로입천장봉합을 이룸
- 수평판 위로 돌출된 수직판은 코속의 뒤가쪽벽과 눈확을 형성
- 위턱뼈, 나비뼈와 관절

▶ 보습뼈
- 코속 내부에서 코중격의 아래부분을 형성

정답 : 72_④ 73_⑤ 74_②

75 머리뼈 중에서 다른 뼈와 관절을 이루지 않는 것은?

① 코뼈　　② 눈물뼈　　③ 입천장뼈
④ 목뿔뼈　　⑤ 보습뼈

▶ 목뿔뼈
- 몸통, 큰뿔, 작은뿔로 구분
- 관절을 이루지 않음.

76 척주에 대한 설명으로 맞지 않는 것은?

① 길이 70~75cm이다.
② 26개의 불규칙한 뼈의 연결이다.
③ 신체의 축이다.
④ 척추사이구멍으로 척수가 지나간다.
⑤ 척추뼈 몸통 사이에 척추원반이 존재한다.

▶ 척주
- 길이 : 70~75cm
- 26개의 불규칙한 뼈로 연결된 신체 축
- 목뼈 7개, 등뼈 12개, 허리뼈 5개, 엉치뼈 1개, 꼬리뼈 1개
- 척추사이원반 : 섬유연골, 23개
- 척추사이구멍 : 29쌍
- 척추관 : 척수가 지나감.

77 척추의 개수로 맞지 않는 것은?

① 목뼈 – 8개　　② 등뼈 –12개
③ 허리뼈 – 5개　　④ 엉치뼈 – 1개
⑤ 꼬리뼈 – 1개

▶ 척주
- 목뼈 7개, 등뼈 12개, 허리뼈 5개, 엉치뼈 1개, 꼬리뼈 1개

78 척주의 굽이에 대한 설명으로 맞지 않는 것은?

① 1차 굽이는 신생아 굽이라고도 한다.
② 2차 굽이는 성장하면서 형성된다.
③ 신생아 굽이는 뒤로 오목하다.
④ 2차 굽이로 목굽이(경추만곡)와 허리굽이가 있다.
⑤ 허리굽이는 생후 12~18개월에 형성된다.

▶ 신생아 굽이는 뒤로 볼록함.

정답 : 75_④ 76_④ 77_① 78_③

79 척추사이원반에 대한 설명으로 맞는 것을 모두 고르면?

> 가. 섬유성 연골
> 나. 망치뼈 사이에 23개 존재
> 다. 척주 길이의 1/3
> 라. 섬유테 손상 시 신경뿌리 압박 가능성

① 가, 나, 다　② 가, 다　③ 나, 라
④ 라　⑤ 가, 나, 다, 라

80 1차 굽음으로 맞는 것을 모두 고르면?

> 가. 등굽이　　　나. 목굽이
> 다. 엉치굽이　　라. 허리굽이

① 가, 나, 다　② 가, 다　③ 나, 라
④ 라　⑤ 가, 나, 다, 라

81 생후 3~9개월에 형성되는 굽이에 대한 설명으로 맞지 않는 것은?

① 허리굽이
② 2차 굽이
③ 신생아 굽이
④ 뒤로 오목
⑤ 가장 늦게 형성되는 굽이

단원정리문제 해설

▶ 척추사이원반
- 23개의 섬유성 연골
- 척추뼈 사이에 존재
- 척주 길이의 1/3
- 주변부는 섬유테, 안쪽에는 속질핵으로 구성

▶ 척주의 굽이
- 신생아 2개, 성인 4개
- 1차 굽이 : 등굽이, 엉치굽이
- 신생아 굽이, 뒤로 볼록함.
- 2차 굽이 : 목굽이, 허리굽이
- 목굽이 : 생후 3~9개월에 형성, 뒤로 오목
- 허리굽이 : 생후 12~18개월에 형성, 뒤로 오목

▶ 척주의 굽이
- 신생아 2개, 성인 4개
- 1차굽이 : 등굽이, 엉치굽이
- 신생아 굽이, 뒤로 볼록함.
- 2차 굽이 : 목굽이, 허리굽이
- 목굽이 : 생후 3~9개월에 형성, 뒤로 오목
- 허리굽이 : 생후 12~18개월에 형성, 뒤로 오목

정답 : 79_② 80_② 81_③

82 다음 빈 칸에 알맞은 것으로 맞게 짝지어진 것은?

> 척추의 앞은 (A), 뒤는(B), A와 B의 사이에 (C)가 존재한다.

① A = 척추뼈 구멍, B = 척추뼈 고리, C = 척추뼈 몸통
② A = 척추뼈 몸통, B = 척추뼈 고리, C = 척추뼈 구멍
③ A = 척추뼈 고리, B = 척추뼈 몸통, C = 척추뼈 구멍
④ A = 척추뼈 고리, B = 척추뼈 구멍, C = 척추뼈 몸통
⑤ A = 척추뼈 몸통, B = 척추뼈 구멍, C = 척추뼈 고리

83 척추돌기의 종류와 개수로 맞는 것은?

① 2종 5개   ② 3종 5개   ③ 3종 6개
④ 3종 7개   ⑤ 4종 8개

84 척수가 지나는 곳으로 척추뼈 구멍의 연속으로 형성된 공간은?

① 척추뼈 몸통   ② 척추뼈 고리
③ 척추사이 구멍   ④ 척주관
⑤ 척추뼈 고리판

▶ 척추
- 앞에 척추뼈 몸통, 뒤에 척추뼈 고리, 척추뼈 몸통과 척추뼈 고리의 사이에 척추뼈 구멍이 있음.
- 척추간의 연속된 척추뼈 구멍은 척주관을 형성, 척수가 지남.
- 척추뼈 고리의 2개의 척추뼈 고리뿌리(추궁근)와 2개의 척추뼈 고리판(추궁판)으로 구성
- 척추뼈 고리에는 3종 7개의 돌기

▶ 척주돌기의 종류와 개수
- 가시돌기(극돌기)(1개), 가로돌기(횡돌기)(2개), 위·아래관절돌기(상·하관절돌기)(각각 2개씩)

▶ 척추 사이의 연속된 척추뼈 구멍이 척주관을 형성, 척주관으로 척수가 지남.

정답 : 82_② 83_④ 84_④

85 목뼈에 대한 설명으로 맞지 않는 것은?

① C_1은 고리뼈, C_2는 중쇠뼈라고 한다.
② $C_1 \sim C_7$ 사이에는 6개의 척추원반이 존재한다.
③ $C_{3 \sim 6}$의 가시돌기는 짧고 끝이 갈라져 있다.
④ $C_{3 \sim 7}$의 척추뼈 몸통은 타원모양이다.
⑤ 가로돌기의 가로돌기 구멍으로 척추동맥이 지난다.

86 고리뼈에 대한 설명으로 맞는 것을 모두 고르면?

> 가. 머리뼈와 관절을 이룬다.
> 나. 척추뼈 몸통이 없다.
> 다. 가시돌기가 없다.
> 라. 치아돌기가 돌출되어 고리중쇠관절을 이룬다.

① 가, 나, 다　　② 가, 다　　③ 나, 라
④ 라　　　　　⑤ 가, 나, 다, 라

87 치아돌기가 돌출되어 있어 고리뼈와 관절을 이루는 목뼈는?

① C_1　　　　② C_2　　　　③ C_3
④ C_4　　　　⑤ C_5

▶ 단원정리 문제 해설

▶ 경추
- 7개
- C_1 : 고리뼈, 척추뼈 몸통와 가시돌기가 없음.
- C_2 : 중쇠뼈, 고리뼈가 돌출되어 고리뼈와 관절 형성
- 고리뼈와 중쇠뼈 사이에는 척추사이원반이 없음.
- $C_{3 \sim 7}$
- 척추뼈 몸통는 타원형(난원형)이고, 가로지름(횡경)이 앞뒤지름(전후경)보다 넓음.
- C_7를 제외한 가시돌기는 짧고 끝이 갈라져 있음.
- 척추뼈 구멍(추공)은 크고 삼각형
- 가로돌기에는 가로돌기 구멍이 있으며, 척추동정맥이 지남.

▶ C_1
- 고리뼈, 척추뼈 몸통과 가시돌기가 없음.

▶ C_2
- 중쇠뼈, 치아돌기가 돌출되어 고리뼈와 관절 형성

정답 : 85_② 86_① 87_②

Chapter 02 뼈대계 (Skeletal system) | **47**

88 등뼈에 대한 설명으로 맞지 않는 것은?

① 갈비뼈와 관절을 이룬다.
② 가시뼈는 길고 아래로 향한다.
③ 가로돌기갈비오목이 존재한다.
④ 추체의 양쪽 위·아래면에 반관절면이 있다.
⑤ 척추뼈구멍은 크고 삼각형이다.

89 엉치뼈에 대한 설명으로 맞지 않는 것은?

① 5개의 엉치가 융합되어 형성되어 있다.
② 위관절돌기에 의해 L_5와 관절을 이룬다.
③ 5개의 엉치 사이에 4개의 척추원반이 존재한다.
④ 아래로 꼬리뼈와 관절을 이룬다.
⑤ 4개의 가로선과 4쌍의 엉덩이뼈 구멍이 있다.

90 척추사이원반에 대한 설명으로 맞지 않는 것은?

① 섬유성 연골로 23개가 존재한다.
② 척추와 척추를 연결하는 섬유성 관절 부위이다.
③ 척추 길이의 1/3을 차지한다.
④ 속질핵은 척추사이원반에 신축성과 압축성을 제공한다.
⑤ 섬유테는 수액의 팽창을 막는다.

▶ **등뼈**
- 12개, 12개 모두 갈비뼈와 관절을 이룸.
- 척추뼈 몸통은 심장 모양으로 두 개의 오목과 양쪽의 위·아래에 반관절면이 있음.
- 반관절면에서 갈비뼈 머리와 관절
- 가시돌기는 길고 아래를 향함.
- T_1~T_{12}의 가로(횡)돌기는 가로돌기갈비오목(횡돌늑골와)이 있음.

▶ **엉덩이뼈**
- 5개의 엉치뼈가 융합되어 형성
- 위관절돌기에 의해 5번 허리뼈와 관절을 이룸.
- 아래로 꼬리뼈와 관절을 이룸.
- 천골곶(천골갑각) : 첫 번째 엉치뼈의 전상방연
- 4개의 가로지름과 4쌍의 엉치구멍이 있음.

▶ **척추사이원반**
- 23개의 섬유성 물렁뼈, 망치뼈 사이에 존재
- 척주 길이의 1/3
- 주변부는 섬유테, 안쪽에는 속질핵으로 구성
- 속질핵 : 반유동체로 척추사이원반의 신축성과 압축성을 부여
- 섬유테 : 수핵을 둘러싸며, 수핵의 팽창을 막음.
- 척추사이원반은 연골성 관절임.

정답 : 88_⑤ 89_③ 90_②

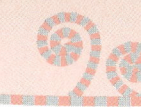

91 척추원반과 척추뼈을 강하게 붙잡고 있어 척주의 젖힘을 방지하는 인대는?

① 가시끝인대
② 가시사이인대
③ 앞세로인대
④ 뒤세로인대
⑤ 척추뼈고리사이인대

92 가시사이인대에 대한 설명으로 맞는 것은?

① 가시돌기와 가시돌기를 연결한다.
② 가로돌기와 가로돌기 사이를 연결한다.
③ 인접한 척추뼈고리판을 연결한다.
④ 가시돌기를 가로질러 뻗어 있다.
⑤ 척주의 급격한 굽힘을 방지한다.

93 원추형 구조로 가슴 안 주요 장기를 보호하는 뼈대는?

① 다리이음뼈 ② 팔이음뼈
③ 가슴우리   ④ 척주
⑤ 머리뼈

▶ 단원정리문제 해설

▶ 앞세로인대
- 넓고 척추원반과 척추뼈를 강하게 붙잡고 있어 지지역활과 함께 척주의 젖힘을 방지

▶ 인대
- 앞세로인대(전종인대) : 넓고 척추사이원판과 척추뼈를 강하게 붙잡고 있어 지지역활과 함께 척주의 젖힘을 방지
- 뒤세로인대(후종인대) : 척주 뒤에서 척주의 급격한 굽힘을 방지
- 가시사이인대(극간인대) : 가시돌기와 가시돌기를 연결
- 가시끝인대(극상인대) : 가시돌기를 가로질러 뻗어 있음.
- 가로돌기사이인대(횡돌간인대) : 가로돌기와 가로돌기 사이을 연결
- 척추뼈고리사이인대(황색인대) : 인접한 척추뼈고리판(추궁판)을 연결

▶ 가슴우리(흉곽)
- 아래쪽이 넓은 원추형 구조로 가슴안(흉강) 내 주요 장기를 보호

정답 : 91_③ 92_① 93_③

Chapter 02 뼈대계 (Skeletal system) | 49

94 가슴우리에 대한 설명으로 맞는 것을 모두 고르면?

> 가. 앞쪽은 복장뼈와 갈비연골로 구성
> 나. 옆쪽은 갈비뼈로 구성
> 다. 뒤쪽은 등뼈로 구성
> 라. 팔이음뼈와 팔뼈를 지지

① 가, 나, 다　　② 가, 다　　③ 나, 라
④ 라　　　　　　⑤ 가, 나, 다, 라

▶ 가슴우리
- 앞 : 복장뼈와 갈비연골
- 옆 : 갈비뼈
- 뒤 : 등뼈
- 아래가 넓은 원추형 구조로 가슴 안 주요 장기를 보호
- 팔이음뼈와 팔뼈를 지지

95 복장뼈 몸통에 대한 설명으로 맞는 것을 모두 고르면?

> 가. 복장뼈의 가장 위에 위치
> 나. 복장뼈의 대부분을 차지
> 다. 가로막과 배곧은근이 이는곳
> 라. 2~7 갈비뼈연골과 관절을 이룸.

① 가, 나, 다　　② 가, 다　　③ 나, 라
④ 라　　　　　　⑤ 가, 나, 다, 라

▶ 복장뼈
- 가슴우리(흉곽)의 앞쪽에 위치한 15cm의 납작뼈
- 복장뼈 자루(흉골병), 복장뼈 몸통(흉골체), 복장뼈 칼돌기의 융합
- 복장뼈 자루(흉골병) : 가장 위에 있으며, 가쪽으로 빗장뼈, 제1갈비뼈와 관절을 이룸.
- 복장뼈 몸통(흉골체) : 복장뼈의 대부분을 차지하며, 2~7번 갈비연골과 관절을 이룸.
- 복장뼈 칼돌기 : 가로막과 배곧은근의 이는곳

96 복장뼈에서 가장 위에 있으며, 가쪽으로 제 1갈비뼈와 관절하는 부위는?

① 검상돌기　　② 복장뼈 자루　　③ 복장뼈 몸통
④ 갈비뼈 연골　⑤ 빗장뼈

▶ 복장뼈
- 가슴우리(흉곽)의 앞쪽에 위치한 15cm의 납작뼈
- 복장뼈 자루(흉골병), 복장뼈 몸통(흉골체), 복장뼈 칼돌기의 융합
- 복장뼈 자루(흉골병) : 가장 위에 있으며, 가쪽으로 빗장뼈, 제1갈비뼈와 관절을 이룸.
- 복장뼈 몸통(흉골체) : 복장뼈의 대부분을 차지하며, 2~7번 갈비연골과 관절을 이룸.
- 복장뼈 칼돌기 : 가로막과 배곧은근의 이는곳

정답 : 94_⑤　95_③　96_②

97 가슴우리의 앞면에 위치하는 납작뼈는?

① 꼬리뼈　　② 갈비연골　　③ 복장뼈
④ 빗장뼈　　⑤ 갈비뼈

98 갈비뼈에 대한 설명으로 맞지 않는 것은?

① 목뼈 및 등뼈와 관절을 이룬다.
② 12쌍으로 존재하며, 가슴우리의 가쪽벽을 구성한다.
③ 위 7쌍의 갈비뼈는 갈비연골에 의해 복장뼈에 직접 부착되어 있다.
④ 아래 2쌍의 갈비뼈는 가슴뼈와 붙어 있지 않다.
⑤ 위 7쌍은 참갈비뼈, 아래 5쌍은 거짓갈비뼈로 분류한다.

99 가슴막안천자에 이용되는 부위로 맞는 것은?

① 제 2~3 갈비사이근　　② 제 3~4 갈비사이근
③ 제 5~6 갈비사이근　　④ 제 7~8 갈비사이근
⑤ 제 8~9 갈비사이근

단원정리 문제 해설

▶ **복장뼈**
- 가슴우리(흉곽)의 앞쪽에 위치한 15cm 의 납작뼈
- 복장뼈 자루(흉골병), 복장뼈 몸통(흉골체), 복장뼈 칼돌기의 융합
- 복장뼈 자루(흉골병) : 가장 위에 있으며, 가쪽으로 빗장뼈, 제1갈비뼈와 관절을 이룸.
- 복장뼈 몸통(흉골체) : 복장뼈의 대부분을 차지하며, 2~7번 갈비연골과 관절을 이룸.
- 복장뼈 칼돌기 : 가로막과 배곧은근의 이는곳

▶ **갈비뼈**
- 12쌍, 가슴우리의 가쪽벽을 형성
- 뒤로 등뼈와 연결
- 위 7쌍은 갈비연골에 의해 가슴뼈에 직접 부착 : 참갈비뼈
- 아래 5쌍의 갈비뼈는 간접적으로 가슴뼈에 붙거나(8~10) 붙어 있지 않음(11~12) : 거짓갈비뼈
- 11, 12번 갈비뼈는 가슴뼈와 관절하지 않고 끝이 떠 있음 : 뜬갈비뼈(부유늑골)
- 제 7~8 갈비사이근(늑간근)이 가장 넓기 때문에 가슴강내천자(흉막강천자)에 이용됨.

▶ **가슴막안천자**
- 제 7~8 갈비사이근(늑간근)이 가장 넓기 때문에 가슴안천자에 이용됨.

정답 : 97_③　98_①　99_④

100 팔꿈관절부터 손목까지 뻗으며 엎침, 뒤침 시 자뼈를 가로질러 움직이는 뼈는?

① 노뼈　　② 자뼈　　③ 손목뼈
④ 손허리뼈　⑤ 위팔뼈

101 팔뼈의 개수로 맞는 것은?

① 58개　　② 62개　　③ 64개
④ 68개　　⑤ 70개

102 자유팔뼈와 개수로 틀리게 짝지어진 것은?

① 위팔뼈 - 2개　　② 손목뼈 - 14개
③ 손허리뼈 - 10개　④ 손가락뼈 - 28개
⑤ 자뼈 - 2개

103 제 2~7 갈비뼈 높이의 가슴벽에 위치하는 삼각형 모양의 납작뼈는?

① 빗장뼈　　② 복장뼈　　③ 위팔뼈
④ 세모뼈　　⑤ 어깨뼈

단원정리 문제 해설

▶ 노뼈
- 위에 노뼈머리(요골두)와 노뼈거친면(요골조면)이 있음.
- 팔꿈관절로부터 손목까지 뻗으며, 엎침, 뒤침 시 자뼈를 가로질러 이동
- 노뼈 바로 아래의 몸통에는 노뼈거친면이 있어 위팔두갈래근(상완이두근)이 정지
- 노뼈 아래끝의 붓돌기(경상돌기)에는 손목인대가 부착

▶ 팔뼈
- 팔뼈 64개 : 팔이음뼈 4개 + 자유팔뼈 60개
- 팔이음뼈 : 빗장뼈 2개, 어깨뼈(견갑골) 2개
- 자유팔뼈(자유상지대골) : 위팔뼈(상완골) 2개, 자뼈 2개, 노뼈 2개, 손목뼈 16개, 손허리뼈(중수골) 10개, 손가락뼈(지골) 28개

▶ 자유팔뼈
- 위팔뼈 2개, 자뼈 2개, 노뼈 2개, 손목뼈 16개, 손허리뼈 10개, 손가락뼈 28개

▶ 어깨뼈
- 2~7 갈비뼈 사이에 있는 삼각형 모양의 납작뼈
- 빗장뼈와 위팔뼈를 연결

정답 : 100_①　101_③
　　　102_②　103_⑤

104 어깨뼈의 어깨가시가 가쪽으로 뻗어나가 형성된 구조물은?

① 부리돌기　　② 빗장뼈　　③ 가쪽각
④ 봉우리　　⑤ 어깨뼈가시근

105 위팔뼈큰결절에서 닿는 근육으로 맞는 것을 모두 고르면?

가. 가시위근	나. 가시아래근
다. 작은원근	라. 큰원근

① 가, 나, 다　　② 가, 다　　③ 나, 라
④ 라　　⑤ 가, 나, 다, 라

106 다음 중 인체에서 가장 먼저 뼈되기가 시작되는 뼈는?

① 어깨뼈　　② 자뼈　　③ 노뼈
④ 위팔뼈　　⑤ 빗장뼈

107 빗장뼈에 대한 설명으로 맞는 것을 모두 고르면?

가. S자 모양의 뼈
나. 어깨뼈와 함께 팔이음뼈를 구성
다. 어깨뼈와 가슴뼈를 연결
라. 가장 먼저 뼈되기가 시작되는 뼈

① 가, 나, 다　　② 가, 다　　③ 나, 라
④ 라　　⑤ 가, 나, 다, 라

▶ 단원정리 문제 해설

▶ 어깨뼈 구조
- 3개의 연(위연, 안쪽연, 가쪽연)과 3개의 각(위각, 아래각, 가쪽각)으로 구성
- 가쪽각 : 팽대된 뼈끝(골단)을 가지며, 관절오목이 있어 위팔뼈와 관절을 이룸.
- 부리돌기 : 관절오목이 근처에서 앞으로 돌출, 인대와 근육이 부착
- 봉우리 : 어깨가시가 가쪽으로 뻗어나가 형성

▶ 위팔뼈
- 위팔뼈머리 아래에 큰결절(대결절)과 작은결절(소결절)이 있음.
- 큰결절 : 가시위근, 가시아래근, 작은원근의 닿는곳(정지부)
- 작은결절 : 큰원근, 어깨밑근(견갑하근)의 닿는곳

▶ 빗장뼈
- 인체에서 뼈되기가 가장 먼저 시작되는 뼈

▶ 빗장뼈
- 인체에서 뼈되기가 가장 먼저 시작되는 뼈
- S자 모양
- 어깨뼈와 가슴뼈를 연결
- 복장끝 : 가슴뼈의 빗장뼈패임과 관절
- 빗장끝 : 빗장뼈의 봉우리와 관절

정답 : 104_④　105_①
　　　　106_⑤　107_⑤

108 위팔뼈에서 위팔두갈래근 긴갈래의 힘줄이 지나가는 장소는?

① 세모근거친면
② 결절사이고랑
③ 노신경고랑
④ 큰결절
⑤ 작은결절

109 다음 중 위팔뼈에 대한 설명으로 맞지 않는 것은?

① 위끝 끝은 위팔뼈 머리로 어깨뼈와 관절을 이룬다.
② 위팔뼈머리 아래 큰돌기와 작은돌기가 있다.
③ 몸통에는 세모근거친면과 노신경고랑이 있다.
④ 아래끝 끝은 자뼈와 팔굽뼈를 이룬다.
⑤ 바깥쪽관절융기에서는 손과 손목의 폄근이 이는곳이다.

110 어깨뼈의 도르래와 관절을 이루는 뼈는?

① 노뼈머리
② 노뼈거친면
③ 노뼈붓돌기
④ 자뼈 도르래패임
⑤ 자뼈 붓돌기

▶ 위팔뼈
- 위끝 끝은 위팔뼈 머리로 어깨뼈와 관절을 이룸.
- 위팔뼈 머리 아래에 큰결절과 작은결절이 있음.
- 큰결절 : 가시위근, 가시아래근, 작은원근의 닿는곳
- 작은결절 : 큰원근, 어깨밑근의 닿는곳
- 결절사이고랑 : 위팔두갈래근의 긴갈래가 지남.

▶ 위팔뼈
- 위끝 끝은 위팔뼈 머리로 어깨뼈와 관절을 이룸.
- 위팔뼈 머리 아래에 큰결절과 작은결절이 있음.
- 몸통에는 세모근거친면과 노신경고랑이 있음.
- 세모근거친면 : 어깨세모근의 닿는곳
- 노신경고랑 : 노신경이 지나는 통로
- 아래끝 끝은 자뼈와 주관절을 이룸.
- 바깥쪽관절융기 : 손목과 손의 폄근 이는곳
- 안쪽관절융기 : 손목과 손의 굽힘근 이는곳

▶ 어깨뼈도르래
- 자뼈의 도르래 패임과 관절

정답 : 108_② 109_② 110_④

111 노뼈에 대한 설명으로 맞는 것을 모두 고르면?

> 가. 아래팔의 두 뼈 중 안쪽에 위치
> 나. 노뼈의 거친면에 위팔근이 닿음
> 다. 아래끝에 노뼈머리가 있음.
> 라. 붓돌기에 손목인대가 부착

① 가, 나, 다　　② 가, 다　　③ 나, 라
④ 라　　　　　　⑤ 가, 나, 다, 라

▶ 노뼈
- 아래팔(전완)의 두 뼈 중 가쪽에 위치
- 위끝에 노뼈머리와 노뼈거친면이 있음.
- 팔꿈관절로부터 손목까지 뻗으며, 엎침, 뒤침 시 자뼈를 가로질러 이동
- 노뼈머리 바로 아래의 몸통에는 노뼈거친면이 있어 위팔두갈래근이 닿음
- 노뼈 먼쪽 끝의 붓돌기에는 손목인대가 부착

112 노뼈머리와 관절을 이루는 위팔뼈 부위로 맞는 것은?

① 위팔뼈 머리
② 위팔뼈 도르래
③ 위팔뼈 작은머리
④ 큰결절
⑤ 작은결절

▶ 위팔뼈 작은머리(상완골 소두)
- 위팔뼈 머리(요골두)와 관절

113 자뼈에 대한 설명으로 맞지 않는 것은?

① 엎침, 뒤침 시 노뼈를 가로질러 이동한다.
② 위팔뼈의 도르래와 관절을 이루는 도르래 패임이 있다.
③ 도르래 패임 위의 부리돌기에 위팔세갈래근이 정지 닿는다.
④ 자뼈 먼쪽끝의 붓돌기에 손목인대가 부착된다.
⑤ 자뼈 먼쪽끝의 자뼈머리는 노뼈의 자패임과 관절을 이룬다.

▶ 자뼈
- 아래팔의 두 뼈 중 안쪽에 위치
- 자뼈의 몸쪽 끝은 위팔뼈의 도르래와 관절을 이루는 도르래 패임이 있음.
- 도르래 패임 위에 부리돌기가 있고, 위팔세갈래근의 닿는곳이 됨.
- 자뼈 먼쪽끝의 자뼈머리는 노뼈의 자패임과 관절을 이룸.
- 자뼈 먼쪽끝의 붓돌기에는 손목인대가 부착

정답 : 111_④　112_③　113_①

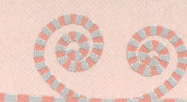

114 손목뼈에 대한 설명으로 맞는 것을 모두 고르면?

> 가. 손목을 구성하는 8개의 짧은뼈
> 나. 4개씩 두 줄로 구성
> 다. 먼쪽 손목뼈는 손허리뼈와 관절을 이룸.
> 라. 손배뼈, 반달뼈, 세모뼈, 콩알뼈는 가까운쪽 손목뼈를 구성

① 가, 나, 다　　② 가, 다　　③ 나, 라
④ 라　　⑤ 가, 나, 다, 라

▶ 손목뼈
- 손목을 구성하는 8개의 작은 손목뼈
- 손목 골격은 4개씩 2줄로 구성
- 큰마름뼈(대능형골), 작은마름뼈(소능형골), 알머리뼈(유두골), 갈고리뼈(유구골) : 먼쪽 손목뼈(원위부 수근골)
- 손배뼈(주상골), 반달뼈(월상골), 세모뼈(삼각골), 콩알뼈(두상골) : 가까운쪽 손목뼈(근위부 수근골)

115 손허리뼈에 대한 설명으로 맞지 않는 것은?

① 양 손에 각각 5개씩 있다.
② 2번째 손허리뼈가 가장 길다.
③ 3번째 손허리뼈에는 붓돌기가 있다.
④ 손허리뼈의 근위단은 몸쪽손목뼈와 관절을 이룬다.
⑤ 손허리뼈의 원위단은 손가락뼈와 관절을 이룬다.

▶ 손허리뼈(중수골)
- 5개의 긴뼈
- 손허리뼈의 근위단은 손목뼈(수근골)와, 원위단은 손가락뼈와 관절을 이룸.
- 2번째 손허리뼈가 가장 김.
- 3번째 손허리뼈에는 붓돌기가 있음.
- 1번째 손허리뼈는 큰마름뼈(대능형골), 2번째 손허리뼈는 작은마름뼈(소능형골), 3번째 손허리뼈는 앞머리뼈(유두골), 4번째, 5번째 손허리뼈는 갈고리뼈(유구골)와 관절

116 4번째, 5번째 손허리뼈와 관절하는 손목뼈는?

① 큰마름뼈　　② 작은마름뼈　　③ 알머리뼈
④ 갈고리뼈　　⑤ 세모뼈

▶ 손허리뼈(중수골)
- 1번째 손허리뼈는 큰마름뼈(대능형골), 2번째 손허리뼈는 작은마름뼈(소능형골), 3번째 손허리뼈는 알머리뼈(유두골), 4번째, 5번째 손허리뼈는 갈고리뼈(유구골)와 관절

정답 : 114_④　115_④　116_④

117 다리뼈의 분류로 맞지 않는 것은?

① 다리뼈 62개 ② 다리이음뼈 4개
③ 자유다리뼈 60개 ④ 발목뼈 14개
⑤ 발허리뼈 10개

118 자유다리이음뼈의 분류와 개수로 맞지 않는 것은?

① 무릎뼈 2개 ② 정강이뼈 2개
③ 발목뼈 16개 ④ 발허리뼈 10개
⑤ 발가락뼈 28개

119 골반의 구성뼈로 맞게 짝지어진 것은?

① 볼기뼈, 엉치뼈, 꼬리뼈
② 엉덩뼈, 엉치뼈, 꼬리뼈
③ 볼기뼈, 궁둥뼈, 두덩뼈
④ 궁둥뼈, 엉치뼈, 꼬리뼈
⑤ 두덩뼈, 엉치뼈, 꼬리뼈

120 골반에 대한 설명으로 맞는 것을 모두 고르면?

> 가. 신생아 때는 3개이지만 성인이 되면서 완전히 융합
> 나. 큰골반은 배장기를 수용
> 다. 작은골반은 진성골반이라고도 함.
> 라. 엉덩뼈, 궁둥뼈, 두덩뼈로 구성

① 가, 나, 다 ② 가, 다 ③ 나, 라
④ 라 ⑤ 가, 나, 다, 라

📋 단원정리 문제 해설

▶ 다리뼈(하지골) 분류
 - 다리뼈 62개 : 다리이음뼈(하지대골) 2개+자유다리뼈(하지골) 60개
 - 다리이음뼈 : 볼기뼈(관골) 2개
 - 자유다리이음뼈 : 넙다리뼈(대퇴골) 2개, 무릎뼈(슬개골) 2개, 정강이뼈(경골) 2개, 종아리뼈(비골) 2개, 발목뼈(족근골) 14개, 발허리뼈(중족골) 10개, 발가락뼈(지골) 28개

▶ 다리뼈(하지골) 분류
 - 다리뼈 62개 : 다리이음뼈(하지대골) 2개+자유다리뼈(하지골) 60개
 - 다리이음뼈 : 볼기뼈(관골) 2개
 - 자유다리이음뼈 : 넙다리뼈(대퇴골) 2개, 무릎뼈(슬개골) 2개, 정강이뼈(경골) 2개, 종아리뼈(비골) 2개, 발목뼈(족근골) 14개, 발허리뼈(중족골) 10개, 발가락뼈(지골) 28개

▶ 골반
 - 볼기뼈(관골), 엉치뼈(천골), 꼬리뼈로 구성
 - 신생아 때는 3개의 뼈로 나누어져 있지만 성인이 되면 완전히 융합
 - 엉치뼈곶(천골갑각)부터 앞아래 두덩결합(치골결합)의 위 가장자리까지 골반선이 큰골반(대골반)과 작은골반(소골반)의 경계선

▶ 골반
 - 볼기뼈(관골), 엉치뼈(천골), 꼬리뼈로 구성
 - 신생아 때는 3개의 뼈로 나누어져 있지만 성인이 되면 완전히 융합
 - 엉치뼈곶(천골갑각)부터 앞아래 두덩결합(치골결합)의 위 가장자리까지 골반선이 큰골반(대골반)과 작은골반(소골반)의 경계선
 - 큰골반(위골반, 가성골반) : 배장기 수용
 - 작은골반(아래골반, 진성골반) : 생식기 수용, 분만 시 신생아의 통로

정답 : 117_② 118_③ 119_① 120_①

121 남녀 골반의 차이로 맞지 않는 것은?

① 여성의 골반이 남성보다 가볍고 매끈하다.
② 남성의 위골반문(골반상구)은 심장형이다.
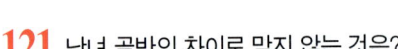
③ 여성의 큰골반이 남성보다 좁다.
④ 남성의 작은골반은 여성보다 깊고 좁다.
⑤ 여성의 꼬리뼈는 고정되어 있다.

122 골반에서 넙다리와 엉덩관절을 형성하는 부위는?

① 위골반문 ② 폐쇄구멍 ③ 작은골반
④ 큰골반   ⑤ 절구

123 볼기뼈의 구성뼈로 맞는 것을 모두 고르면?

가. 궁둥뼈	나. 두덩뼈
다. 엉덩뼈	라. 꼬리뼈

① 가, 나, 다   ② 가, 다   ③ 나, 라
④ 라   ⑤ 가, 나, 다, 라

▶ 남성의 꼬리뼈는 고정되어 있음.

▶ 절구(관골구)
 - 넙다리(대퇴골)와 엉덩관절(고관절)을 형성

▶ 볼기뼈(관골)
 - 엉덩뼈(장골), 궁둥뼈(좌골), 두덩뼈(치골)로 구성
 - 절구를 형성하여 넙다리(대퇴골)와 엉덩(고)관절을 이룸.
 - 궁둥뼈와 두덩뼈 사이에 폐쇄 구멍이 존재

정답 : 121_⑤ 122_⑤ 123_①

124 골반의 남녀 차이로 맞게 짝지어진 것을 모두 고르면?

> 가. 남성의 작은골반은 넓고 얕다.
> 나. 남성의 엉치뼈는 좁고 굽어 있다.
> 다. 여성의 폐쇄구멍은 타원형이다.
> 라. 여성의 꼬리뼈는 뒤쪽 이동이 가능하다.

① 가, 나, 다 ② 가, 다 ③ 나, 라
④ 라 ⑤ 가, 나, 다, 라

▶ - 가. 남성의 작은골반은 깊고 좁다.
  - 다. 여성의 폐쇄구멍은 삼각형이다.

125 골반 입구와 출구의 중앙점을 연결한 것으로 분만 시 신생아의 통로가 되는 곳은?

① 큰골반 ② 절구 ③ 골반축
④ 엉치곶 ⑤ 두덩결합

▶ 골반축
  - 골반 입구와 출구의 중앙점을 연결, 분만 시 신생아의 통로

126 볼기뼈의 뒤아래에 위치하며, 앉은자세에서 체중부하를 하는 뼈는?

① 엉치뼈 ② 꼬리뼈 ③ 엉덩뼈
④ 궁둥뼈 ⑤ 두덩뼈

▶ 궁둥뼈
  - 볼기뼈(관골)의 뒤아래(후하방)
  - 앉은자세에서 체중부하
  - 궁둥뼈몸(좌골체), 궁둥뼈가지(좌골지), 폐쇄구멍

정답 : 124_③ 125_③ 126_④

Chapter 02 뼈대계 (Skeletal system)

127 엉덩뼈에 대한 설명으로 맞는 것을 모두 고르면?

> 가. 볼기뼈 중 가장 작음.
> 나. 볼기뼈의 윗부분을 구성
> 다. 앉은자세에서 체중부하
> 라. 엉덩뼈몸통과 엉덩날개로 구분

① 가, 나, 다   ② 가, 다   ③ 나, 라
④ 라   ⑤ 가, 나, 다, 라

▶ 엉덩뼈
- 볼기뼈(관골)중 가장 큼.
- 볼기뼈(관골)의 윗부분을 구성
- 엉덩뼈몸통(장골체), 엉덩날개(장골익)

128 볼기뼈의 앞부분을 형성하는 뼈는?

① 꼬리뼈   ② 엉치뼈   ③ 엉덩뼈
④ 두덩뼈   ⑤ 궁둥뼈

▶ 두덩뼈
- 볼기뼈(관골)의 앞부분
- 두덩뼈몸통(치골체), 두덩뼈(치골), 두덩뼈(치골)결절

129 인체에서 가장 긴뼈로 절구와 엉덩관절을 형성하는 뼈는?

① 엉덩뼈   ② 궁둥뼈   ③ 넙다리뼈
④ 정강뼈   ⑤ 무릎뼈

▶ 넙다리뼈
- 인체에서 가장 긴뼈
- 위끝의 넙다리 머리는 절구와 엉덩관절 형성
- 넙다리 머리 아래는 넙다리목이 있으며, 큰돌기와 작은돌기가 있음.
- 넙다리목 중간 1/3에는 거친선이 있으며, 모음근 부착부가 됨.
- 아래끝에는 안쪽관절융기, 가쪽관절융기, 관절오목, 무릎면, 안쪽위관절융기, 가쪽위관절융기가 있음.

정답 : 127_③ 128_④ 129_③

130 넙다리에 대한 설명으로 맞는 것을 모두 고르면?

> 가. 근위단의 넙다리 머리는 절구와 엉덩관절 형성
> 나. 넙다리뼈 머리 아래는 큰결절과 작은결절이 있음.
> 다. 넙다리 아래끝에는 안쪽관절융기와 가쪽관절융기가 있음.
> 라. 넙다리몸 아래끝 1/3에는 거친선이 있으며, 벌림근이 부착

① 가, 나, 다 ② 가, 다 ③ 나, 라
④ 라 ⑤ 가, 나, 다, 라

131 힘줄의 각도를 조절하여 다리운동 시 지렛대 역할을 하는 뼈는?

① 정강뼈 ② 종아리뼈 ③ 넙다리뼈
④ 무릎뼈 ⑤ 볼기뼈

132 정강뼈에 대한 설명으로 맞는 것을 모두 고르면?

> 가. 정강뼈는 체중부하를 받지 않는다.
> 나. 종아리를 구성하는 가쪽의 가느다란 뼈이다.
> 다. 근위단은 돌출되어 가쪽복사를 형성한다.
> 라. 원위단 아래는 목발뼈와 관절을 이룬다.

① 가, 나, 다 ② 가, 다 ③ 나, 라
④ 라 ⑤ 가, 나, 다, 라

단원정리 문제 해설

▶ **넙다리뼈**
- 인체에서 가장 긴뼈
- 근위단의 넙다리 머리는 절구와 엉덩관절 형성
- 넙다리뼈 머리 아래는 넙다리목이 있으며, 큰돌기와 작은돌기가 있음.
- 넙다리몸 중간 1/3에는 거친선이 있으며, 모음근 부착부가 됨.
- 아래끝에는 안쪽관절융기, 가쪽관절융기, 관절오목, 무릎면, 안쪽위관절융기, 가쪽위관절융기가 있음.

▶ **무릎뼈**
- 무릎 위를 지나는 힘줄(건) 속에 존재한 종자뼈
- 힘줄의 각도를 조절하여 다리(하지)운동 시 지렛대 역할을 함.

▶ **정강뼈**
- 종아리를 구성하는 안쪽에 위치하는 뼈
- 정강이뼈 몸쪽은 안쪽관절융기와 가쪽관절융기를 형성하며, 넙다리뼈와 관절을 이룸.
- 정강이뼈의 근위단 끝은 팽대되어 안쪽복사(내과)를 형성
- 정강이뼈의 원위단 끝의 아래는 목발뼈와 관절을 이룸.

정답 : 130_② 131_④ 132_④

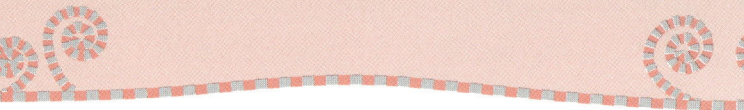

133 종아리뼈에 대한 설명으로 맞는 것은?

① 무릎관절 위를 지나는 힘줄 속에 존재하는 종자뼈이다.
② 종아리를 구성하는 안쪽에 위치하는 뼈이다.
③ 먼쪽은 팽대되어 안쪽융기를 형성한다.
④ 먼쪽 끝의 아래는 목발뼈와 관절을 이룬다.
⑤ 체중부하를 거의 받지 않는다.

▶ 종아리뼈(비골)
- 종아리(하퇴)를 구성하는 가쪽(외측)의 가느다란 뼈
- 종아리뼈의 양쪽 끝은 팽대되어 몸쪽은 종아리뼈 머리, 먼쪽은 가쪽복사뼈를 형성
- 종아리뼈 머리는 체중부하를 받지 않음.
- 먼쪽은 발목과 관절을 이루며, 가쪽으로 돌출되어 가쪽융기를 형성

134 몸쪽 발목뼈로 맞는 것을 모두 고르면?

가. 목발뼈	나. 발꿈치뼈
다. 발배뼈	라. 쐐기뼈

① 가, 나, 다   ② 가, 다   ③ 나, 라
④ 라   ⑤ 가, 나, 다, 라

▶ 몸쪽 발목뼈
- 발목을 구성하는 7개의 뼈
- 몸쪽 발목뼈(근위족근골) : 목발뼈(거골), 발꿈치뼈(종골), 발배뼈(주상골)
- 먼쪽 발목뼈(원위족근골) : 1, 2, 3번째 쐐기뼈(설상골), 입방뼈(입방골)

135 다음 중 먼쪽 발목뼈로 맞지 않는 것은?

① 입방뼈   ② 발배뼈
③ 제 1쐐기뼈   ④ 제 2쐐기뼈
⑤ 제 3쐐기뼈

▶ 먼쪽 발목뼈
- 발목을 구성하는 7개의 뼈
- 몸쪽 발목뼈(근골) : 목발뼈, 발꿈치뼈, 발배뼈(주상골)
- 먼쪽 발목뼈(족근골) : 1, 2, 3번째 쐐기뼈(설상골), 입방뼈(입방골)

정답 : 133_⑤ 134_① 135_②

136 발꿈치뼈에 대한 설명으로 맞는 것을 모두 고르면?

> 가. 발목뼈 중 가장 큼.
> 나. 목발뼈 아래에 위치
> 다. 발뒷꿈치를 형성하며, 체중지지
> 라. 아킬레스 힘줄 부착

① 가, 나, 다 ② 가, 다 ③ 나, 라
④ 라 ⑤ 가, 나, 다, 라

▶ 발꿈치뼈(종골)
  - 발목뼈 중 가장 큼. 목발뼈(거골) 아래에 위치하며, 발뒷꿈치를 형성, 체중지지, 아킬레스 힘줄(건) 부착

137 발목관절을 이루는 뼈 중에 가장 위쪽에 위치하는 것은?

① 발꿈치뼈 ② 목발뼈
③ 발배뼈 ④ 입방뼈
⑤ 제 1쐐기뼈

▶ 목발뼈
  - 발목관절을 이룸. 발목뼈 중 가장 위쪽에 위치

138 다음 중 발활에 대한 설명으로 맞는 것을 모두 고르면?

> 가. 발의 굽음을 유지
> 나. 가로활은 제 1, 2, 3 쐐기뼈와 입방뼈로 구성
> 다. 세로활은 안쪽세로발활과 가쪽세로발활로 구분
> 라. 발꿈치뼈와 목발뼈는 안쪽세로발활을 구성

① 가, 나, 다 ② 가, 다 ③ 나, 라
④ 라 ⑤ 가, 나, 다, 라

▶ 발활(족궁)
  - 발의 굽음을 유지
  - 가로활 : 제 1, 2, 3 쐐기뼈와 입방뼈로 구성
  - 세로할 : 안쪽세로발활(내측종궁 ; 발꿈치뼈, 목발뼈, 발배뼈, 쐐기뼈 제 1, 2 손허리뼈 ; 중수골), 가쪽세로발활(외측종궁)(발꿈치뼈, 입방뼈, 제 4, 5 발허리뼈)

정답 : 136_⑤ 137_② 138_⑤

Chapter 02 뼈대계 (Skeletal system) | 63

139 안쪽세로발활을 구성하는 뼈로 맞는 것은?

① 발꿈치뼈 ② 입방뼈
③ 발배뼈 ④ 제4 발허리뼈
⑤ 제5 발허리뼈

▶ ③은 안쪽세로발활

정답 : 139_③

Chapter 3
근육계

CHAPTER 03 단원정리문제 (근육계)

01 대부분의 근육의 발생하는 장소로 맞는 것은?

① 내배엽　　② 외배엽　　③ 중배엽
④ 원중배엽　⑤ 원장체강계

02 외배엽성 발생 근육으로 맞지 않는 것은?

① 심장근　　　② 땀샘 민무늬근
③ 섬모체근　　④ 동공조임근
⑤ 동공확대근

03 근육의 기능으로 맞는 것을 모두 고르면?

가. 신체운동	나. 자세유지
다. 배뇨	라. 음식물 이동

① 가, 나, 다　② 가, 다　③ 나, 라
④ 라　　　　⑤ 가, 나, 다, 라

단원정리문제 해설

▶ 근육의 발생
 - 대부분 중배엽 발생
 - 외배엽성 발생 : 땀샘(한선)의 민무늬근육(평활근), 섬모(모양)체근, 동공조임(괄약)근, 동공확(산)대근

▶ 외배엽성 발생
 - 땀샘(한선)의 민무늬근(평활근), 섬모(모양)체근, 동공조임(괄약)근, 동공확(산)대근

▶ 근육의 기능
 - 신체운동
 - 자세유지
 - 배뇨, 배분
 - 혈액순환
 - 음식물 이동
 - 체열생산
 - 호흡운동

정답 : 1_③　2_①　3_⑤

04 땀샘의 민무늬근에 대한 설명으로 맞는 것을 모두 고르면?

> 가. 중배엽성에서 발생한다.
> 나. 수축성 조직이다.
> 다. 피로를 쉽게 느낀다.
> 라. 마음대로 조절이 불가능하다.

① 가, 나, 다　　② 가, 다　　③ 나, 라
④ 라　　　　　　⑤ 가, 나, 다, 라

05 다음 중 근육의 기능으로 맞지 않는 것은?

① 혈액순환　　② 면역작용　　③ 체열생산
④ 호흡작용　　⑤ 자세유지

06 뼈대근육의 특징으로 맞지 않는 것은?

① 수의적 운동이 가능하다.
② 수축기간이 짧다.
③ 체열생산의 기능을 한다.
④ 3조체가 있다.
⑤ 세포외액의 칼슘을 이용한다.

▶ **단원정리 문제 해설**

▶ 민무늬근
 - 내장근육, 불수의근
 - 근세포 : 방추상, 단핵세포
 - Dems body가 있음.
 - 수축이 완만하며, 자율신경계의 지배를 받음.
 - 쉽게 피로하지 않음.

▶ 근육의 기능
 - 신체운동
 - 자세유지
 - 배뇨, 배분
 - 혈액순환
 - 음식물 이동
 - 체열생산
 - 호흡운동

▶ 뼈대근육(골격근)
 - 가로무늬근(횡문근), 마음대로(수의)근
 - 근육세포 : 원주상, 다핵세포
 - 신체운동을 만듦.
 - 수축기간이 짧음.
 - 체열생산
 - 3조체 형성
 - 근형질세망(SR)에서 유리된 칼슘을 이용하여 수축

정답 : 4_③　5_②　6_⑤

07 불응기가 길어 강축 발생이 없는 근육은?

① 뼈대근육　　② 마음대로　　③ 심장근육
④ 내장근　　　⑤ 민무늬근

08 민무늬근의 특징으로 맞는 것을 모두 고르면?

> 가. 인체 내 체열생산량이 가장 높다.
> 나. 자율신경계의 지배를 받는다.
> 다. 원주상의 단핵세포이다.
> 라. Dens body가 있다.

① 가, 나, 다　　② 가, 다　　③ 나, 라
④ 라　　　　　⑤ 가, 나, 다, 라

09 심장근육의 특징으로 맞지 않는 것은?

① 쉽게 피로하지 않음.
② 2조체 형성
③ 세포외액의 칼슘을 이용
④ 방추상의 단핵세포
⑤ 세포 간 gap-junction 형성

▶ 심장근육
- 가로무늬근(횡문근), 제대로근(불수의근)
- 근육세포 : 원주상, 단핵세포 또는 다핵세포
- 세포간 결합 : gap-junction
- 쉽게 피로하지 않음.
- 2조체 형성
- 세포외액의 칼슘 이용하여 수축
- 불응기가 길어 강축 발생이 없음.

▶ 민무늬근
- 민무늬근, 제대로근
- 근육세포 : 방추상, 단핵세포
- Dens body가 있음.
- 수축이 완만하며, 자율신경계의 지배를 받음.
- 쉽게 피로하지 않음.

▶ 심장근육
- 가로무늬근(횡문근), 제대로근(불수의근)
- 근육세포 : 원주상, 단핵세포 또는 다핵세포
- 세포간 결합 : gap-junction
- 쉽게 피로하지 않음.
- 2조체 형성
- 세포외액의 칼슘을 이용하여 수축
- 불응기가 길어 강축 발생이 없음.

정답 : 7_③　8_③　9_④

10 근육다발이 모여 이루어지는 단위는?

① 근육원섬유마디　② 근육원섬유
③ 근육섬유　　　　④ 근육
⑤ 근육잔섬유

▶ 뼈대근육의 구조
- 근육원섬유마디 : 근육미세섬유로 구성된 세포소기관
- 근육원섬유 : 근육미세섬유로 구성된 세포소기관
- 근육섬유, 근육세포
- 근육 : 근육다발로 구성

11 근육섬유에 대한 설명으로 맞는 것을 모두 고르면?

가. 혈관과 신경이 있음.
나. 근육원섬유가 모여서 형성
다. 근육다발막으로 덮혀 있음.
라. 가늘고 긴 다핵세포

① 가, 나, 다　② 가, 다　③ 나, 라
④ 라　　　　⑤ 가, 나, 다, 라

▶ 근육섬유
- 근육세포(muscle cell)
- 가늘고 긴 다핵세포
- 근육섬유막(endomysium)으로 덮혀 있음.

12 막대모양의 수축성 요소로 근육세포의 대부분을 차지하는 것은?

① 근육　　　　② 근육다발
③ 근육섬유　　④ 근육원섬유
⑤ 근육잔섬유

▶ 근육원섬유
- 근육잔섬유(myofilament)로 구성된 세포소기관
- 막대모양의 수축성 요소
- 근육세포의 대부분을 차지

정답 : 10_④　11_③　12_④

Chapter 03 근육계 (Muscular system) | 69

13 다음 중 근육다발을 싸고 있는 막은?

① 근막 ② 근육바깥막 ③ 근육다발막
④ 근육섬유막 ⑤ 근육원섬유막

14 수축성 단백질인 근육잔섬유로 구성되는 근육원섬유 분절은?

① 근육 ② 근육다발
③ 근육섬유 ④ 근육원섬유
⑤ 근육원섬유마디

15 근육바깥막으로 덮혀 있는 조직은?

① 근육 ② 근육다발
③ 근육섬유 ④ 근육원섬유
⑤ 근육원섬유마디

16 근육원섬유마디에서 굵은 근육잔섬유 (= 마이오신)과 가는근육잔섬유 = 액틴)이 겹쳐져 어둡게 보이는 부분은?

① A band ② I band ③ H zone
④ M line ⑤ Z line

▶ 근육다발(근속)
- 근육섬유(muscle fiber, muscle cell)로 구성
- 근육다발막(perimysium)으로 덮혀 있음.

▶ 근육원섬유마디
- 근육원섬유의 분절
- 수축성 단백질인 근육잔섬유(근필라멘트)로 구성된 수축성 단위

▶ 근육
- 혈관과 신경이 있음.
- 근육바깥막으로 덮혀 있음.

▶ A band(암대)
- myosin과 actin이 겹쳐서 어둡게 보이는 부분

정답 : 13_③ 14_⑤ 15_① 16_①

17 근육원섬유마디에서 actin만 있어 상대적으로 밝게 보이는 부분은?

① A band = A띠, 이중굴절띠 ② I band = I띠, 단굴절띠
③ H zone = H띠   ④ M line = M선
⑤ Z line = Z선

18 H띠에 대한 설명으로 맞는 것은?

① Actin만 있어 상대적으로 밝게 보이는 부분
② Actin과 myosin이 겹쳐져 어둡게 보이는 부분
③ Z line의 양옆에 존재하는 어두운 부분
④ I band 중앙 부위의 어두운 선
⑤ 근육 수축 시 길이가 짧아지는 부분

19 어두운띠(암대 ; A band)에 대한 설명으로 맞는 것을 모두 고르면?

> 가. 근육 수축 시 짧아지는 부분
> 나. 중앙에는 마이오신만 있는 밝은 부분이 존재
> 다. 근육원섬유마디에서 밝게 보이는 부분
> 라. 마이오신과 액틴이 겹쳐 보이는 부분

① 가, 나, 다   ② 가, 다   ③ 나, 라
④ 라   ⑤ 가, 나, 다, 라

▶ I band (단굴절대 ; 밝은 띠)
  - actin만 있어서 상대적으로 밝게 보이는 부분

▶ H zone
  - A band 중앙의 밝은 부분(미오신만 있음.)
  - I band, H zone, 근육원섬유마디 : 근육 수축 시 길이가 짧아짐.

▶ - 마이오신과 액틴이 겹쳐서 어둡게 보이는 부분
  - A band 중앙의 밝은 부분(마이오신만 있음.)

정답 : 17_② 18_⑤ 19_③

20 근육원섬유마디에 대한 설명으로 연결이 틀린 것은?

① I band : actin만 있어서 상대적으로 밝게 보이는 부분
② H zone : A band 중앙의 밝은 부분
③ M line : I band 중앙 부위의 어두운 선
④ A band : myosin과 actin이 겹쳐서 어둡게 보이는 부분
⑤ Sarcomere : Z선과 Z선 사이, 골결근의 기본 단위

▶ ③ H zone 중앙 부위의 가느다란 선

21 근육 수축 시 짧아지는 근육원섬유마디의 요소로 맞는 것은?

가. A band	나. I band
다. M line	라. H zone

① 가, 나, 다   ② 가, 다   ③ 나, 라
④ 라   ⑤ 가, 나, 다, 라

▶ 근육 수축 시 길이가 짧아지는 것
 - I band
 - H zone

22 신경근육 연접에서 Ach 분비 단계를 맞게 나열한 것은?

① Ca^{2+} 통로 개방 → Ca^{2+} 유입 → 뉴런의 흥분 전도 → Ach 방출
② Ca^{2+} 유입 → 뉴런의 흥분 전도 → Ca^{2+} 통로 개방 → Ach 방출
③ Ca^{2+} 유입 → Ca^{2+} 통로 개방 → 뉴런의 흥분 전도 → Ach 방출
④ 뉴런의 흥분 전도 → Ca^{2+} 통로 개방 → Ca^{2+} 유입 → Ach 방출
⑤ 뉴런의 흥분 전도 → Ca^{2+} 유입 → Ca^{2+} 통로 개방 → Ach 방출

▶ Ach 분비 단계
 - 신경근육 연접 뉴런에서의 흥분 전도
 - 시냅스 종말의 Ca^{2+} 통로 개방
 - Ca^{2+}의 유입에 따른 Ach 방출
 - 외포작용으로 Ach의 신경근 연접 방출
 - Ach의 확산

정답 : 20_③ 21_③ 22_④

23 근형질세망에서 방출된 Ca^{2+}의 역할로 맞는 것은?

① 신경근 연접으로 Ach 분비
② Ach 확산
③ 근육속막 활동전압 유발
④ 근육속막 표면의 Na^+ 통로 개방
⑤ Troponin과 결합

24 액틴과 마이오신 머리의 결합으로 형성되는 것은?

① Troponin
② Tropomyosin
③ Sarcomere
④ Cross bridge
⑤ Troponin-tropomyosin complex

25 근육 수축기전에서 Ca^{2+}의 기능으로 맞는 것을 모두 고르면?

> 가. Troponin C와 결합
> 나. Tropomyosin 구조 변화
> 다. Cross bridge 형성
> 라. Power stroke

① 가, 나, 다
② 가, 다
③ 나, 라
④ 라
⑤ 가, 나, 다, 라

▶ 근육 수축기전
- Ach가 근육속막(근초) 표면의 수용체와 결합
- 근육속막 표면의 Na^+ 통로 개방, 활동전압 유발
- 활동전압이 가로세관을 거쳐 세동이(삼조체)로 전도
- 근형질세망의 Ca^{2+} 유리 촉진
- Ca^{2+}가 troponin과 결합

▶ Cross bridge 형성
- 액틴과 마이오신 머리부의 결합

▶ 근육 수축기전에서 Ca^{2+}의 역할
- Ca^{2+}이 troponin C와 결합
- Tropomyosin 구조 변화
- Cross bridge 형성

정답 : 23_⑤ 24_④ 25_①

26 단일 자극에 의한 한번의 수축현상은?

① 경직　　② 긴장　　③ 강직
④ 강축　　⑤ 단일 수축

▶ 단일 수축(연축)
- 단일 자극에 의한 한번의 수축현상
- 잠복기, 수축기, 이완기로 구성
- 기간 0.1초 : 잠복기(0.01초), 수축기 (0.04초), 이완기(0.05초)
- 불응기 : 유효자극이 가해진 후 약 0.005초

27 단일 수축이 지속되는 시간은?

① 0.01초　　② 0.02초　　③ 0.05초
④ 0.1초　　⑤ 0.2초

▶ 26번 해설 참조

28 다음 중 불응기에 대한 설명으로 맞는 것을 모두 고르면?

가. 자극이 들어와도 활동전압이 발생되지 않는 기간
나. 유효자극이 가해진 후 약 0.05초간
다. 절대적 불응기와 상대적 불응기가 있음.
라. 반복적인 자극에 의해 Ca^{2+} 회수가 늦어져 발생

① 가, 나, 다　　② 가, 다　　③ 나, 라
④ 라　　⑤ 가, 나, 다, 라

▶ 불응기
- 유효자극이 가해진 후 약 0.005초
- 활동전압 발생 후 다른 자극이 들어와도 활동전압이 발생되지 않는 기간
- 절대적 불응기와 상대적 불응기가 있음.

29 연속된 반복 자극에 의해 지속적이고 큰 힘을 만드는 수축은?

① 경직　　② 강직　　③ 긴장
④ 강축　　⑤ 단일 수축

▶ 강축
- 연속된 반복 자극에 대한 지속적이고 큰 힘을 만드는 수축
- 반복적인 자극에 의해 Ca^{2+} 회수가 늦어지고 Ca^{2+} 농도가 높게 유지되어 발생

정답 : 26_⑤ 27_④ 28_② 29_④

30 강직에 대한 설명으로 맞는 것은?

① ATP 고갈에 의해 나타나는 근육 수축상태
② 연속된 반복 자극에 의해 지속된 수축상태
③ 단일 자극에 의한 한번의 수축상태
④ 여러 개의 운동 단위의 지속적 수축상태
⑤ 활동전압 없이 발생하는 비가역적 근육 수축

31 단일 수축에 대한 설명으로 맞는 것을 모두 고르면?

> 가. 활동전압 없이 일어나는 수축
> 나. 비가역적인 지속적 수축
> 다. 여러 개의 운동 단위가 수축을 지속하고 있는 상태
> 라. 잠복기, 수축기, 이완기로 구성

① 가, 나, 다 ② 가, 다 ③ 나, 라
④ 라 ⑤ 가, 나, 다, 라

32 적색근육섬유와 백색근육섬유의 차이로 맞지 않는 것은?

① 적색근육섬유의 신경지배 비가 백색근육섬유보다 크다.
② 적색근육섬유의 역치가 백색근육섬유보다 크다.
③ 적색근육섬유의 크레아틴 비율이 백색근육섬유보다 낮다.
④ 백색근육섬유의 수축 속도가 적색근육섬유보다 빠르다.
⑤ 백색근육섬유가 적색근육섬유보다 피로를 쉽게 느낀다.

▶ 강직
 - 활동전압 없이 발생하는 비가역적 근육 수축

▶ 단일 수축(연축)
 - 단일 자극에 의한 한번의 수축 현상
 - 잠복기, 수축기, 이완기로 구성
 - 기간 0.1초 : 잠복기(0.01초), 수축기(0.04초), 이완기(0.05초)
 - 불응기 : 유효자극이 가해진 후 약 0.005초

▶ 역치는 적색근육섬유는 작고, 백색근육섬유는 크다.

정답 : 30_⑤ 31_④ 32_②

33 단일 수축 시 나타나는 구간별 시간으로 맞는 것은?

① 잠복기(0.001초) – 수축기(0.004초) – 이완기(0.005초)
② 잠복기(0.004초) – 수축기(0.05초) – 이완기(0.1초)
③ 잠복기(0.04초) – 수축기(0.05초) – 이완기(0.0초)
④ 잠복기(0.01초) – 수축기(0.04초) – 이완기(0.05초)
⑤ 잠복기(0.1초) – 수축기(0.4초) – 이완기(0.5초)

▶ 단일 수축(연축)
 - 단일 자극에 의한 한번의 수축 현상
 - 잠복기, 수축기, 이완기로 구성
 - 기간 0.1초 : 잠복기(0.01초), 수축기(0.04초), 이완기(0.05초)
 - 불응기 : 유효자극이 가해진 후 약 0.005초

34 적색근육섬유와 백색근육섬유에 대한 설명으로 맞는 것을 모두 고르면?

가. 적색근육섬유는 모세혈관이 풍부해 붉은색으로 보인다.
나. 백색근육섬유는 미토콘드리아가 많아 유산소대사 비율이 높다.
다. 적색근육섬유는 피로에 대한 내성이 높아 자세유지근으로 쓰인다.
라. 미오글로빈은 적색근육섬유보다 백색근육섬유에서 풍부하다.

① 가, 나, 다   ② 가, 다   ③ 나, 라
④ 라   ⑤ 가, 나, 다, 라

▶ 나. 미토콘드리아는 백색근육섬유가 적음.
라. 미오글로빈은 적색근육섬유가 많음.

35 다음 중 민무늬근의 특성으로 맞는 것을 모두 고르면?

가. 내장과 혈관벽을 구성한다.
나. 자율신경계의 지배를 받는다.
다. 방추상의 근육세포로 구성된다.
라. 수축기간이 느리고 수축력이 약하다.

① 가, 나, 다   ② 가, 다   ③ 나, 라
④ 라   ⑤ 가, 나, 다, 라

▶ 민무늬근
 - 내장과 혈관벽을 구성
 - 자율신경계의 지배를 받음 : 수의적 운동이 불가능
 - 방추상의 근육세포로 구성
 - 수축기간이 느리고 수축력이 낮음.

정답 : 33_④ 34_② 35_⑤

36 심장근육에 대한 설명으로 맞지 않는 것은?

① 심장을 이루는 근육세포
② 뼈대근육과 같이 가로무늬가 존재
③ 세포간 gap-junction으로 자극 전달
④ 근육 수축에 필요한 Ca^{2+}를 세포외액에서 공급
⑤ 마음대로 근육 수축이 가능

▶ 심장근육(심근)
 - 심장을 이루는 근육
 - 핵은 근육세포 중앙에 위치
 - 뼈대근육(골격근)과 같이 가로무늬(횡문)가 있지만 마음대로 움직임이 불가능
 - 세포간 gap junction으로 자극 전달
 - 근육 수축에 있어서 필요한 Ca^{2+}를 세포외액에서도 공급 받음.

37 다음 중 적색근육섬유에서 더 풍부하게 존재하는 것을 모두 고르면?

| 가. ATP 분해효소 | 나. 글리코겐 |
| 다. 크레아틴 | 라. 미오글로빈 |

① 가, 나, 다　　② 가, 다　　③ 나, 라
④ 라　　⑤ 가, 나, 다, 라

▶ 가, 나, 다는 백색근육섬유에서 풍부함.

38 근육섬유의 길이 변화 없이 장력을 발생시키는 근육 수축으로 맞는 것은?

① 등속성 수축　　② 등척성 수축
③ 등장성 수축　　④ 원심성 수축
⑤ 구심성 수축

▶ 근육 수축의 종류
 - 등척성 수축 : 근육섬유의 길이 변화 없이 장력이 발생
 - 등장성 수축 : 근육에 가해지는 저항이 일정한 상태에서의 근육 수축(원심성 수축과 구심성 수축이 있음.)
 ※ 원심성 수축 : 일정한 힘을 발생시키면서 근육이 늘어나는 근육 수축
 ※ 구심성 수축 : 일정한 힘을 발생시키면서 근육이 짧아지는 근육 수축
 - 등속성 수축 : 일정한 각속도로 운동

정답 : 36_⑤　37_④　38_②

Chapter 03 근육계 (Muscular system) | 77

39 근육에 가해지는 저항이 일정한 상태에서의 근육 수축으로 맞는 것을 모두 고르면?

> 가. 등장성 수축　　나. 등속성 수축
> 다. 원심성 수축　　라. 등척성 수축

① 가, 나, 다　　② 가, 다　　③ 나, 라
④ 라　　⑤ 가, 나, 다, 라

40 최대 산소섭취량에 대한 설명으로 맞는 것을 모두 고르면?

> 가. 산소소모량의 최대치
> 나. 운동 중 발생한 에너지 부족을 휴식 시 산소소비를 통해 보충
> 다. 심혈관계 최대 능력의 지표
> 라. 최대 산소섭취량 도달 후 운동강도 증가 시 산소섭취량은 더욱 크게 증가

① 가, 나, 다　　② 가, 다　　③ 나, 라
④ 라　　⑤ 가, 나, 다, 라

41 운동을 마치고 나서도 산소요구량이 지속되는 상태는?

① 산소부채　　② 최대 산소섭취량
③ 동정맥 산소차　　④ 무산소성 역치
⑤ 젖산 역치

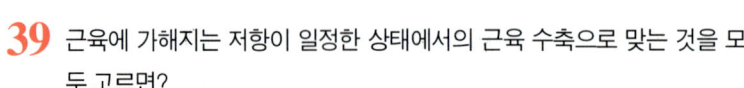

▶ 등장성 수축
- 근육에 가해지는 저항이 일정한 상태에서의 근육 수축(원심성 수축과 구심성 수축이 있음)
  ※ 원심성 수축 : 일정한 힘을 발생시키면서 근육이 늘어나는 근육 수축
  ※ 구심성 수축 : 일정한 힘을 발생시키면서 근육이 짧아지는 근육 수축

▶ 최대 산소섭취량
- 산소소모량의 최대치
- 심혈관계 최대 기능적 능력
- 최대 산소섭취량에 도달하면 운동강도를 높여도 산소섭취량이 증가하지 않음.

▶ 산소소비량(부채)
- 운동을 마친 후 산소 요구량이 지속되는 상태

정답 : 39_② 40_① 41_①

42 운동 시 나타나는 신체의 생리적 변화로 맞지 않는 것은?

① 호흡 증가　　② 혈액 농축
③ 심박수 증가　④ 소변량 증가
⑤ 체온 상승

43 얼굴근육의 특징으로 맞는 것을 모두 고르면?

> 가. 뼈에서 이는곳이며, 피부에서 닿는곳이다.
> 나. 얼굴신경이 지배한다.
> 다. 얼굴표정을 만들어 낸다.
> 라. 아래턱뼈에 부착되어 아래턱을 닫는 기능을 한다.

① 가, 나, 다　　② 가, 다　　③ 나, 라
④ 라　　⑤ 가, 나, 다, 라

44 뒤통수뼈에서 이는곳이며, 피부와 눈 주위 근육에 닿는 얼굴근육은?

① 눈둘레근　　② 머리덮개근　　③ 입둘레근
④ 볼근　　⑤ 광대근

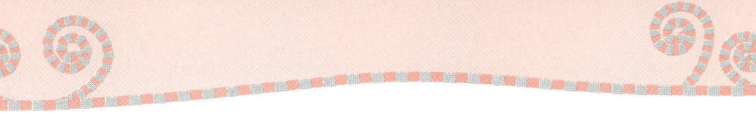

단원정리 문제 해설

▶ 운동 시 신체의 생리적 변화
- 호흡 증가
- 혈액 농축
- 심박수 증가
- 혈압 상승
- 체온 상승
- 소변량 감소
- 뼈대근육 혈류량 증가

▶ 얼굴근육(안면근)
- 뼈에서 이는곳(기시)이며, 피부에 닿음.
- 얼굴(안면)신경이 지배
- 얼굴표정을 만들어 냄.

▶ 머리덮개근(두개표근)
- 뒤통수뼈(후두골)에서 이는곳(기시)이며, 피부와 눈 주위 근육에 닿음.
- 머리뼈(두개골) 윗부분을 덮고 있음.
- 이마근(전두근)과 뒤통수(후두)근으로 구성
- 머리덮개근 건육막에 의해 연결되어 머리뼈를 덮고 있음.
- 수축 시 눈썹이 올라가고 이마의 피부에 가로주름이 생김.
- 심한 근육 신장 시 두통 유발

정답 : 42_④　43_①　44_②

45 눈둘레근의 이는곳과 닿는곳으로 맞는 것은?

① 광대뼈 및 입둘레근에서 이는곳, 눈 주위 피부에 닿는곳
② 위턱과 아래턱의 바깥면에서 이는곳, 눈 주위 피부에 닿는곳
③ 뒤통수뼈에서 이는곳, 눈 주위 피부에 닿는곳
④ 위턱뼈와 이마뼈에서 이는곳, 눈 주위 피부에 닿는곳
⑤ 아래턱에서 이는곳, 눈 주위 피부에 닿는곳

46 입을 둘러싸는 조임근으로 입술 주위 피부에 닿는 근육은?

① 눈둘레근　　② 넓은목근　　③ 광대근
④ 입둘레근　　⑤ 볼근

47 눈둘레근에 대한 설명으로 맞는 것을 모두 고르면?

> 가. 둥근띠 모양으로 눈을 둘러싸는 조임근
> 나. 눈을 감거나 깜박이는 작용
> 다. 눈물샘 주변을 자극하여 눈물이 잘 흐르도록 함.
> 라. 수축 시 눈꼬리 주변에 주름 형성

① 가, 나, 다　　② 가, 다　　③ 나, 라
④ 라　　⑤ 가, 나, 다, 라

▶ 눈둘레근
- 위턱뼈(상악뼈)와 이마뼈에서 이는곳(기시)이며, 눈 주위 피부에 닿는곳(정지)
- 둥근띠 모양으로 눈을 둘러싸는 조임근
- 눈을 감거나 깜박이는 작용
- 눈물샘 주변을 자극하여 눈물이 잘 흐르도록 함.
- 수축 시 눈꼬리에 주름 형성

▶ 입둘레근
- 입을 둘러싸는 조임근, 입술 주위의 피부에 닿는곳(정지)
- 입술의 피부 분절과 점막부 사이에 존재
- 수축 시 입술을 다물고 입을 오므리게 함.

▶ 눈둘레근(안륜근)
- 모두 맞는 내용임.

정답 : 45_④　46_④　47_⑤

48 수축 시 볼이 안쪽으로 쏙 들어가게 만들어 주는 근육은?

① 볼근　　② 광대근　　③ 입둘레근
④ 눈둘레근　　⑤ 넓은목근

▶ 볼근
- 위턱과 아래턱의 바깥면에서 이는곳이며, 입둘레근에 닿는곳
- 턱뼈에서 입꼬리까지 앞으로 주행
- 수축 시 볼이 안쪽으로 쏙 들어감.
- 입김을 불 수 있게 해줌 : 트럼펫 근육

49 수축 시 눈썹이 올라가고 이마의 피부에 가로주름을 만드는 근육은?

① 광대근　　② 볼근　　③ 머리덮개근
④ 눈둘레근　　⑤ 입둘레근

▶ 머리덮개근
- 뒤통수뼈(후두골)에서 이는곳이며, 피부와 눈주위 근육에 닿는곳
- 머리뼈(두개골) 윗부분을 덮고 있음.
- 이마근과 뒤통수근으로 구성
- 머리덮개근 널힘줄(건막)에 의해 연결되어 이마뼈(두개골)를 덮고 있음.
- 수축 시 눈썹이 올라가고 이마의 피부에 가로주름이 생김.
- 심한 근육 신장 시 두통 유발

50 머리덮개근에 대한 설명으로 맞는 것을 모두 고르면?

> 가. 머리뼈 윗부분을 덮고 있다.
> 나. 이마근과 뒤통수근으로 구성된다.
> 다. 심한 근육긴장 시 두통을 유발한다.
> 라. 피부와 눈 주위 근육에 정지한다.

① 가, 나, 다　　② 가, 다　　③ 나, 라
④ 라　　⑤ 가, 나, 다, 라

▶ 머리덮개근
- 뒤통수뼈(후두골)에서 이는곳이며, 피부와 눈주위 근육에 닿는곳
- 머리뼈(두개골) 윗부분을 덮고 있음.
- 이마근과 뒤통수근으로 구성
- 머리덮개근 널힘줄(건막)에 의해 연결되어 이마뼈(두개골)를 덮고 있음.
- 수축 시 눈썹이 올라가고 이마의 피부에 가로주름이 생김.
- 심한 근육 신장 시 두통 유발

정답 : 48_①　49_③　50_⑤

51 광대근의 작용으로 맞는 것은?

① 아래턱뼈을 아래쪽으로 끌어당긴다.
② 미소를 짓거나 입꼬리가 올라간다.
③ 중력에 의해 턱이 열리는 정도를 조절한다.
④ 눈썹이 올라가고 이마에 주름을 형성한다.
⑤ 입김을 불 수 있게 한다.

52 수축 시 입술을 다물고 입을 오므리게 하는 근육은?

① 머리덮개근　② 넓은목근　③ 광대근
④ 입둘레근　　⑤ 볼근

53 넓은목근의 기능으로 맞는 것을 모두 고르면?

> 가. 눈꼬리에 주름을 형성한다.
> 나. 입꼬리를 아래로 당긴다.
> 다. 미소짓거나 입꼬리가 올라간다.
> 라. 아래턱뼈를 아래로 당긴다.

① 가, 나, 다　② 가, 다　③ 나, 라
④ 라　　　　⑤ 가, 나, 다, 라

▶ 광대근(관골근)
- 광대뼈에서 이는곳이며, 입둘레근에 닿는곳
- 수축 시 미소짓거나 입꼬리가 올라감.

▶ 입둘레근
- 입을 둘러싸는 조임근, 입술 주위의 피부에 닿는곳(정지)
- 입술의 피부 분절과 점막부 사이에 존재
- 수축 시 입술을 다물고 입을 오므리게 함.

▶ 넓은목근(광경근)
- 가슴 상위의 근막에서 이는곳이며, 아래턱뼈(하악골) 아래 경계에 닿는곳
- 수축 시 입꼬리를 아래로 당김.
- 아래턱뼈를 아래쪽으로 끌어당기는 것을 도와줌.

정답 : 51_② 52_④ 53_③

54 광대뼈에서 이는곳이며, 입둘레근에 닿는 근육은?

① 눈둘레근 ② 머리덮개근 ③ 볼근
④ 비근근 ⑤ 광대근

▶ 광대근
- 광대뼈에서 이는곳이며, 입둘레에 닿는곳
- 수축 시 미소짓거나 입꼬리가 올라감.

▶ 라는 안쪽날개근과 가쪽날개근에 해당함.

55 씹기근에 대한 설명으로 맞는 것을 모두 고르면?

> 가. 광대활에서 이는곳이며, 아래턱 가쪽면 닿는곳
> 나. 광대활에서 아래턱뼈까지 주행
> 다. 중력에 의해 턱이 열리는 정도를 조절
> 라. 턱이 양옆으로 움직이게 함.

① 가, 나, 다 ② 가, 다 ③ 나, 라
④ 라 ⑤ 가, 나, 다, 라

56 아래턱뼈에 부착된 근육으로 아래턱을 닫아 씹는작용을 하는 것은?

① 볼근 ② 입둘레근 ③ 씹기근
④ 넓은목근 ⑤ 광대근

▶ 씹기근
- 아래턱뼈에 부착된 4쌍의 근육
- 아래턱을 닫아서 씹는작용을 하도록 해줌.
- 삼차신경이 지배

정답 : 54_⑤ 55_① 56_③

57 관자뼈에서 이는곳이며, 심한 근육 긴장 시 관자위턱증후군을 유발하는 근육은?

① 넓은목근　　② 안쪽날개근　　③ 관자근
④ 가쪽날개근　　⑤ 씹기근

▶ 관자근
  - 관자뼈에서 이는곳이며, 아래턱뼈에 닿는곳
  - 턱을 들어올림.
  - 심한 긴장 시 관자위턱(측두하악관절) 증후군 유발

58 트럼펫 근육에 대한 설명으로 맞는 것을 모두 고르면?

가. 광대활에서 이는곳이며, 아래턱 가쪽면 닿는곳
나. 광대활에서 아래턱뼈까지 주행
다. 중력에 의해 턱이 열리는 정도를 조절
라. 턱이 양옆으로 움직이게 함.

① 가, 나, 다　　② 가, 다　　③ 나, 라
④ 라　　⑤ 가, 나, 다, 라

▶ 볼근(협근)
  - 위턱과 아래턱의 바깥면에서 이는곳이며, 입둘레근에 닿는곳
  - 턱뼈에서 입꼬리까지 앞으로 주행
  - 수축 시 볼이 안쪽으로 쏙 들어감.
  - 입김을 불 수 있게 해줌 : 트럼펫 근육

59 턱을 들어올리고 양옆으로 움직이게 해주는 근육을 모두 고르면?

가. 씹기근　　　나. 안쪽날개근
다. 관자근　　　라. 가쪽날개근

① 가, 나, 다　　② 가, 다　　③ 나, 라
④ 라　　⑤ 가, 나, 다, 라

▶ 안쪽날개근과 가쪽날개근에 해당함.

정답 : 57_③　58_①　59_③

60 나비뼈에서 이는곳이며, 아래턱돌기 앞면에 닿는 근육은?

① 씹기근 　　② 가쪽날개근 　　③ 관자근
④ 안쪽날개근 　　⑤ 넓은목근

▶ 가쪽날개근
- 나비뼈(접형골)에서 이는곳이며, 아래턱돌기의 앞면에 닿는곳
- 입을 열 수 있게 하며, 아래턱을 앞으로 당겨 돌출시킴. 양옆으로 움직이게 함.

61 넓은목근에 대한 설명으로 맞는 것을 모두 고르면?

> 가. 목·가슴 근막에서 이는곳, 아래턱뼈 닿는곳이다.
> 나. 얼굴신경을 지배한다.
> 다. 목에 주름을 만들고 슬픈표정을 만둔다.
> 라. 머리의 돌림과 굽힘작용을 한다.

① 가, 나, 다 　　② 가, 다 　　③ 나, 라
④ 라 　　⑤ 가, 나, 다, 라

▶ 넓은목근
- 목·가슴 근막에서 이는곳이며, 아래턱에 닿는곳
- 얼굴신경 지배
- 목에 주름을 만들고, 슬픈표정을 만드는데 관여
- 목정맥 압박 완화

62 아래턱을 앞으로 당겨 돌출시키고, 양옆으로 움직이게 해주는 근육은?

① 씹기근 　　② 관자근 　　③ 안쪽날개근
④ 가쪽날개근 　　⑤ 넓은목근

▶ 가쪽날개근(외측익돌근)
- 나비뼈에서 이는곳이며, 아래턱돌기의 앞면에 닿는곳
- 입을 열 수 있게 하며, 아래턱을 앞으로 당겨 돌출시킴, 양옆으로 움직이게 함.

정답 : 60_② 61_① 62_④

63 씹기근에 대한 설명으로 맞는 것을 모두 고르면?

> 가. 삼차신경이 지배한다.
> 나. 8쌍의 근육으로 구성되어 있다.
> 다. 아래턱뼈에 부착되어 있다.
> 라. 주로 턱을 강하게 벌리는 작용을 한다.

① 가, 나, 다   ② 가, 다   ③ 나, 라
④ 라   ⑤ 가, 나, 다, 라

▶ 씹기근
- 아래턱뼈에 부착된 4쌍의 근육
- 아래턱을 닫아서 씹는 작용을 하도록 해줌.
- 삼차신경이 지배

64 입안의 바닥을 형성하는 근육으로 맞지 않는 것은?

① 두힘살근   ② 붓목뿔근
③ 턱끝목뿔근   ④ 턱목뿔근
⑤ 어깨목뿔근

▶ 두힘살근(악이복근), 붓목뿔근(경동설골근), 턱목뿔근(악설곡근), 턱끝목뿔근(이설골근)
- 입안(구강)의 바닥을 형성
- 입을 열거나 음식물을 삼킬 때 목뿔뼈(설골)를 들어올리는 역할

65 음식물을 삼킨 후 인두를 당겨 제자리로 오게 하는 근육을 모두 고르면?

> 가. 복장목뿔근   나. 어깨목뿔근
> 다. 복장방패근   라. 방패목뿔근

① 가, 나, 다   ② 가, 다   ③ 나, 라
④ 라   ⑤ 가, 나, 다, 라

▶ 복장목뿔근(흉골설골근), 어깨목뿔근(견갑설골근), 복장방패근(흉골갑상근), 방패목뿔근(갑상설골근)
- 음식을 삼킨 후 목뿔뼈와 인두를 당겨 제자리로 오게 함.

정답 : 63_② 64_⑤ 65_⑤

66 목빗근에 대한 설명으로 맞는 것을 모두 고르면?

> 가. 머리의 돌림과 굽힘작용
> 나. 복장뼈와 빗장뼈에서 이는곳, 관자뼈에서 닿는곳
> 다. 목신경이 지배
> 라. 더부신경이 지배

① 가, 나, 다　　② 가, 다　　③ 나, 라
④ 라　　⑤ 가, 나, 다, 라

▶ 목빗근
  - 복장뼈(흉골)와 빗장뼈(쇄골)에서 이름, 관자뼈(측두골)에서 닿음.
  - 더부신경과 목신경의 지배
  - 머리의 돌림과 굽힘작용

67 척추와 팔다리를 연결하는 근육 중 목신경의 지배를 받는 것을 모두 고르면?

> 가. 등세모근　　나. 넓은등근
> 다. 어깨올림근　　라. 마름근

① 가, 나, 다　　② 가, 다　　③ 나, 라
④ 라　　⑤ 가, 나, 다, 라

▶ 신경지배
  - 등세모근 : 목신경
  - 넓은등근 : 가슴등신경
  - 어깨올림근 : 목신경
  - 마름근 : 등쪽어깨신경

68 $C_{1\sim4}$에서 이는곳, 어깨뼈 위뿔에 닿는곳의 근육은?

① 어깨올림근　　② 넓은등근　　③ 승등세모근
④ 큰마름근　　⑤ 작은마름근

해설
▶ 견갑거근(어깨올림근)

근육	이는곳	닿는곳	작용	신경지배
어깨올림근	$C_1\sim C_4$ 가시돌기	어깨뼈 위뿔	- 어깨뼈 올림, 아래쪽 돌림	목신경

▶ 아래 해설 참조

정답 : 66_⑤　67_②　68_①

Chapter 03 근육계 (Muscular system) | **87**

69 등세모근의 작용으로 맞지 않는 것은?

① 어깨뼈 올림   ② 어깨뼈 내림
③ 어깨뼈 위쪽돌림   ④ 어깨뼈 아래쪽돌림
⑤ 어깨뼈 들임

해설
▶ 등세모근

근육	이는곳	닿는곳	작용	신경지배
등세모근	뒤통수뼈, 목덜미인대, 등뼈 가시돌기	어깨뼈봉우리 가시, 빗장뼈 가쪽 1/3	- 어깨뼈 위쪽돌림 - 어깨뼈 올림(상부섬유) - 어깨뼈 들임(중부섬유) - 어깨뼈 내림(하부섬유)	더부신경, 목신경

▶ 아래 해설 참조

70 어깨뼈 올림작용을 하지 않는 근육은?

① 등세모근   ② 어깨올림근   ③ 작은마름근
④ 큰마름근   ⑤ 넓은등근

해설
▶ 광배근

근육	이는곳	닿는곳	작용	신경 지배
넓은등근	등뼈가시돌기, 등허리막, 엉덩뼈 능선	위팔뼈 결절사이고랑	- 어깨관절 폄, 모음, 안쪽 돌림	가슴등신경

▶ 아래 해설 참조

71 척추세움근으로 맞는 것을 모두 고르면?

| 가. 엉덩갈비근 | 나. 가장긴근 |
| 다. 가시근 | 라. 가시사이근 |

① 가, 나, 다   ② 가, 다   ③ 나, 라
④ 라   ⑤ 가, 나, 다, 라

▶ 척추세움근
 - 몸통을 지지하고 몸통을 폄
 - 엉덩갈비근(장늑근), 가장긴근(최장근), 가시근(극근)

정답 : 69_④ 70_⑤ 71_①

72 머리목부 폄작용을 하는 근육으로 맞는 것은?

① 엉덩갈비근   ② 반가시근   ③ 가장긴근
④ 가시사이근   ⑤ 머리널판근

73 머리부의 굽힘 및 폄, 돌림작용을 하는 근육으로 맞지 않는 것은?

① 뭇갈래근
② 큰뒤머리근
③ 작은뒤머리곧은근
④ 위머리빗근
⑤ 아래머리빗근

74 가로가시근의 기능으로 맞는 것은?

① 머리의 폄   ② 머리목부 굽힘과 돌림
③ 몸통의 굽힘   ④ 척추세움근 보조
⑤ 척추를 지지하고 폄

75 가슴벽과 팔을 연결하며, 팔신경얼기의 지배를 받는 근육이 아닌 것은?

① 앞톱니근   ② 갈비사이근   ③ 빗장아래근
④ 작은가슴근   ⑤ 큰가슴근

▶ 널판근
- 머리목부(두경부)를 폄
- 머리널판근(두판상근), 목널판근

▶ 뒤통수 아래근
- 머리굽힘, 폄, 돌림작용
- 큰뒤머리곧은근, 작은뒤머리곧은근(소후두직근), 위머리빗근(상두사근), 아래머리빗근(하두사근)

▶ 가로가시근
- 척추세움근 보조
- 반가시근, 뭇갈래근, 가시사이근, 가로사이근

▶ 얕은 가슴근육(천흉근)
- 가슴벽과 팔을 연결, 팔신경얼기의 지배
- 큰가슴근(대흉근), 작은가슴근(소흉근), 앞톱니근(전거근), 빗장아래근(쇄골하근)

정답 : 72_⑤ 73_① 74_④ 75_②

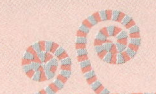
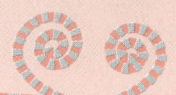

76 큰가슴근의 작용으로 맞는 것을 모두 고르면?

가. 위팔뼈 모음	나. 위팔뼈 굽힘
다. 위팔뼈 폄	라. 위팔뼈 수평모음

① 가, 나, 다   ② 가, 다   ③ 나, 라
④ 라   ⑤ 가, 나, 다, 라

▶ 아래 해설 참조

해설

▶ 큰가슴(대흉)근

근육	이는곳	닿는곳	작용	신경지배
큰가슴근	빗장뼈 안쪽, 가슴뼈	위팔뼈결절 사이고랑	- 위팔뼈 모음, 수평모음 - 위팔뼈 굽힘 - 위팔뼈 폄	안쪽가쪽 가슴신경

77 3~5 갈비뼈 앞면에서 이는곳, 어깨뼈 부리돌기에 닿는곳의 근육으로 맞는 것은?

① 큰원근   ② 작은가슴근   ③ 큰가슴근
④ 앞톱니근   ⑤ 빗장아래근

▶ 아래 해설 참조

해설

▶ 작은가슴근(소흉근)

근육	이는곳	닿는곳	작용	신경지배
작은가슴근	3~5 갈비뼈 앞면	어깨뼈 부리돌기	- 어깨뼈 아래로 당김, 앞으로 뻗음, 아래로 돌림	안쪽가슴신경

정답 : 76_⑤ 77_②

78 다음 중 흡기 시에 작용하는 근육으로 맞는 것을 모두 고르면?

> 가. 바깥갈비사이근
> 나. 안쪽갈비사이근
> 다. 갈비올림근
> 라. 가슴가로근

① 가, 나, 다 ② 가, 다 ③ 나, 라
④ 라 ⑤ 가, 나, 다, 라

해설

▶ 깊은가슴근육(심흉근 ; 호흡에 관여, 갈비사이신경(늑간신경)의 지배)

바깥갈비사이근(외늑간근)	갈비뼈를 위로 당겨 가슴안을 넓힘
안쪽갈비사이근(내늑간근)	복장뼈를 밑으로 당겨 가슴안을 좁힘
갈비올림근(늑골거근)	가슴안을 넓힘
가슴가로근(흉횡근)	가슴안을 좁힘

79 가슴안과 배안의 경계를 이루는 근육으로 맞는 것은?

① 큰가슴근육 ② 작은가슴근육
③ 가로막 ④ 앞톱니근
⑤ 작은원근

▶ 아래 해설 참조

▶ 가로막
 - 천장(원개)상의 근육으로 가슴안(흉강)과 배안(복강)의 경계
 - 복식호흡을 주관
 - 수축 시 흡기, 이완 시 호기
 - 이는곳 : 허리 부분(L1~4), 갈비 부분(7~12), 복장 부분(검상돌기)
 - 닿는곳 : 중심건

정답 : 78_② 79_③

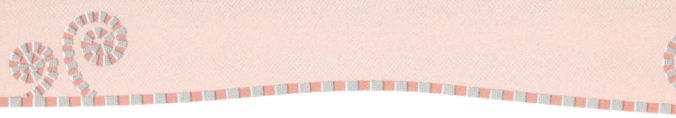

80 호흡 시 작용하는 흡기근으로 맞는 것을 모두 고르면?

> 가. 바깥갈비사이근
> 나. 갈비올림근
> 다. 위뒤톱니근
> 라. 가로막

① 가, 나, 다　② 가, 다　③ 나, 라
④ 라　⑤ 가, 나, 다, 라

해설
▶ 호흡 시 작용하는 근육

들숨근(흡기근)	바깥갈비사이근(외늑간근), 갈비올림근(늑골거근), 위뒤톱니근, 가로막(횡경막)
날숨근(호기근)	안쪽갈비사이근, 갈비밑근, 아래뒤톱니근

81 가로막에 대한 설명으로 맞지 않는 것은?

① 복식호흡을 주관
② 허리뼈 부분, 갈비뼈, 가슴뼈에서 이름
③ 중심건에서 닿는곳
④ 수축 시 날숨
⑤ 가슴안과 배안의 경계를 이룸

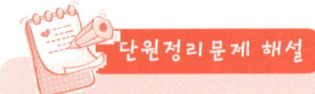

▶ 아래 해설 참조

▶ 가로막(횡격막)
 - 원개상의 근육으로 가슴안(흉강)과 배안(복강)의 경계
 - 복식호흡을 주관
 - 수축 시 들숨, 이완 시 날숨
 - 이는곳 : 허리뼈 부분(요추부)(L1~4), 갈비뼈 부분(늑골부)(7~12), 가슴뼈 부분(검상돌기)
 - 닿는곳 : 중심건

정답 : 80_⑤ 81_④

82 대동맥 구멍을 지나는 구조물로 맞는 것을 모두 고르면?

가. 내림대동맥	나. 홀정맥
다. 가슴림프관	라. 미주신경

① 가, 나, 다   ② 가, 다   ③ 나, 라
④ 라   ⑤ 가, 나, 다, 라

해설

▶ 가로막 구멍

대동맥 구멍(대동맥 열공)	내림대동맥(하행대동맥), 홀정맥(기정맥), 가슴림프관(흉관)
대정맥 구멍(대정맥 열공)	아래대정맥, 뒤가로막 신경
식도 구멍(식도열공)	식도, 미주신경

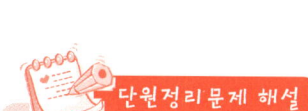

▶ 아래 해설 참조

83 앞배근의 기능으로 맞는 것을 모두 고르면?

가. 복압을 형성	나. 배안 내 장기보호
다. 호흡에 관여	라. 출산에 관여

① 가, 나, 다   ② 가, 다   ③ 나, 라
④ 라   ⑤ 가, 나, 다, 라

▶ 앞배근(전복근)
- 복압을 형성, 복강(배안) 내 장기보호, 호흡·배변·출산에 관여

정답 : 82_① 83_⑤

84 칼돌기와 두덩결합을 잇는 선은?

① 배널힘줄　　② 고리인대　　③ 중심건
④ 백색선　　　⑤ 샅고랑인대

▶ 백색선(백선)
- 칼돌기(검상돌기)와 두덩결합(치골결합)을 잇는 선
- 신경과 혈관 분포가 미약

85 배바깥빗근과 널힘줄의 변형물로 ASIS와 두덩결합을 연결하는 것은?

① 배널힘줄　　② 중심건　　③ 샅고랑인대
④ 백색선　　　⑤ 삼각인대

▶ 샅고랑인대(서혜인대)
- 배바깥빗근(외복사근) 널힘줄의 변형물
- ASIS와 두덩(치골)결절을 연결

86 비뇨생식 삼각을 구성하는 근육으로 맞는 것을 모두 고르면?

| 가. 항문올림근 | 나. 요도조임근 |
| 다. 꼬리근 | 라. 깊은샅가로근 |

① 가, 나, 다　　② 가, 다　　③ 나, 라
④ 라　　　　　⑤ 가, 나, 다, 라

▶ 회음부의 근
- 샅(회음) : 음부와 항문 사이
- 남성 : 음낭 뒤와 항문 사이
- 여성 : 질천정의 뒷면과 항문 사이
- 비뇨생식삼각(요생식 삼각) : 요도조임근(요도괄약근)과 깊은샅가로근(심회음횡근)으로 구성
- 항문삼각 : 항문올림근(항문거근), 꼬리근(미골근)으로 구성

정답 : 84_④　85_③　86_③

87 가로막의 식도 구멍을 통과하는 구조물을 모두 고르면?

가. 가슴림프관	나. 홀정맥
다. 오른가로막신경	라. 식도

① 가, 나, 다　　② 가, 다　　③ 나, 라
④ 라　　　　　　⑤ 가, 나, 다, 라

해설

▶ 가로(횡격)막 구멍

대동맥 구멍(대동맥 열공)	내림대동맥, 홀정맥, 가슴림프관
대정맥 구멍(대정맥 열공)	내림대정맥, 뒤가로막신경
식도 구멍(식도 열공)	식도, 미주신경

88 어깨부분의 근육 중 겨드랑신경의 지배를 받는 것은?

① 세모근　　② 어깨밑근　　③ 가시위근
④ 가시아래근　　⑤ 큰원근

해설

▶ 어깨세모(삼각)근

근육	이는곳	닿는곳	작용	신경지배
어깨세모근	빗장뼈 가쪽 어깨봉우리 어깨뼈가시	위팔뼈 어깨세모근 거친면	· 위팔뼈굽힘, 안쪽 돌림(전부섬유) · 위팔뼈 벌림(중부섬유) · 위팔뼈 폄, 바깥돌림(후부섬유)	겨드랑 신경

89 Rotator cuff를 구성하는 근육으로 맞지 않는 것은?

① 가시위근　　② 가시아래근　　③ 큰원근
④ 작은원근　　⑤ 어깨밑근

단원정리 문제 해설

▶ 아래 해설 참조

▶ 아래 해설 참조

▶ Rotator cuff
 - 가시위근(극상근), 가시아래근(극하근), 작은원근(소원근), 어깨밑근(견갑하근)으로 구성, 어깨관절의 안정성에 기여

정답 : 87_④　88_①　89_③

90 위팔두갈래근에 대한 설명으로 맞는 것을 모두 고르면?

> 가. 노뼈거친면에 닿는곳
> 나. 긴갈래와 짧은갈래로 구성
> 다. 정중신경 지배
> 라. 팔꿈치관절 굽힘, 어깨관절 굽힘

① 가, 나, 다 ② 가, 다 ③ 나, 라
④ 라   ⑤ 가, 나, 다, 라

해설
▶ 위팔두갈래근

근육	이는곳	닿는곳	작용	신경 지배
위팔 두갈래근	어깨뼈 부리돌기, 관절오목위결절	노뼈조면	· 팔꿈치관절 굽힘 · 어깨관절 굽힘 · 아래팔의 뒤침	근육피부신경

91 겨드랑신경 손상 시 가장 많이 제한되는 동작으로 맞는 것은?

① 어깨관절 모음
② 어깨관절 벌림
③ 팔꿈치관절 굽힘
④ 팔꿈치관절 폄
⑤ 손목관절 굽힘

▶ 아래 해설 참조

▶ 겨드랑신경(액와신경)
 - 어깨관절 벌림 제한

정답 : 90_③ 91_②

92 어깨관절의 안정성에 기여하는 근육으로 맞는 것을 모두 고르면?

가. 가시위근	나. 큰원근
다. 가시아래근	라. 위팔근

① 가, 나, 다 ② 가, 다 ③ 나, 라
④ 라 ⑤ 가, 나, 다, 라

93 정중신경 손상 시 가장 많이 제한되는 동작으로 맞는 것은?

① 팔꿈치관절 굽힘
② 팔꿈치관절 폄
③ 아래팔 엎침
④ 아래팔 뒤침
⑤ 손목 폄

94 어깨관절을 펼 때 위팔뼈머리를 관절오목으로 당겨 어깨세모근이 최소한의 힘으로 작용할 수 있도록 해주는 근육은?

① 어깨밑근 ② 작은원근 ③ 큰원근
④ 가시위근 ⑤ 가시아래근

단원정리문제 해설

▶ Rotator cuff
- 가시위근, 가시아래근, 작은원근, 어깨밑근으로 구성, 어깨관절의 안정성에 기여

▶ 정중신경 손상
- 팔꿈치관절 폄 제한

▶ 가시위근
- 위팔뼈를 벌렸을 때 위팔뼈머리를 당겨 어깨세모근(삼각근)의 힘이 작용할 수 있는 각도를 제공

정답 : 92_② 93_② 94_④

95 빗장뼈의 강한 올림과 내밈을 방지하는 근육은?

① 위팔두갈래근　② 앞톱니근　③ 위팔근
④ 빗장밑근　⑤ 팔꿈치근

▶ 빗장밑근
- 빗장뼈의 안정성
- 신경지배 : 목신경

96 다음 중 팔꿈치 굽힘근으로 맞는 것은?

① 위팔세갈래근　② 부리위팔근　③ 팔꿈치근
④ 위팔근　⑤ 어깨세모근

▶ 위팔근
- 팔꿈관절 굽힘
- 신경지배 : 근육피부신경

97 손목굽힘근 중에서 자신경의 지배를 받는 근육은?

① 긴손바닥근
② 자쪽손목굽힘근
③ 얕은 손가락굽힘근
④ 위팔소근
⑤ 깊은 손가락굽힘근

▶ 신경지배
① 정중신경
② 자신경
③ 정중신경
④ 노신경
⑤ 노신경

98 뒤침근으로 맞는 것을 모두 고르면?

| 가. 긴손바닥근 | 나. 위팔두갈래근 |
| 다. 자쪽손목굽힘근 | 라. 뒤침근 |

① 가, 나, 다　② 가, 다　③ 나, 라
④ 라　⑤ 가, 나, 다, 라

▶ 가 : 손목굽힘 보조
다 : 손목굽힘, 손목 자쪽 편위

정답 : 95_④ 96_④ 97_② 98_③

99 위팔뼈 가쪽관절융기에서 이는곳의 근육으로 맞는 것은?

① 긴손바닥근 ② 짧은엄지폄근
③ 긴엄지폄근 ④ 집게폄근
⑤ 손가락폄근

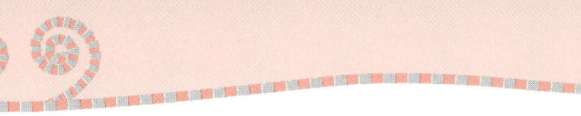

▶ 이는곳(기시)
 ① 위팔뼈 안쪽위관절융기
 ② 노뼈 뒷면, 뼈사이막
 ③ 자뼈 뒷면, 뼈사이막
 ④ 자뼈 뒷면, 뼈사이막

100 굽힘근지지띠를 통과하는 근육으로 맞는 것을 모두 고르면?

> 가. 깊은손가락굽힘근
> 나. 얕은 손가락굽힘근
> 다. 긴엄지굽힘근
> 라. 집게폄근

① 가, 나, 다 ② 가, 다 ③ 나, 라
④ 라 ⑤ 가, 나, 다, 라

▶ 굽힘근지지띠(굴근지대)
 - 손목을 감싸고 있는 강한 결합조직
 - 아래팔 근육이 손목을 통과할 때 이탈을 막는 작용

101 노신경의 지배를 받으면서 팔꿈치 굽힘기능을 갖는 근육은?

① 위팔세갈래근 ② 부리위팔근
③ 위팔두갈래근 ④ 위팔근
⑤ 위팔노근

▶ 위팔노근
 - 노(요골)신경지배 근육이지만 팔꿈치 굽힘기능을 갖는 근육

정답 : 99_⑤ 100_① 101_⑤

102 엄지맞섬근에 대한 설명으로 맞는 것을 모두 고르면?

> 가. 큰마름뼈에서 이름
> 나. 첫째손허리뼈에 닿음
> 다. 엄지를 새끼쪽으로 당겨 맞섬
> 라. 자신경 지배

① 가, 나, 다   ② 가, 다   ③ 나, 라
④ 라   ⑤ 가, 나, 다, 라

해설

▶ 엄지맞섬근(무지대립근)

근육	이는곳	닿는곳	작용	신경지배
엄지맞섬근	큰마름뼈	첫째손허리뼈	엄지를 새끼쪽으로 당김	정중신경

103 벌레근에 대한 설명으로 맞지 않는 것은?

① 정중신경의 지배를 받는다.
② 자신경의 지배를 받는다.
③ 얕은손가락굽힘근의 힘줄에서 이름한다.
④ 제 1~5지 손가락뼈 밑바닥에 닿는다.
⑤ Lumbrical position을 만드는데 작용한다.

해설

▶ 벌레근(충양근)

근육	이는곳	닿는곳	작용	신경지배
벌레근	깊은손가락굽힘근 힘줄	둘째~다섯째 손가락첫마디바닥	· 둘째~다섯째 손가락 중간마디의 굽힘 · 손가락관절의 폄	정중신경, 자신경

104 엄지근육두덩이를 구성하는 근육으로 맞지 않는 것은?

① 짧은엄지벌림근   ② 긴엄지굽힘근
③ 짧은엄지굽힘근   ④ 엄지벌림근
⑤ 엄지맞섬근

▶ 아래 해설 참조

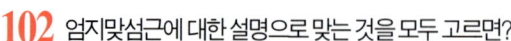

▶ 아래 해설 참조

▶ 엄지근육두덩이(무지근구)
  - 짧은엄지벌림근, 짧은엄지굽힘근, 엄지맞섬근, 엄지벌림근

정답 : 102_① 103_③ 104_②

105 궁둥구멍근에 대한 설명으로 맞는 것을 모두 고르면?

> 가. 엉치뼈 앞면 이는곳
> 나. 넙다리뼈 큰돌기 닿는곳
> 다. 엉덩관절 바깥돌림
> 라. 엉치신경얼기 지배

① 가, 나, 다　　② 가, 다　　③ 나, 라
④ 라　　　　　⑤ 가, 나, 다, 라

해설

▶ 궁둥구멍근(이상근)

근육	이는곳	닿는곳	작용	신경지배
궁둥구멍	엉치뼈(천골) 앞(전)면	넙다리뼈(대퇴골) 큰돌기(대전자)	엉덩관절(고관절) 바깥돌림(외회전)	엉치신경얼기 (천골신경총)가지

106 무릎관절 폄근으로 맞는 것은?

① 큰볼기근　　　　② 엉덩근
③ 넙다리빗근　　　④ 넙다리 두갈래근
⑤ 두덩정강근

107 손상 시 foot drop을 유발하는 근육으로 맞는 것은?

① 넙다리빗근　　　② 넙다리네갈래근
③ 장다리근　　　　④ 넙다리두갈래근
⑤ 앞정강이근

해설

▶ 앞정강근(전경골근)

근육	이는곳	닿는곳	작용	신경지배
앞정강근 (전경골근)	정강이 가쪽, 뼈사이막	첫째 발허리뼈, 쐐기뼈	발목관절 발등 굽힘, 안쪽번짐	깊은종아리신경

▶ 단원정리 문제 해설

▶ 아래 해설 참조

▶ 작용
　① 엉덩관절 폄
　② 엉덩관절 굽힘, 벌림, 가쪽돌림
　③ 무릎관절 굽힘, 안쪽돌림
　⑤ 엉덩관절 모음, 무릎관절 굽힘

▶ 아래 해설 참조

정답 : 105_⑤　106_④　107_⑤

108 넙다리네갈래근을 구성하는 근육으로 맞지 않는 것은?

① 넙다리곧은근　② 가쪽넓은근
③ 안쪽넓은근　④ 중간넓은근
⑤ 넙다리두갈래근

▶ 넙다리네갈래근
 - 넙다리곧은근(대퇴직근), 가쪽넓은근(외측광근), 중간넓은근(중간광근), 안쪽넓은근(내측광근)

109 인체에서 가장 길고 얕은층에 있는 근육으로 엉덩관절과 무릎관절운동을 보조하는 근육은?

① 큰허리근　② 넙다리빗근
③ 넙다리곧은근　④ 안쪽넓은근
⑤ 가쪽넓은근

▶ 넙다리빗근(봉공근)
 - 인체에서 가장 긴 근육

110 아킬레스 힘줄로 발꿈치뼈에 부착되는 근육을 모두 고르면?

> 가. 장딴지근
> 나. 짧은종아리근
> 다. 가자미근
> 라. 셋째종아리근

① 가, 나, 다　② 가, 다　③ 나, 라
④ 라　⑤ 가, 나, 다, 라

▶ 아래 해설 참조

해설
▶ 아킬레스 힘줄(건) 닿는 근육

근육	이는곳	닿는곳	작용	신경지배
장딴지근	넙다리뼈 안쪽관절융기 넙다리뼈 가쪽관절융기	발꿈치뼈 (아킬레스 힘줄)	- 발목관절 발바닥굽힘 - 무릎관절 굽힘	정강이신경
가자미근 (넙치근)	정강뼈 가자미선, 종아리뼈머리	발꿈치뼈 (아킬레스 힘줄)	발목관절의 발바닥굽힘	정강이신경

정답 : 108_⑤　109_②　110_③

111 한쪽 발로 체중을 지지할 때, 반대쪽으로 골반이 기울지 않도록 근육 수축하는 근육은?

① 중간볼기근 ② 궁둥구멍근
③ 두덩근   ④ 넙다리곧은근
⑤ 넙다리두갈래근

▶ 중간볼기근(중둔근)
  - 한쪽 발로 체중지지 시 반대쪽으로 골반이 기울어지지 않도록 근육 수축

112 다음 중 넙다리신경의 지배를 받는 모음근으로 맞는 것은?

① 긴모음근
② 짧은 모음근
③ 두덩근
④ 두정정강근
⑤ 넙다리두갈래근

▶ 신경지배
  ① 닫개신경
  ② 닫개신경
  ④ 닫개신경
  ⑤ 궁둥신경

113 오금힘줄을 구성하는 근육으로 맞는 것을 고르면?

| 가. 장딴지근 | 나. 반힘줄근 |
| 다. 넙다리곧은근 | 라. 반막근 |

① 가, 나, 다   ② 가, 다   ③ 나, 라
④ 라   ⑤ 가, 나, 다, 라

▶ 오금힘줄(슬괵근 ; hamstring)
  - 넙다리두갈래근, 반힘줄근(반건양근), 반막근(반막양근)

정답 : 111_① 112_③ 113_③

MEMO

Chapter 4
신경계

CHAPTER 04 단원정리문제 (신경계)

01 신경계를 구성하는 기능적 단위는?

① 축삭 ② 가지돌기
③ 미세아교세포 ④ 신경원
⑤ 위성세포

02 중추신경계를 구성하는 요소들 중에서 사고와 감각연합의 중추는?

① 소뇌 ② 대뇌 ③ 중간뇌
④ 다리뇌 ⑤ 사이뇌

03 다음 중 니슬소체가 존재하는 세포는?

① 조혈모세포 ② 슈반세포 ③ 신경세포
④ 뼈세포 ⑤ 근육세포

04 중추신경계의 구성 요소로 맞는 것을 모두 고르면?

가. 대뇌	나. 다리뇌
다. 숨뇌	라. 척수

① 가, 나, 다 ② 가, 다 ③ 나, 라
④ 라 ⑤ 가, 나, 다, 라

단원정리 문제 해설

▶ 신경원의 구조
 - 세포체
 - 가지돌기
 - 축삭

▶ 대뇌(cerebrum)
 - 사고의 중추, 감각연합 중추

▶ 신경세포
 - 니슬소체가 존재
 - 신경세포의 에너지 생산

▶ 중추신경계의 요소
 - 뇌 : 대뇌, 사이뇌, 중뇌, 다리뇌, 소뇌, 숨뇌
 - 척수

정답 : 1.④ 2.② 3.③ 4.⑤

05 평형감각과 무의식적 운동감각을 주관하는 뇌는?

① 소뇌　　　② 중간뇌　　　③ 대뇌
④ 숨뇌　　　⑤ 다리뇌

06 사이뇌의 기능으로 맞는 것은?

① 생명활동반사의 중추　　② 시각반사의 중추
③ 사고의 중추　　　　　　④ 자율신경계의 중추
⑤ 감각연합의 중추

07 숨뇌에 대한 설명으로 맞는 것은?

① 말초신경계의 일부
② 심장, 호흡, 재채기 등 생명활동반사의 중추
③ 무의식적 운동감각을 주관
④ 사고의 중추
⑤ 척수반사 및 구심성 정보의 통합작용

08 신경계의 단위로 자극과 흥분을 전도하는 역할을 하는 것은?

① 희돌기아세포　　② 슈반세포
③ 미세아교세포　　④ 별아교세포
⑤ 신경세포

▶ 소뇌(cerebellum)
 - 평형감각과 무의식적 운동감각을 주관

▶ 뇌(barin)
 - 대뇌(cerebrum) : 사고의 중추, 감각연합 중추
 - 사이뇌(diencephalon) : 자율신경계의 중추
 - 중간뇌(midbrain) : 시각반사, 청각반사의 중추
 - 다리뇌(pons) : 뇌 사이의 일부
 - 소뇌(cerebellum) : 평형감각과 무의식적 운동감각을 주관
 - 숨뇌(medulla oblongata) : 심장, 호흡, 재채기 등 생명활동반사의 중추

▶ 뇌(barin)
 - 대뇌(cerebrum) : 사고의 중추, 감각 연합 중추
 - 사이뇌(diencephalon) : 자율신경계의 중추
 - 중간뇌(midbrain) : 시각반사, 청각반사의 중추
 - 다리뇌(pons) : 뇌 사이의 일부
 - 소뇌(cerebellum) : 평형감각과 무의식적 운동감각을 주관
 - 숨뇌(medulla oblongata) : 심장, 호흡, 재채기 등 생명활동 반사의 중추

▶ 가지돌기(수상돌기)
 - 구심성 자극을 세포체로 전달

정답 : 5.① 6.④ 7.② 8.⑤

09 구심성 자극을 세포체로 전달하는 기능을 가진 신경원의 구조물은?

① 가지돌기 ② 축삭 ③ 연접끝망울
④ 니슬소체 ⑤ 세포체

10 신경섬유마디에 대한 설명으로 맞는 것은?

① 세포자극 수용 범위를 넓힘.
② 축삭에서 수초와 신경초가 없는 부분
③ 축삭의 끝부분으로 신경전달물질을 함유
④ 민마리집섬유에 존재
⑤ 신경세포의 에너지 생산

11 두극신경세포에 대한 설명으로 맞는 것은?

① 다수의 가지돌기와 하나의 축삭을 가짐.
② 감각신경절을 구성
③ 세포체에서 하나의 가지가 나와 둘로 갈라짐.
④ 뼈대근육을 지배
⑤ 세포체에서 하나씩의 축삭과 가지돌기가 돌출

12 다음 중 뼈대근육을 지배하는 신경세포의 종류로 맞는 것은?

① 무극신경세포 ② 홑극신경세포
③ 두극신경세포 ④ 뭇극신경세포
⑤ 신경아교세포

단원정리 문제 해설

▶ **가지돌기(dendrite)**
- 구심성 자극을 세포체로 전달
- 여러 개의 돌기로 구성
- 세포의 자극 수용 면적을 넓히는 역할

▶ **신경섬유마디(랑비에결절 ; node of Ranvier)**
- 수초와 신경초가 없음. 도약 전도가 일어남.

▶ **두극신경세포(이극신경원)**
- 세포체에서 하나씩의 가지돌기와 축삭이 돌출
- 눈과 귀의 특수감각기에 존재

▶ **뭇극신경세포(다극신경원)**
- 세포체로부터 다수의 가지돌기와 1개의 축삭이 돌출
- 뼈대근육 지배

정답 : 9_① 10_② 11_⑤ 12_④

13 중배엽성 발생으로 식작용을 통해 중추신경계를 보호하는 세포는?

① 뇌실막세포 ② 슈반세포
③ 별아교세포 ④ 미세아교세포
⑤ 희돌기아교세포

▶ 미세아교(소교)세포(microglia)
- 중배엽성 발생
- 식작용으로 신경계 보호

14 다음 중 홑극신경세포에 대한 설명으로 맞지 않는 것은?

① 신경세포의 한 가지 종류이다.
② 하나의 세포체로부터 하나의 축삭과 하나의 가지돌기가 나온다.
③ 감각신경을 구성한다.
④ 연접끝망울에는 소포에 쌓인 신경전달물질이 들어 있다.
⑤ 니슬소체가 존재한다.

▶ 홑극신경세포(단극신경원)
- 세포체에서 하나의 돌기가 둘로 갈라져 가지돌기와 축삭이 됨.
- 감각신경

15 별아교세포에 대한 설명으로 맞는 것을 모두 고르면?

가. 긴돌기를 가진 별모양의 세포
나. 뇌혈관 장벽을 형성
다. 신경세포와의 물질 이동통로
라. 식작용으로 신경계 보호

① 가, 나, 다   ② 가, 다   ③ 나, 라
④ 라   ⑤ 가, 나, 다, 라

▶ 별아교세포(성상교세포 ; astrocytes)
- 긴 돌기를 가진 별모양의 세포
- 뇌혈관 장벽을 형성
- 신경원과의 물질 이동통로로 물질 대사기능

정답 : 13_④ 14_② 15_①

16 중추신경계에서 신경원의 수초를 형성하는 신경아교세포는?

① 미세아교세포　　② 희돌기아교세포
③ 슈반세포　　　　④ 위성세포
⑤ 뇌실막세포

17 신경아교세포에 대한 설명이 틀리게 짝지어진 것은?

① 슈반세포 : 신경 재생
② 희돌기아세포 : 신경원의 수초 형성
③ 미세아세포 : 신경계 보호
④ 뇌실막세포 : 뇌척수액 생산
⑤ 위성세포 : 뇌혈관 장벽을 형성

18 다음 중 신경아교세포로 맞지 않는 것은?

① 뇌실막세포　② 별아교세포　③ 미세아세포
④ 신경세포　　⑤ 위성세포

19 안정상태에서 세포막 내외의 전위차를 무엇이라 하는가?

① 역치　　　② 재분극　　③ 탈분극
④ 활동전압　⑤ 안정막전압

단원정리 문제 해설

▶ 희돌기아교세포(oligodendrocyte)
  - 중추신경계에서 신경원의 수초 형성

▶ 위성세포
  - 신경절, 세포체를 둘러싸서 보호

▶ 신경아교세포(신경교세포)
  - 별아교(성상교)세포(astrocytes)
  - 희돌기아교세포(oligodendrocyte)
  - 미세아세포(microglia)
  - 뇌실막(상의)세포(ependymal cell)
  - 슈반세포(Schwann cell)
  - 위성세포(satellite cell)

▶ 안정막전압
  - 안정상태의 세포막 내외의 전위차

정답 : 16_② 17_⑤ 18_④ 19_⑤

20 세포의 안정막 상태에서 전위차는 얼마인가?

① 약 −50mV　　② 약 −60mV　　③ 약 −70mV
④ 약 +60mV　　⑤ 약 +70mV

▶ 안정막전압
　- 약 −70mV

21 활동전압의 발생 중 Na^+ 통로를 개방시키는 원인은?

① Na^+의 유입　　② K^+의 유출
③ 과분극　　　　　④ 역치 이상의 자극
⑤ 안정막 전압의 회복

해설

▶ 활동전압 발생 단계

1단계	- 국소전압이 역치 수준(-60mV)까지 탈분극시킴
2단계	- 전압의존성 Na^+ 통로의 활성화
3단계	- Na^+ 통로가 닫힘 - 전압의존성 K^+ 통로의 활성화
4단계	- K^+ 유출에 의한 일시적 과분극이 일어남 - K^+ 통로가 닫히면 막전압은 다시 안정막 전압을 회복

▶ 아래 해설 참조

22 세포막의 국소전압이 역치 수준까지 탈분극된 직후에 나타나는 변화는?

① 전압의존성 K^+ 통로의 활성　　② 전압의존성 Na^+ 통로의 활성
③ 전압의존성 Na^+ 통로의 폐쇄　　④ K^+의 유입
⑤ Na^+의 유출

해설

▶ 활동전압 발생 단계

1단계	- 국소전압이 역치 수준(-60mV)까지 탈분극시킴
2단계	- 전압의존성 Na^+ 통로의 활성화
3단계	- Na^+ 통로가 닫힘 - 전압의존성 K^+ 통로의 활성화
4단계	- K^+ 유출에 의한 일시적 과분극이 일어남 - K^+ 통로가 닫히면 막전압은 다시 안정막 전압을 회복

▶ 아래 해설 참조

정답 : 20_③ 21_④ 22_②

23 활동전압의 발생 중 과분극이 일어나는 원인은?

① Cl^-의 과도한 유입 ② Na^+의 과도한 유입
③ K^+의 과도한 유입 ④ Na^+의 과도한 유출
⑤ K^+의 과도한 유출

▶ 과분극
- K^+ 통로가 닫히는 속도가 느려 지속적인 K^+ 유출이 일어남.
- K^+ 유출에 의한 일시적 과분극이 일어남.

24 활동전압을 일으킬 수 있는 최소 강도의 자극을 무엇이라 하는가?

① 역치 ② 활동전압 ③ 안정막전압
④ 실무율 ⑤ 베버의 법칙

▶ 역치
- 활동전압을 일으킬 수 있는 최소 강도의 자극

25 다음 중 도약 전도현상과 관계 깊은 것은?

① 근육방추 ② 신경섬유마디
③ 연접 ④ 가지돌기
⑤ 민말이집신경섬유

▶ 도약 전도
- 축삭의 국소전류가 신경섬유마디(랑비에결절)를 뛰어넘어 전도되는 현상
- 도약 전도를 하는 말이집신경섬유가 민말이집신경섬유(무수신경섬유)보다 자극전도 속도가 빠름.

26 실무율에 대한 설명 중 맞는 것을 모두 고르면?

> 가. 역치 이상의 자극 시 반응은 자극의 크기에 관계없이 동일하다.
> 나. 역치 이상의 자극 시 반응은 자극의 크기에 비례하다.
> 다. 역치 이하의 자극 시 반응이 전혀 일어나지 않는다.
> 라. 역치 이상의 자극 시 반응은 자극의 크기에 반비례한다.

① 가, 나, 다 ② 가, 다 ③ 나, 라
④ 라 ⑤ 가, 나, 다, 라

▶ 실무율의 법칙
- 역치 이상 자극에서 나타나는 반응은 자극의 크기에 관계없이 동일함.
- 역치 이하 자극에서는 반응이 전혀 일어나지 않음.

정답 : 23_⑤ 24_① 25_② 26_②

27 말이집신경섬유에 대한 설명으로 틀린 것은?

① 도약 전도가 일어난다.
② 자극의 전도 속도가 빠르다.
③ 신경섬유마디가 존재한다.
④ 섬유가 굵을수록 자극 전달이 빠르다.
⑤ 척수의 회색질을 구성한다.

28 다음 중 냉각을 감지하는 감각신경종말로 맞는 것은?

① 자유신경종말　　② 루피니 소체
③ 크라우제 끝망울　④ 파치니 소체
⑤ 근육방추

29 뼈대근육의 수축 속도와 길이를 감지하는 곳은?

① 신경힘줄기관　　② 근육방추
③ 자유종말　　　　④ 마이스너 소체
⑤ 운동종판

30 활동전압은 어떤 이온의 유입으로 발생하는가?

① OH^-　　② Cl^-　　③ H^+
④ K^+　　⑤ Na^+

▶ 도약 전도
- 축삭의 국소전류가 신경섬유마디(랑비에결절)를 뛰어넘어 전도되는 현상
- 도약 전도를 하는 말이집신경섬유가 민말이집신경섬유보다 자극전도 속도가 빠름.

▶ 감각신경종말
- 자유종말(free ending) : 통각수용기
- 크라우제 끝망울(종구 ; Krause) : 냉각수용기
- 루피니소체(Ruffini) : 온각수용기
- 마이스너소체(Meissner corpuscle) : 촉각수용기
- 파치니소체(Pacinian) : 압각수용기
- 근육방추(근방추 ; muscle spindle) : 뼈대근육의 수축 속도와 길이 감지
- 신경힘줄기관(골지건기관 ; Golgi tendon organ) : 근육의 신장 수용기

▶ 근육방추
- 뼈대근육의 수축 속도와 길이 감지

▶ Na^+가 활성화된 통로를 통해 세포 내부로 유입

정답 : 27_④ 28_③ 29_② 30_⑤

31 다음 중 과분극을 일으키는 원인이 되는 이온으로 맞는 것은?

① OH⁻ ② Cl⁻ ③ H⁺
④ K⁺   ⑤ Na⁺

▶ K^+ 유출에 의한 일시적 과분극이 일어남.

32 연접에 대한 설명으로 맞는 것을 모두 고르면?

> 가. 화학적 시냅스와 전기적 시냅스가 있다.
> 나. 세포 간의 자극전달이 일어나는 곳이다.
> 다. 화학적 시냅스의 경우 신경전달물질을 이용한다.
> 라. 전기적 시냅스는 심장근육에 분포한다.

① 가, 나, 다   ② 가, 다   ③ 나, 라
④ 라   ⑤ 가, 나, 다, 라

▶ 시냅스(화학적 시냅스)
 - 신경계를 구성(뉴런과 뉴런 사이의 자극전달)
 - 신경전달물질을 이용
 - 흥분의 전달은 단일 방향으로만 일어남.
 - 시냅스 지연이 있음.

33 가중에 대한 설명으로 맞는 것은?

① 한 개의 뉴런이 다수의 뉴런과 접한다.
② 다수의 뉴런이 한 개의 뉴런과 접한다.
③ 흥분이 중첩되어 시냅스 뒤뉴런을 흥분시킨다.
④ 각각의 자극을 더한 것보다 큰 자극이 나타난다.
⑤ 시냅스 앞뉴런에서 전달된 흥분이 시냅스 뒤뉴런을 여러 차례 흥분시킨다.

▶ 시냅스 흥분 전도의 특성
 - 발산(divergence) : 한 개의 뉴런이 다수의 뉴런과 접함.
 - 수렴(convergence) : 다수의 뉴런이 한 개의 뉴런과 접함.
 - 가중(summation) : 흥분이 중첩되어 시냅스 뒤뉴런을 흥분
 - 소통(facilitation) : 가중에 의한 효과가 각각의 자극을 더한 것 보다 크게 나타남.
 - 폐색(occlusion) : 가중에 의한 효과가 각각의 자극을 더한 것 보다 작게 나타남.
 - 후발사(after discharge) : 시냅스 앞뉴런에서 전달된 한번의 흥분이 시냅스 뒤뉴런을 여러 차례 흥분시킴.

정답 : 31_④ 32_⑤ 33_③

34 화학적 시냅스에 대한 설명으로 맞지 않는 것은?

① 신경계를 구성한다.
② 시냅스에서 잠깐의 전도 지연이 있다.
③ 신경전달물질을 이용한다.
④ 세포간 이온 이동으로 자극을 빠르게 전달한다.
⑤ 흥분의 전달은 단일 방향으로 일어난다.

35 다음 amino acid 중에서 억제성인 것을 모두 고르면?

가. glutamate	나. glycine
다. aspartate	라. GABA

① 가, 나, 다 ② 가, 다 ③ 나, 라
④ 라 ⑤ 가, 나, 다, 라

36 다음 중 biogenic amine에 속하는 신경전달물질로 맞지 않는 것은?

① norepinephine ② dopamine
③ epinephrine ④ acetylcholine
⑤ serotonin

▶ 단원정리 문제 해설

▶ 시냅스(화학적 시냅스)
- 신경계를 구성(뉴런과 뉴런 사이의 자극전달)
- 신경전달물질을 이용
- 흥분의 전달은 단일 방향으로만 일어남.
- 시냅스 지연이 있음.

▶ Amino acids
- 흥분성 : glutamate, aspartate
- 억제성 : GABA, glycine

▶ Biogenic amines
- catecholamines : dopamine, norepinephrine, epinephrine
- serotonin

정답 : 34_④ 35_③ 36_④

37 가중에 의해 효과가 각각의 자극을 더한 것보다 작게 나타나는 현상은?

① 가중　　　② 수렴　　　③ 후발사
④ 소통　　　⑤ 폐색

▶ 폐색(occlusion)
- 가중에 의한 효과가 각각의 자극을 더한 것 보다 작게 나타남.

38 반사의 순서로 맞게 짝지어진 것은?

① 감수체 → 반사중추 → 들신경 → 날신경 → 효과기
② 감수체 → 날신경 → 반사중추 → 들신경 → 효과기
③ 감수체 → 들신경 → 반사중추 → 날신경 → 효과기
④ 감수체 → 들신경 → 날신경 → 반사중추 → 효과기
⑤ 효과기 → 들신경 → 반사중추 → 날신경 → 감수기

▶ 반사활
감수체(자극) → 들신경 → 반사중추 → 날신경 → 효과기(반응)

39 척수반사로 맞게 짝지어진 것을 모두 고르면?

| 가. 배벽반사 | 나. 고환올림근반사 |
| 다. 아킬레스 힘줄반사 | 라. 슬개힘줄반사 |

① 가, 나, 다　　② 가, 다　　③ 나, 라
④ 라　　　　　⑤ 가, 나, 다, 라

▶ 척수반사
- 폄반사(슬개힘줄반사, 아킬레스 힘줄반사)
- 접칼반사
- 배벽반사
- 고환올림근반사

정답 : 37_⑤　38_③　39_⑤

40 다음 중 뇌반사로 맞지 않는 것은?

① 구토반사 ② 삼킴반사 ③ 미로반사
④ 접칼반사 ⑤ 아래턱반사

41 깨어있는 상태에서 편안히 눈을 감고 있는 상태의 성인의 뇌파는?

① γ파 ② β파 ③ α파
④ θ파 ⑤ δ파

42 다음 중 세타(θ)파에 대한 설명으로 맞는 것을 모두 고르면?

> 가. 4~7Hz의 뇌파이다.
> 나. 완전히 깨어있는 상태로 활동 시 나타난다.
> 다. 강한 흥분 시 나타난다.
> 라. 뇌종양이 있을 때 볼 수 있다.

① 가, 나, 다 ② 가, 다 ③ 나, 라
④ 라 ⑤ 가, 나, 다, 라

43 완전히 깨어있는 상태로 활동 시에 나타나는 성인의 뇌파로 맞는 것은?

① γ파 ② β파 ③ α파
④ θ파 ⑤ δ파

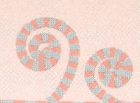 단원정리문제 해설

▶ 뇌반사
  - 아래턱반사
  - 구토반사
  - 삼킴반사
  - 미로반사

▶ 알파(α)파
  - 깨어있는 상태에서 편안히 눈을 감고 있는 상태의 성인의 뇌파
  - 8~12Hz

▶ 세타(θ)파
  - 강한 흥분상태의 뇌파
  - 4~7Hz

▶ 베타(β)파
  - 완전히 깨어있는 상태로 활동 시 나타나는 성인의 뇌파
  - 14~50Hz

정답 : 40_④ 41_③ 42_② 43_②

44 다음 중 속파수면에 대한 설명으로 맞는 것을 모두 고르면?

> 가. REM 수면이라고도 한다.
> 나. 뇌파 및 심박동이 빠르다.
> 다. 빠른 안구운동이 나타난다.
> 라. 가벼운 자극에도 쉽게 각성된다.

① 가, 나, 다   ② 가, 다   ③ 나, 라
④ 라   ⑤ 가, 나, 다, 라

▶ 라는 서파수면에 대한 설명임.

45 중추신경계의 발생과 분화 순서를 맞게 나열한 것은?

① 외배엽 → 신경융기 → 1차 뇌포 → 신경판 → 신경관
② 외배엽 → 신경판 → 신경융기 → 신경관 → 1차 뇌포
③ 외배엽 → 1차 뇌포 → 신경관 → 신경판 → 신경융기
④ 외배엽 → 신경판 → 1차 뇌포 → 신경관 → 신경융기
⑤ 외배엽 → 신경융기 → 신경판 → 신경관 → 1차 뇌포

▶ 중추신경계의 발생과 분화
 - 외배엽 → 신경판 → 신경융기 → 신경구 → 신경관 → 1차 뇌포

46 중추신경계에서 분화를 통해 뇌실과 척수중심관을 형성하는 곳은?

① 신경판   ② 외배엽   ③ 신경관
④ 신경융기 ⑤ 긴경구

▶ 신경관
 - 뇌와 척수로 분화 중심부, 뇌실과 척수 중심관을 형성

정답 : 44_① 45_② 46_③

47 사이뇌에서 유래되는 뇌구조물로 맞지 않는 것은?

① 선조체　　② 시상후부　　③ 시상상부
④ 시상　　　⑤ 시상하부

▶ 사이뇌
  - 시상하부, 시상, 시상상부, 시상후부

48 분화 시 수뇌에서 유래되는 구조물로 맞는 것을 모두 고르면?

| 가. 소뇌 | 나. 조가비핵 |
| 다. 시상 | 라. 숨뇌 |

① 가, 나, 다　　② 가, 다　　③ 나, 라
④ 라　　　　　⑤ 가, 나, 다, 라

▶ 유래물
  - 소뇌 : 뒤뇌
  - 조가비핵 : 중간뇌
  - 시상 : 사이뇌

49 뇌에 대한 설명으로 맞지 않는 것은?

① 성인 뇌의 무게 : 1,100~1,700g
② 내배엽 발생
③ 최대 산소 소비기관
④ 혈류량이 신체활동과 관계없이 일정
⑤ 특정물질의 이동을 제한

▶ 뇌의 특성
  - 외배엽 발생
  - 무게 : 신생아 400g, 성인 1,100~1,700g
  - 최대 산소 소비기관
  - 뇌혈관 장벽이 있어 특정물질의 이동을 제한
  - 혈류량이 신체활동과 관계없이 일정

정답 : 47_① 48_① 49_②

Chapter 04 신경계 (Nervous system)

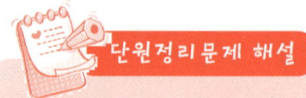

50 뇌포에서 유래되는 구조물이 맞게 연결된 것은?

① 수뇌 – 조가비핵
② 사이뇌 – 대뇌다리
③ 끝뇌 – 대뇌반구
④ 뒤뇌 – 시상
⑤ 중간뇌 – 뇌다리

해설

▶ 뇌의 발생 및 분화

1차 뇌포	2차 뇌포	유래물
앞뇌(전뇌)	끝뇌(종뇌)	대뇌반구, 선조체, 후뇌
	사이뇌(간뇌)	시상하부, 시상, 시상상부, 시상후부
중간뇌(중뇌)	중간뇌(중뇌)	중뇌개, 조가피핵(피각), 대뇌다리(대뇌각)
마름뇌(능뇌)	뒤뇌(후뇌)	소뇌, (뇌교)뇌다리
	숨뇌(수뇌)	숨뇌(연수)

51 뇌로 들어가는 물질의 출입을 조절하는 구조물로 맞는 것은?

① 흑색질   ② 대뇌다리   ③ 솔방울샘
④ 뇌혈관장벽   ⑤ 신경판

▶ 뇌의 특성
- 외배엽 발생
- 무게 : 신생아 400g, 성인 1,100~1,700g
- 최대 산소 소비기관
- 뇌혈관 장벽이 있어 특정물질의 이동을 제한
- 혈류량이 신체활동과 관계없이 일정

52 대뇌에 대한 설명으로 다음 중 맞지 않는 것은?

① 뇌 전체의 80%를 차지
② 고랑에 의해 대뇌엽이 나뉨.
③ 왼·오른 대뇌반구가 뇌들보를 통해 연결
④ 대뇌 수질은 회백질로 사고의 중추
⑤ 표면에 이랑과 고랑의 많은 주름이 존재

▶ 대뇌
- 뇌 전체의 약 80%를 차지
- 좌·우 대뇌반구가 뇌들보를 통해 연결
- 표면에 뇌이랑(뇌회)과 뇌고랑(뇌구)의 많은 주름이 존재
- 대뇌엽 : 이마엽(전두엽), 마루엽(두정엽), 관자엽(측두엽), 뒤통수엽(후두엽), 뇌섬엽(도엽)

정답 : 50_③ 51_④ 52_④

53 중심고랑에 의해 나뉘는 대뇌엽으로 맞는 것은?

① 이마엽과 관자엽
② 이마엽과 마루엽
③ 관자엽과 뒤통수엽
④ 마루엽과 뒤통수엽
⑤ 관자엽과 마루엽

54 회백질로 구성되며, 사고의 중추역할을 하는 대뇌 구조로 맞는 것은?

① 창백핵
② 둘레계
③ 바닥핵
④ 대뇌속질
⑤ 대뇌겉질

55 추체로의 시작 부위이며, 신체의 섬세한 운동을 조절하는 대뇌겉질 영역은?

① 몸감각 영역
② 1차 운동영역
③ 앞운동 영역
④ 운동성 언어영역
⑤ Broca 영역

56 앞운동 영역의 위치는?

① 중심앞이랑 앞
② 중심뒤이랑
③ 뒤통수엽
④ 중심앞이랑
⑤ 중심뒤이랑 뒤

▶ sulcus
- 중심고랑(중심구 ; central sulcus) : 이마엽(전두엽)과 마루엽(두정엽)을 경계
- 마루뒤통수고랑(두정후두구 ; parieto-occipital sulcus) : 마루엽과 뒤통수엽(후두엽)을 경계
- 가쪽고랑(외측구 ; lateral sulcus) : 이마엽과 관자엽(측두엽)을 경계

▶ 대뇌겉질
- 회백질, 사고의 중추
- 두께는 2.5~3mm
- 6개 층으로 구성 : 분자층, 바깥과립층(외과립층), 바깥피라밋층(외추체층), 속과립층(내과립층), 속피라밋층(내추체층)
- 기능영역(Brodmann 영역)

▶ 1차 운동영역
- 중심앞이랑
- 추체로의 시작 부위
- 신체 먼쪽의 섬세한 운동 조절

▶ 앞운동 영역
- 중심앞이랑 앞(중심전회의 앞)
- 피라미드 외로계 형성
- 무의식적 운동과 근긴장 담당

정답 : 53_② 54_⑤ 55_② 56_①

57 인간의 지능과 고위정신능력을 담당하는 Brodmann 영역은?

① 9, 10, 11 영역　② 41, 42 영역　③ 17 영역
④ 44 영역　⑤ 5, 7 영역

▶ 앞이마 영역(9, 10, 11)
  - 인간의 지능, 고위정신능력과 관련

58 음의 고저와 음조를 구별하는 기능영역으로 맞는 것은?

① 앞운동 영역　② 1차 시각영역
③ 몸감각영역　④ 1차 청각영역
⑤ 1차 운동영역

▶ 기능영역
  ① 무의식적 운동과 근긴장 담당, 추체외로계 형성
  ② 물체의 색과 크기 모양 움직임
  ③ 피부의 일반감각과 근육의 심부 감각 수용, 1차 체성감각의 정보를 분석 판단
  ⑤ 신체 먼쪽의 섬세한 운동 조절

59 피라미드 외로계를 형성하며, 무의식적 운동과 근육 긴장을 담당하는 기능영역으로 맞는 것은?

① 5, 7 영역　② 4 영역　③ 17 영역
④ 3, 2, 1 영역　⑤ 6 영역

▶ 앞운동 영역(6)
  - 중심앞이랑의 앞
  - 추체외로계 형성
  - 무의식적 운동과 근육 긴장 담당

60 손상 시 운동성 실어증을 유발하는 Brodmann 영역은?

① 4 영역　② 41, 42 영역　③ 44 영역
④ 5, 7 영역　⑤ 6 영역

▶ 운동성 언어능력(44, Broca 영역)
  - 장애 시 운동성 실어증 유발

정답 : 57_① 58_④ 59_⑤ 60_③

61 손상 시 감각성 실어증을 유발하는 Brodmann 영역은?

① 5, 7 영역 ② 17 영역 ③ Broca 영역
④ Wernicke 영역 ⑤ 4 영역

▶ 감각성 언어영역
- 장애 시 감각성 실어증 유발

62 대뇌 속질을 구성하는 요소로 맞는 것을 모두 고르면?

가. 신경섬유	나. 뇌하수체
다. 바닥핵	라. 올리브핵

① 가, 나, 다 ② 가, 다 ③ 나, 라
④ 라 ⑤ 가, 나, 다, 라

▶ 대뇌 속질
- 백색질
- 신경섬유와 바닥핵이 위치함.

63 반대쪽 대뇌반구를 연결하는 신경섬유로 맞는 것은?

① 띠다발 ② 위세로다발 ③ 속섬유막
④ 뇌들보 ⑤ 대뇌부챗살

▶ 맞교차섬유(교련섬유)
- 반대쪽 대뇌반구를 연결 (뇌들보(뇌량), 앞맞교차(전교련), 뒤맞교차(후교련))

64 다음 중 투사섬유로 이루어진 것을 모두 고르면?

가. 속섬유막	나. 대뇌부챗살
다. 바깥섬유막	라. 띠다발

① 가, 나, 다 ② 가, 다 ③ 나, 라
④ 라 ⑤ 가, 나, 다, 라

▶ 투사섬유
- 뇌와 척수를 연결(대뇌부챗살(방사관), 속섬유막(내낭), 바깥섬유막(외낭))

정답 : 61_④ 62_② 63_④ 64_①

65 손상 시 떨림마비를 유발하는 부위는?

① 조가비핵　　② 꼬리핵　　③ 담장
④ 창백핵　　⑤ 편도체

▶ 창백핵(담창구) 변성 시 떨림마비 유발

66 바닥핵을 구성하는 구조로 맞지 않는 것은?

① 꼬리핵　　② 렌즈핵　　③ 쐐기핵
④ 담장　　⑤ 편도체

▶ 바닥핵의 구조
- 꼬리핵(caudate nucleus)
- 렌즈핵(lentiform nucleus) : 조가비핵(putamen), 창백핵(globus pallidus)
- 담장(claustrum)
- 편도체(amygdaloid body)

67 손상 시 무도병과 무정위 운동을 유발하는 부위를 모두 고르면?

| 가. 조가비핵 | 나. 담장 |
| 다. 꼬리핵 | 라. 편도체 |

① 가, 나, 다　　② 가, 다　　③ 나, 라
④ 라　　⑤ 가, 나, 다, 라

▶ 조가비핵(피각), 꼬리핵(미상핵) 변성 시 근긴장의 저하, 무도병, 무정위운동 유발

68 뇌줄기를 둘러싸고 있는 가장자리 겉질영역으로 본능적 행동과 정서반응을 주관하는 곳은?

① 둘레계　　② 편도체　　③ 시상
④ 올리브핵　　⑤ 렌즈핵

▶ 둘레계(변연계)
- 뇌줄기(뇌간)을 둘러싸고 있는 가장자리 겉질영역
- 구성 : 변연겉질(해마, 시상핵, 대상회), 겉질하핵군(편도핵, 중격핵, 시상전핵군, 바닥핵 일부)
- 기능 : 본능적 행동과 정서반응을 주재, 행동의 의욕과 학습 기억과정에 기여

정답 : 65_④ 66_③ 67_② 68_①

69 제 3 뇌실을 둘러싸고 있는 뇌로 맞는 것은?

① 대뇌 ② 사이뇌 ③ 중간뇌
④ 다리뇌 ⑤ 숨뇌

70 혈당조절중추의 위치로 맞는 것은?

① 숨뇌 ② 시상 ③ 하시상부
④ 시상상부 ⑤ 시상하부

71 시상에 대한 설명으로 맞는 것을 모두 고르면?

> 가. 제3 뇌실의 양쪽벽에 있는 타원형의 회백질
> 나. 수용된 모든 삼각을 대뇌겉질로 중계
> 다. 안쪽무릎체 : 청각을 중계
> 라. 가쪽무릎체 : 시각을 중계

① 가, 나, 다 ② 가, 다 ③ 나, 라
④ 라 ⑤ 가, 나, 다, 라

72 시상상부에서 멜라토닌을 분비하는 구조물로 맞는 것은?

① 유두체 ② 뇌실곁핵 ③ 솔방울샘
④ 깔때기 ⑤ 회색융기

단원정리문제 해설

▶ 사이뇌(간뇌)
- 대뇌반구에 덮혀 있음.
- 제 3뇌실을 둘러싸고 있는 부분
- 구분 : 시상, 하시상부, 시상상부, 시상하부

▶ 시상하부 기능
- 자율신경 통합중추, 체온조절중추, 혈당조절중추, 식욕·포만중추 등

▶ 시상
- 제 3뇌실의 양쪽벽에 있는 큰 타원형의 회백질
- 수용된 모든 감각을 대뇌겉질로 중계
- 시상침 : 안·가쪽무릎체(내·외측슬상체)와 결합하여 시각과 청각에 관여
- 안쪽무릎체(내측슬상체) : 청각의 중계소
- 가쪽무릎체(외측슬상체) : 시각의 중계소

▶ 시상상부
- 솔방울샘(송과체 ; pineal body) : melatonin을 분비

정답 : 69_② 70_⑤ 71_⑤ 72_③

73 시상하부의 구조물로 맞는 것을 모두 고르면?

> 가. 유두체 나. 솔방울샘
> 다. 뇌실곁핵 라. 안쪽무릎체

① 가, 나, 다 ② 가, 다 ③ 나, 라
④ 라 ⑤ 가, 나, 다, 라

▶ 시상하부
- 구성 : 유두체, 회색융기, 깔때기, 뇌하수체, 시각신경교차, 시각위핵, 뇌실곁핵 등
- 시각위핵(시상상핵) : ADH 분비
- 뇌실곁핵(실방핵) : oxytocin 분비
- 배안쪽핵(복내측핵) : 포만조절중추
- 시각로앞핵(시삭전핵) : 체온조절중추
- 자율신경 통합중추, 체온조절중추, 혈당조절중추, 식욕·포만중추 등

74 시상하부에서 ADH를 분비하는 장소로 맞는 것은?

① 시각위핵 ② 뇌실곁핵
③ 배안쪽핵 ④ 시각로앞핵
⑤ 유두체

▶ 시상하부
- 구성 : 유두체, 회색융기, 깔때기, 뇌하수체, 시각신경교차, 시각위핵, 뇌실곁핵 등
- 시각위핵(시상상핵) : ADH 분비
- 뇌실곁핵(실방핵) : oxytocin 분비
- 배안쪽핵(복내측핵) : 포만조절중추
- 시각로앞핵(시삭전핵) : 체온조절중추
- 자율신경 통합중추, 체온조절중추, 혈당조절중추, 식욕·포만중추 등

75 시상하부에서 oxytocin을 분비하는 장소로 맞는 것은?

① 시각위핵 ② 뇌실곁핵
③ 배안쪽핵 ④ 시각로앞핵
⑤ 유두체

▶ 시상하부
- 구성 : 유두체, 회색융기, 깔때기, 뇌하수체, 시각신경교차, 시각위핵, 뇌실곁핵 등
- 시각위핵(시상상핵) : ADH 분비
- 뇌실곁핵(실방핵) : oxytocin 분비
- 배안쪽핵(복내측핵) : 포만조절중추
- 시각로앞핵(시삭전핵) : 체온조절중추
- 자율신경 통합중추, 체온조절중추, 혈당조절중추, 식욕·포만중추 등

76 시각로앞핵의 기능으로 맞는 것은?

① 체온 조절 ② 포만 조절
③ 옥시토신 분비 ④ 바소프레신 분비
⑤ 멜라토닌 분비

▶ 시각로앞핵
- 체온 조절 중추

정답 : 73_② 74_① 75_② 76_①

77 시상하부의 기능으로 맞지 않는 것은?

① 자율신경 통합　② 체온 조절　③ 혈당 조절
④ 식욕　⑤ 호흡 조절

▶ 시상하부의 기능
- 자율신경 통합중추
- 체온조절중추
- 혈당조절중추
- 식욕·포만중추

78 다음 중 뇌줄기를 구성하는 요소로 맞는 것을 모두 고르면?

| 가. 중간뇌 | 나. 뇌다리 |
| 다. 숨뇌 | 라. 소뇌 |

① 가, 나, 다　② 가, 다　③ 나, 라
④ 라　⑤ 가, 나, 다, 라

▶ 뇌줄기
- 중간뇌
- 다리뇌
- 숨뇌

79 눈돌림신경과 도르래신경의 이는곳으로 맞는 것은?

① 중간뇌　② 다리뇌　③ 숨뇌
④ 소뇌　⑤ 대뇌

▶ 중간뇌
- 사이뇌, 다리뇌, 소뇌를 연결
- 눈돌림신경(Ⅲ), 도르래신경(Ⅳ)의 이는 곳(기시)

80 변성 시 파킨슨병을 유발하는 중뇌 구조물로 맞는 것은?

① 흑색질　② 아래둔턱　③ 위둔덕
④ 대뇌다리　⑤ 덮개

▶ 흑색질
- 대뇌핵 활동 조절
- 변성 시 파킨슨병 유발

정답 : 77_⑤ 78_① 79_① 80_①

81 다리뇌에서 잇는 뇌신경으로 맞는 것은?

① Ⅰ 뇌신경 ② Ⅱ 뇌신경 ③ Ⅲ 뇌신경
④ Ⅳ 뇌신경 ⑤ Ⅴ 뇌신경

82 호식조절중추가 위치하는 곳은?

① 대뇌 ② 간뇌 ③ 숨뇌
④ 중간뇌 ⑤ 다리뇌

83 중간뇌에서 잇는 뇌신경으로 맞는 것을 모두 고르면?

| 가. 얼굴신경 | 나. 갓돌림신경 |
| 다. 삼차신경 | 라. 도르래신경 |

① 가, 나, 다 ② 가, 다 ③ 나, 라
④ 라 ⑤ 가, 나, 다, 라

84 피라밋 교차가 일어나는 부위로 맞는 것은?

① 숨뇌 ② 다리뇌 ③ 중간뇌
④ 시상 ⑤ 소뇌

단원정리 문제 해설

▶ 다리뇌(뇌교)
- 중간뇌와 숨뇌(연수)를 연결
- 삼차신경(Ⅴ), 갓돌림신경(외전신경)(Ⅵ), 얼굴신경(안면신경)(Ⅶ), 속귀신경(내이신경)(Ⅷ)의 이는곳(기시)

▶ 다리뇌(뇌교 ; pons)
- 기능 : 호식조절중추, 지속적 흡식중추

▶ 중간뇌(중뇌)
- 사이뇌, 다리뇌, 소뇌를 연결
- 눈돌림신경(Ⅲ), 도르래신경(Ⅳ)의 이는곳(기시)

▶ 숨뇌(연수)
- 생명의 중추
- 피라밋 교차(추체 교차)
- 혀인두신경(설인신경)(Ⅸ), 미주신경(Ⅹ), 더부신경(Ⅺ), 혀밑신경(설하신경 ; Ⅻ)의 이는곳(기시)
- 구조 : 올리브핵, 쐐기다발, 널판다발 등
- 기능 : 심장중추, 호흡중추, 연하 및 구토중추, 각막반사중추 등

정답 : 81_⑤ 82_⑤ 83_④ 84_①

85 숨뇌의 기능으로 맞는 것을 모두 고르면?

가. 각막반사중추	나. 구토중추
다. 호흡중추	라. 심장중추

① 가, 나, 다   ② 가, 다   ③ 나, 라
④ 라   ⑤ 가, 나, 다, 라

86 숨뇌에서 잇는 뇌신경으로 맞는 것을 모두 고르면?

가. 1, 2번 뇌신경
나. 3, 4번 뇌신경
다. 5, 6, 7, 8번 뇌신경
라. 9, 10, 11, 12번 뇌신경

① 가, 나, 다   ② 가, 다   ③ 나, 라
④ 라   ⑤ 가, 나, 다, 라

87 숨뇌를 구성하는 구조물로 맞는 것을 모두 고르면?

가. 쐐기다발	나. 널판다발
다. 올리브핵	라. 뇌하수체

① 가, 나, 다   ② 가, 다   ③ 나, 라
④ 라   ⑤ 가, 나, 다, 라

단원정리문제 해설

▶ 숨뇌(연수)의 기능
- 심장중추, 호흡중추, 연하 및 구토중추, 각막반사중추 등

▶ 숨뇌
- 혀인두신경(IX)
- 미주신경(X)
- 더부신경(XI)
- 혀밑신경(XII)

▶ 구조
- 올리브핵
- 쐐기다발
- 널판다발

정답 : 85_⑤ 86_④ 87_①

Chapter 04 신경계(Nervous system)

88 심장과 호흡조절 기능을 갖는 중추신경계 구조물로 맞는 것은?

① 숨뇌　　　　　② 다리뇌
③ 중간뇌　　　　④ 시상
⑤ 소뇌

89 다리뇌와 숨뇌의 뒷면에 위치하며, 제 4뇌실의 지붕을 형성하는 구조물은?

① 대뇌　　② 소뇌　　③ 중간뇌
④ 대뇌　　⑤ 사이뇌

90 공간에서의 평형조절과 회전감각에 관여하는 소뇌핵으로 맞는 것은?

① 치아핵　　② 마개핵　　③ 둥근핵
④ 꼭지핵　　⑤ 바닥핵

91 다음 중 소뇌핵으로 맞는 것을 모두 고르면?

가. 치아핵	나. 마개핵
다. 둥근핵	라. 꼭지핵

① 가, 나, 다　　② 가, 다　　③ 나, 라
④ 라　　　　　⑤ 가, 나, 다, 라

▶ 숨뇌(연수)의 기능
- 심장중추, 호흡중추, 연하 및 구토중추, 각막반사중추 등

▶ 소뇌
- 다리뇌(교)와 숨뇌(연수)의 뒷면에 위치
- 제 4뇌실의 지붕 형성
- 중앙의 충부와 좌우 소내반구로 구분
- 표면에 소뇌이랑과 소뇌고랑에 의한 많은 주름
- 몸의 평형유지, 정밀한 운동과 근긴장도 조절

▶ 소뇌핵
- 치아핵(치상핵 ; dental nucleus) : 대뇌 의지운동 억제와 섬세한 손운동에 관여
- 마개핵(전상핵 ; endoiform nucleus) : 서 있는 자세에서 중력을 지탱하는데 관여
- 둥근핵(구상핵 ; globose nucleus) : 뼈대근육의 고유감각 및 긴장에 관여
- 꼭지핵(실정핵 ; fastigeal nucleus) : 공간 상에서의 평형 및 회전감각 조절에 관여

▶ 소뇌핵
- 치아핵(치상핵 ; dental nucleus) : 대뇌 의지운동 억제와 섬세한 손운동에 관여
- 마개핵(전상핵 ; endoiform nucleus) : 서 있는 자세에서 중력을 지탱하는데 관여
- 둥근핵(구상핵 ; globose nucleus) : 뼈대근육의 고유감각 및 긴장에 관여
- 꼭지핵(실정핵 ; fastigeal nucleus) : 공간 상에서의 평형 및 회전감각 조절에 관여

정답 : 88_① 89_② 90_④ 91_⑤

92 몸의 평형유지와 근긴장도 조절을 하는 뇌로 맞는 것은?

① 사이뇌　　② 다리뇌　　③ 중간뇌
④ 소뇌　　　⑤ 숨뇌

93 소뇌의 기능부전 시 나타나는 현상으로 맞는 것을 모두 고르면?

가. 협동운동 불능	나. 떨림
다. 현기증	라. 언어장애

① 가, 나, 다　　② 가, 다　　③ 나, 라
④ 라　　　　　⑤ 가, 나, 다, 라

94 치아핵에 대한 설명으로 맞는 것은?

① 대뇌 의지운동 억제와 섬세한 손운동 조절
② 서 있는 자세에서 중력을 지탱
③ 뼈대근육의 고유감각과 긴장에 관여
④ 공간 상에서의 평형 및 회전감각 조절
⑤ 본능적 행동과 정서반응을 주재

95 서 있는 자세에서 중력 지탱에 관여하는 소뇌핵으로 맞는 것은?

① 치아핵　　② 마개핵　　③ 둥근핵
④ 꼭지핵　　⑤ 바닥핵

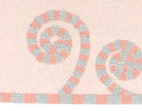

단원정리 문제 해설

▶ 소뇌
- 다리뇌(교)와 숨뇌(연수)의 뒷면에 위치
- 제 4뇌실의 지붕 형성
- 중앙의 충부와 좌우 소뇌반구로 구분
- 표면에 소뇌이랑과 소뇌고랑에 의한 많은 주름
- 몸의 평형유지, 정밀한 운동과 근긴장도 조절

▶ 소뇌기능장애(부전)
- 협동운동 불능
- 떨림(전진)
- 상반운동(길항운동) 반복 불능
- 소뇌성 안구떨림
- 현기증(현훈)
- 언어장애

▶ 소뇌핵
- 치아핵(치상핵 ; dental nucleus) : 대뇌 의지운동 억제와 섬세한 손운동에 관여
- 마개핵(전상핵 ; endoiform nucleus) : 서 있는 자세에서 중력을 지탱하는데 관여
- 둥근핵(구상핵 ; globose nucleus) : 뼈대근육의 고유감각 및 긴장에 관여
- 꼭지핵(실정핵 ; fastigeal nucleus) : 공간 상에서의 평형 및 회전감각 조절에 관여

▶ 소뇌핵
- 치아핵(치상핵 ; dental nucleus) : 대뇌 의지운동 억제와 섬세한 손운동에 관여
- 마개핵(전상핵 ; endoiform nucleus) : 서 있는 자세에서 중력을 지탱하는데 관여
- 둥근핵(구상핵 ; globose nucleus) : 뼈대근육의 고유감각 및 긴장에 관여
- 꼭지핵(실정핵 ; fastigeal nucleus) : 공간 상에서의 평형 및 회전감각 조절에 관여

정답 : 92_④ 93_⑤ 94_① 95_②

96 척수에 대한 설명으로 맞지 않는 것은?

① 큰구멍에서부터 제 1, 2 허리까지
② 약 45cm
③ 팽대부 존재
④ 3겹의 척수막으로 싸여 있음.
⑤ 30쌍의 척수신경 분지

▶ 척수
- 큰구멍(대후두공)에서 제 1, 2 허리까지 약 45cm
- 31쌍의 척수신경이 분지
- 목척수, 가슴척수, 허리척수, 엉치척수로 구분
- 말총(마미) : 아래 척수신경이 신경뿌리를 이루어 종말끈(종사)을 둘러싸고 있음.
- 팽대부 : 목팽대, 허리팽대
- 3겹의 척수막 : 경질막(경막), 거미막(지주막), 연질막(연막)

97 척수에서 운동신경세포가 위치하는 곳으로 맞는 것은?

① 피라밋로　　　　② 회색질 맞교차
③ 가쪽뿔　　　　　④ 뒤뿔
⑤ 앞뿔

▶ 아래 해설 참조

해설

▶ 척수 속질

앞뿔(전각 ; ant. horn)	운동신경세포가 있음
뒤뿔(후각 ; post. horn)	감각신경세포가 있음
가쪽뿔(측각 ; lat. horn)	자율신경세포가 있음(가슴척수, 허리척수에만 존재)
회색질 맞교차(회백교련 ; gray commision)	앞뿔과 뒤뿔을 연결하는 섬유

98 척수 가쪽뿔에 대한 설명으로 맞는 것을 모두 고르면?

> 가. 척수 겉질
> 나. 자율신경세포가 있음.
> 다. 감각신경세포가 있음.
> 라. 가슴척수와 허리척수에만 존재

① 가, 나, 다　　② 가, 다　　③ 나, 라
④ 라　　　　　⑤ 가, 나, 다, 라

▶ 아래 해설 참조

해설

▶ 척수 속질

앞뿔(전각 ; ant. horn)	운동신경세포가 있음
뒤뿔(후각 ; post. horn)	감각신경세포가 있음
가쪽뿔(측각 ; lat. horn)	자율신경세포가 있음(가슴척수, 허리척수에만 존재)
회색질 맞교차(회백교련 ; gray commision)	앞뿔과 뒤뿔을 연결하는 섬유

정답 : 96_⑤　97_⑤　98_③

99 척수신경로에 대한 내용으로 맞지 않는 것은?

① 오름신경로는 감각자극을 전도한다.
② 내림신경로는 운동신경자극을 전도한다.
③ 척수신경로는 척수의 회색질에 해당한다.
④ 앞척수시상로는 오름신경로이다.
⑤ 피라밋로는 내림신경로이다.

100 척수를 싸고 있는 가장 안쪽 막으로 맞는 것은?

① 경질막   ② 거미막   ③ 연질막
④ 거미막   ⑤ 윤활막

101 가쪽척수시상로 손상 시 장애가 발생하는 감각으로 맞는 것을 모두 고르면?

가. 압각	나. 통각
다. 촉각	라. 온각

① 가, 나, 다   ② 가, 다   ③ 나, 라
④ 라   ⑤ 가, 나, 다, 라

102 널판다발과 쐐기다발에서 전도하는 감각으로 맞는 것은?

① 촉각   ② 진동감각   ③ 온각
④ 압각   ⑤ 후각

▶ ③ 백색질에 해당

▶ 밖에서 안으로 경질막, 거미막, 연질막 순

▶ 오름신경로
 - 앞척수시상로(anterior spinothalamic track) : 촉각·압각의 전도
 - 가쪽척수시상로(lateral spinothalamic track) : 통각·온각의 전도
 - 널판다발, 쐐기다발 : 고유감각 및 진동감각의 전도

▶ 널판다발, 쐐기다발
 - 고유감각 및 진동감각의 전도

정답 : 99_③ 100_① 101_③ 102_②

Chapter 04 신경계 (Nervous system) | **133**

103 내림신경로에 대한 내용으로 맞지 않는 것은?

① 피라밋 외로는 뼈대근육의 긴장과 불수의적 운동 조절에 관여한다.
② 앞겉질 척수로는 교차하지 않는다.
③ 가쪽겉질척수근는 숨뇌에서 교차한다.
④ 피라밋로는 뼈대근육의 수의적 운동 조절에 관여한다.
⑤ 내림신경로를 통해 근수축 자극 전도에 관여한다.

104 척수가 끝나는 영역으로 맞는 것은?

① T12　　② L2　　③ L4
④ L5　　⑤ S1

105 뇌와 척수의 경계부로 맞는 것은?

① 큰구멍　　② 타원구멍　　③ 원형구멍
④ C1　　⑤ L1

106 척수막을 순서대로 밖에서부터 맞게 배열한 것은?

① 연질막 – 경질막 – 거미막
② 연질막 – 거미막 – 경질막
③ 경질막 – 거미막 – 연질막
④ 경질막 – 연질막 – 거미막
⑤ 거미막 – 경질막 – 연질막

단원정리 문제 해설

▶ 내림신경로(하행전도로)
 - 앞겉질 척수로 : 척수에서 교차
 - 가쪽겉질 척수로 : 숨뇌에서 교차

▶ 큰후두구멍에서 제1, 2허리까지 약 45cm

▶ 3겹의 척수막
 - 경질막, 거미막, 연질막 (밖에서 안으로 경질막, 거미막, 연질막 순)

정답 : 103_② 104_② 105_① 106_③

107 다음 중 척수의 가로면 구조에 대한 설명으로 맞는 것을 모두 고르면?

> 가. 겉질과 속질로 구분된다.
> 나. 겉질은 자극의 전도로 역할을 한다.
> 다. 속질은 H자 모양의 회색질이다.
> 라. 가슴척수의 겉질에는 가쪽뿔이 존재한다.

① 가, 나, 다   ② 가, 다   ③ 나, 라
④ 라   ⑤ 가, 나, 다, 라

▶ 가쪽뿔
- 가쪽뿔은 가슴척수와 허리척수의 겉질에 존재

108 왼·오른 대뇌반구에 하나씩 존재하는 뇌실은?

① 가쪽뇌실   ② 뇌실사이구멍
③ 제 3뇌실   ④ 제 4뇌실
⑤ 중심관

▶ 뇌실(ventricle)
- 가쪽뇌실(측뇌실 ; lateral ventricle) : 왼·오른 대뇌반구에 하나씩 위치, 총 2개

109 다음 중 뇌척수액 생성 장소로 맞는 것은?

① 대뇌낫   ② 맥락얼기   ③ 윤활막
④ 공막   ⑤ 맥락막

▶ 뇌척수액(CSF)
- 뇌를 외부 충격으로부터 보호
- 측뇌실, 제3뇌실, 제4뇌실의 맥락얼기(맥락총)에서 분비
- 130~150mL 보유 (일일 분비량 400~600mL)
- 뇌척수압 : 누운자세(130mmH$_2$O), 앉은자세(200mmH$_2$O)

110 왼·오른 뇌실과 제 3뇌실을 연결하는 구조물로 맞는 것은?

① 가쪽뇌실   ② 뇌실사이구멍
③ 제 3뇌실   ④ 제 4뇌실
⑤ 중간뇌 수도관

▶ 뇌실사이구멍
- 왼·오른 가쪽뇌실과 제 3뇌실을 연결

정답 : 107_① 108_① 109_② 110_②

111 앉은 자세에서의 뇌척수압으로 맞는 것은?

① 100mmH₂O ② 130mmH₂O
③ 160mmH₂O ④ 200mmH₂O
⑤ 240mmH₂O

112 다음 중 뇌신경에 대한 설명으로 맞는 것을 모두 고르면?

> 가. 신경얼기를 형성한다.
> 나. 중추신경계에 속한다.
> 다. 앞가지와 뒤가지로 구성된다.
> 라. 12쌍이다.

① 가, 나, 다 ② 가, 다 ③ 나, 라
④ 라   ⑤ 가, 나, 다, 라

113 뇌척수액의 일일 분비량으로 맞는 것은?

① 100 ~ 200mL ② 200 ~ 400mL
③ 400 ~ 600mL ④ 600 ~ 800mL
⑤ 800 ~ 1,000mL

114 제 3뇌실과 제 4뇌실을 연결하는 구조물로 맞는 것은?

① 가쪽뇌실 ② 뇌실사이구멍 ③ 제 3뇌실
④ 제 4뇌실 ⑤ 중간뇌 수도관

▶ 뇌척수압
 - 누운자세(130mmH₂O), 앉은자세(200mmH₂O)

▶ 가, 나, 다는 척수신경에 대한 설명임.

▶ 뇌척수액 보유량 및 분비량
 - 130~150mL 보유(일일 분비량 400~600mL)

▶ 중간뇌 수도관
 - 제 3뇌실과 제 4뇌실을 연결

정답 : 111_④ 112_④ 113_③ 114_⑤

115 체판을 통과하여 후각기능을 담당하는 뇌신경으로 맞는 것은?

① 1번 뇌신경　　② 2번 뇌신경
③ 3번 뇌신경　　④ 4번 뇌신경
⑤ 5번 뇌신경

116 부교감신경을 분지하는 뇌신경으로 맞는 것을 모두 고르면?

가. Ⅲ 뇌신경	나. Ⅶ 뇌신경
다. Ⅸ 뇌신경	라. Ⅹ 뇌신경

① 가, 나, 다　　② 가, 다　　③ 나, 라
④ 라　　⑤ 가, 나, 다, 라

117 눈돌림신경이 지배하는 근육으로 맞지 않는 것은?

① 위빗근　　② 아래빗근
③ 위곧은근　　④ 아래곧은근
⑤ 위눈꺼풀올림근

118 도르래신경이 지배하는 근육으로 맞는 것을 모두 고르면?

가. 씹기근	나. 등세모근
다. 얼굴표정근	라. 위빗근

① 가, 나, 다　　② 가, 다　　③ 나, 라
④ 라　　⑤ 가, 나, 다, 라

단원정리 문제 해설

▶ 뇌신경
- 후각신경 1 → 후각담당 → 체판
- 시각신경 2 → 시각담당 → 시각신경관
- 눈돌림신경 3 → 위·아래곧은근, 안쪽곧은근, 아래빗근, 위눈꺼풀올림근 → 위눈확틈새
- 도르래신경 4 → 안구의 위빗근 → 위눈확틈새

▶ 부교감신경지 분지
- Ⅲ, Ⅶ, Ⅸ, Ⅹ 뇌신경

▶ 뇌신경
- 후각신경 1 → 후각담당 → 체판
- 시각신경 2 → 시각담당 → 시각신경관
- 눈돌림신경 3 → 위·아래곧은근, 안쪽곧은근, 아래빗근, 위눈꺼풀올림근 → 위눈확틈새
- 도르래신경 4 → 안구의 위빗근 → 위눈확틈새

▶ 뇌신경
- 후각신경 1 → 후각담당 → 체판
- 시각신경 2 → 시각담당 → 시각신경관
- 눈돌림신경 3 → 위·아래곧은근, 안쪽곧은근, 아래빗근, 위눈꺼풀올림근 → 위눈확틈새
- 도르래신경 4 → 안구의 위빗근 → 위눈확틈새

정답 : 115_① 116_⑤ 117_① 118_④

119 삼차신경의 분지로 맞는 것을 모두 고르면?

| 가. 눈신경 | 나. 위턱신경 |
| 다. 아래턱신경 | 라. 얼굴신경 |

① 가, 나, 다 ② 가, 다 ③ 나, 라
④ 라 ⑤ 가, 나, 다, 라

120 청각 및 평형감각을 수용하는 뇌신경으로 맞는 것은?

① Ⅲ 뇌신경 ② Ⅴ 뇌신경 ③ Ⅶ 뇌신경
④ Ⅷ 뇌신경 ⑤ Ⅹ 뇌신경

121 다음 중 목정맥구멍을 통과하는 뇌신경을 모두 고르면?

| 가. 혀인두신경 | 나. 미주신경 |
| 다. 더부신경 | 라. 혀밑신경 |

① 가, 나, 다 ② 가, 다 ③ 나, 라
④ 라 ⑤ 가, 나, 다, 라

122 얼굴신경에 대한 설명으로 맞지 않는 것은?

① 제 7뇌신경이다.
② 다리뇌에서 이름한다.
③ 얼굴의 표정근을 지배한다.
④ 순수 운동신경이다.
⑤ 붓꼭지구멍을 통과한다.

▶ 단원정리 문제 해설

▶ 삼차신경
 - 눈신경
 - 위턱신경
 - 아래턱신경

▶ 안뜰달팽이신경(Ⅷ)
 - 청각 및 평행감각

▶ 목정맥구멍
 - 혀인두신경 : 인두근과 귀밑샘
 - 미주신경 : 미각, 인·후두근운동, 가슴·배의 장기운동
 - 더부신경 : 목빗근, 등세모근

▶ 얼굴신경(Ⅶ)
 - 얼굴표정근의 수축, 타액 및 누액 분비
 - 붓꼭지 구멍
 - 다리뇌에서 이름.

정답 : 119_① 120_④ 121_① 122_④

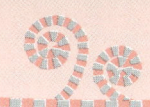

123 척수신경에 대한 설명으로 맞는 것을 모두 고르면?

> 가. 31쌍 나. 혼합신경
> 다. 신경얼기 형성 라. 앞가지와 뒤가지로 구성

① 가, 나, 다   ② 가, 다   ③ 나, 라
④ 라   ⑤ 가, 나, 다, 라

▶ 척수신경
- 31쌍의 혼합신경
- 앞가지(전지)와 뒤가지(후지)로 구성
- 대부분 앞가지가 뒤가지보다 발달
- 신경얼기를 형성
- 가슴신경은 신경얼기를 형성하지 않고 갈비사이신경으로 분포

124 신경얼기에 대한 설명으로 맞는 것을 모두 고르면?

> 가. 순수 운동신경이다.
> 나. 척수신경이 만나서 신경얼기를 형성한다.
> 다. 팔신경얼기는 다리를 지배한다.
> 라. 가슴신경은 신경얼기를 형성하지 않는다.

① 가, 나, 다   ② 가, 다   ③ 나, 라
④ 라   ⑤ 가, 나, 다, 라

▶ 신경얼기
- 목신경얼기(경신경총) : 가로막신경을 분지, 가로막 지배
- 팔신경얼기(완신경총) : 겨드랑신경, 근육피부신경, 정중신경, 자신경, 노신경 형성, 팔에 분포
- 허리신경얼기(요신경총) : 넙다리신경, 폐쇄신경 등을 형성, 다리 및 하부체간에 분포
- 엉치신경얼기(천골신경총) : 궁둥신경, 정강신경, 종아리신경 형성, 다리에 분포
- 꼬리신경얼기(미골신경총) : 항문 주위의 피부에 분포

125 팔신경얼기에서 분지된 신경으로 맞지 않는 것은?

① 가로막신경   ② 근육피부신경
③ 정중신경   ④ 자신경
⑤ 노신경

▶ 신경얼기
- 목신경얼기(경신경총) : 가로막신경을 분지, 가로막 지배
- 팔신경얼기(완신경총) : 겨드랑신경, 근육피부신경, 정중신경, 자신경, 노신경 형성, 팔에 분포
- 허리신경얼기(요신경총) : 넙다리신경, 폐쇄신경 등을 형성, 다리 및 하부체간에 분포
- 엉치신경얼기(천골신경총) : 궁둥신경, 정강신경, 종아리신경 형성, 다리에 분포
- 꼬리신경얼기(미골신경총) : 항문 주위의 피부에 분포

정답 : 123_⑤ 124_③ 125_①

126 허리신경얼기에서 분지하는 신경으로 맞는 것을 모두 고르면?

가. 넙다리신경	나. 정강신경
다. 폐쇄신경	라. 궁둥신경

① 가, 나, 다　　② 가, 다　　③ 나, 라
④ 라　　⑤ 가, 나, 다, 라

▶ 허리신경얼기(요신경총)
- 넙다리신경, 폐쇄신경 등을 형성, 다리 및 하부체간에 분포
- 나, 라는 엉치신경얼기(천골신경총)

127 항문 주위의 피부에 분포하는 신경얼기로 맞는 것은?

① 목신경얼기　　② 팔신경얼기
③ 허리신경얼기　　④ 엉치신경얼기
⑤ 꼬리신경얼기

▶ 꼬리신경얼기(미골신경총)
- 항문 주위의 피부에 분포

128 자신경 손상 시 나타날 수 있는 변형으로 맞는 것은?

① claw hand　　② ape hand
③ wrist drop　　④ foot drop
⑤ carpal tunnel syndrome

▶ 자신경 마비
- 갈퀴손 변형(claw hand)

129 정중신경 손상 시 나타날 수 있는 손상으로 맞는 것을 모두 고르면?

가. foot drop	나. claw hand
다. wrist drop	라. ape hand

① 가, 나, 다　　② 가, 다　　③ 나, 라
④ 라　　⑤ 가, 나, 다, 라

▶ 정중신경 마비
- 원숭이손 변형(ape hand), 손목굴증후군(carpal tunnel syndrome)

정답 : 126_② 127_⑤ 128_① 129_④

130 손목처짐은 어느 신경의 마비로 발생할 수 있는가?

① 겨드랑신경　　② 엉치신경
③ 자신경　　　　④ 정중신경
⑤ 노신경

▶ 노(요골)신경 마비
　- 손목처짐(wrist drop)

131 자율신경계에 대한 설명으로 맞는 것을 모두 고르면?

가. 내장, 혈관의 불수의적 작용을 조절
나. 신경절을 형성
다. 교감신경과 부교감신경으로 구분
라. 2회 이상의 연접 형성

① 가, 나, 다　　② 가, 다　　③ 나, 라
④ 라　　　　　⑤ 가, 나, 다, 라

▶ 자율신경계
　- 내장, 혈관, 선의 불수의적 작용을 지배
　- 신경절을 형성하여 이(절)전섬유와 이(절)후섬유로 구분, 반드시 1회 연접
　- 교감신경과 부교감신경으로 구분

132 교감신경의 이는곳을 모두 고르면?

가. 가슴척수　　　　나. 뇌
다. 허리척수　　　　라. 엉치척수

① 가, 나, 다　　② 가, 다　　③ 나, 라
④ 라　　　　　⑤ 가, 나, 다, 라

해설
▶ 자율신경계 이는곳(기시부)

신경	이는곳
교감신경	가슴척수(흉수), 허리척수(요수)
부교감신경	뇌, 엉치척수(천수)

▶ 아래 해설 참조

정답 : 130_⑤　131_①　132_②

133 교감신경 활성 시 나타나는 변화로 맞지 않는 것은?

① 동공 확대   ② 털세움근 수축
③ 침샘 분비억제   ④ 꿈틀운동 증가
⑤ 심박동 증가

▶ 교감신경 활성화 시 변화
- 동공 확대
- 털세움근(입모근) 수축
- 심박동 증가
- 침샘 분비억제
- 꿈틀(연동)운동 감소

134 자율신경계에서 아세틸콜린이 분비되는 곳을 모두 고르면?

가. 부교감신경 절전섬유
나. 부교감신경 절후섬유
다. 교감신경 절전섬유
라. 교감심경 절후섬유

① 가, 나, 다   ② 가, 다   ③ 나, 라
④ 라   ⑤ 가, 나, 다, 라

▶ 아래 해설 참조

해설

▶ 자율신경계 신경전달물질 분비

신경	전달물질	
	이(절)전섬유	이(절)후섬유
교감신경	acetylcholine	noradrenalin
부교감신경	acetylcholine	acetylcholine

135 부교감신경 자극 시 나타나는 변화로 맞는 것을 모두 고르면?

가. 심박동 증가   나. 배뇨근 수축
다. 관상동맥 확장   라. 소화액 분비 증가

① 가, 나, 다   ② 가, 다   ③ 나, 라
④ 라   ⑤ 가, 나, 다, 라

▶ - 부교감신경 활성화 시 변화
- 심박동 감소
- 관상동맥 수축
- 소화액 분비 증가
- 배뇨근 수축

정답 : 133_④ 134_① 135_③

136 교감신경 자극 시 나타나는 비뇨생식기의 변화로 맞는 것을 모두 고르면?

가. 방광조임근 수축	나. 방광배뇨근 이완
다. 남자생식기 사정	라. 자궁 수축

① 가, 나, 다　　② 가, 다　　③ 나, 라
④ 라　　　　　⑤ 가, 나, 다, 라

▶ 교감신경 활성화 시 변화
　- 방광조임근 수축
　- 방광배뇨근 이완
　- 남자생식기 사정
　- 자궁 수축

정답 : 136_⑤

MEMO

Chapter 5
감각기계

CHAPTER 05 단원정리문제 (감각기계)

단원정리문제 해설

01 다음 중 일반감각이 아닌 것은?

① 촉각　　　② 통각　　　③ 온각
④ 내장감각　⑤ 평형각

▶ - 일반감각 : 촉각, 통각, 온각, 압각, 내장감각
　- 특수감각 : 시각, 청각, 후각, 미각, 평형각

02 특수감각으로 맞는 것을 모두 고르면?

| 가. 시각 | 나. 청각 |
| 다. 미각 | 라. 후각 |

① 가, 나, 다　　② 가, 다　　③ 나, 라
④ 라　　　　　⑤ 가, 나, 다, 라

▶ 아래 해설 참조

해설

▶ 자율신경계 이는곳(기시부)

시각	간상세포, 원추세포(눈)
청각	유보세포(귀)
후각	후세포(코)
미각	미뢰(혀)
평형각	삼반규관, 전정기관(내이)

03 가장 피로하기 쉬운 감각으로 맞는 것은?

① 냉각　　　② 압각　　　③ 통각
④ 후각　　　⑤ 미각

▶ - 가장 피로하기 쉬운 감각 : 후각

정답 : 1_⑤　2_⑤　3_④

04 다음 중 적응이 일어나지 않는 감각은?

① 촉각　　② 통각　　③ 온각
④ 내장감각　　⑤ 평형각

05 피부감각 수용기의 분포가 조밀한 순으로 맞게 나열된 것은?

① 온각 > 냉각 > 촉각 > 통각
② 냉각 > 통각 > 촉각 > 온각
③ 냉각 > 통각 > 온각 > 촉각
④ 통각 > 촉각 > 온각 > 냉각
⑤ 통각 > 촉각 > 냉각 > 온각

06 다음 중 수용기와 감각이 맞게 짝지어진 것은?

① 촉각 – Pacini 소체
② 압각 – Krause 소체
③ 온각 – Krause 소체
④ 냉각 – 자율신경종말
⑤ 통각 – 자율신경종말

해설
▶ 피부감각 수용기

촉각	Meissner 소체
압각	Pacini 소체
온각	Ruffini 소체
냉각	Krause 소체
통각	자율신경종말

07 피부의 구조물 중 세포의 각질화가 일어나는 층으로 맞는 것은?

① 각질층　　② 투명층　　③ 과립층
④ 가시층　　⑤ 바닥층

단원정리 문제 해설

▶ - 적응이 없는 감각 : 통각

▶ 피부감각 분포수 ($1cm^2$당)
- 통각(100개), 촉각(25개), 냉각(20개), 온각(10개)

▶ 아래 표 참조

▶ 각질층
- 세포의 각질화 층, 표면에서 박리와 탈락이 일어남.

정답 : 4_② 5_⑤ 6_⑤ 7_①

Chapter 05 감각기계 (Sense organ system)

08 이웃세포와 세포사이다리를 형성하는 층으로 맞는 것은?

① 각질층　　② 투명층　　③ 과립층
④ 가시층　　⑤ 바닥층

▶ 피부의 구조
- 각질층 : 세포의 각질화 층, 표면에서 박리와 탈락이 일어남.
- 투명층 : 광택이 나는 층
- 과립층 : 각질유리질 상의 과립 함유
- 바닥층 : 멜라닌 색소함유, 피부색 결정

09 바닥층에 대한 설명으로 맞는 것은?

① 혈관과 신경이 분포
② 각질유리 상의 과립 함유
③ 세포의 각질화가 일어남.
④ 지문 형성
⑤ 멜라닌 색소를 함유하여 피부색을 결정

▶ 피부의 구조
- 각질층 : 세포의 각질화 층, 표면에서 박리와 탈락이 일어남.
- 투명층 : 광택이 나는 층
- 과립층 : 각질유리질 상의 과립 함유
- 바닥층 : 멜라닌 색소 함유, 피부색 결정

10 피부의 기능으로 맞는 것을 모두 고르면?

가. 체온조절	나. 보호작용
다. 흡수 및 배설작용	라. 비타민 D 합성

① 가, 나, 다　　② 가, 다　　③ 나, 라
④ 라　　⑤ 가, 나, 다, 라

▶ 피부의 기능
- 장기보호, 체온조절, 감각작용, 호흡작용, 흡수 및 배설작용, 비타민 D 합성 및 저장

11 다음 중 피부의 부속기관으로 맞지 않는 것은?

① 모발　　　　② 손톱, 발톱
③ 귀밑샘　　　④ 기름샘
⑤ 젖샘

▶ 피부의 부속기관
- 모발
- 손톱, 발톱
- 땀샘
- 기름샘
- 젖샘

정답 : 8_④　9_⑤　10_⑤　11_③

12 전신의 피부에 분포하며, 체온조절 기능을 갖는 분비샘의 명칭은?

① 에크린선   ② 기름샘   ③ 아포크린선
④ 젖샘   ⑤ 혀밑샘

13 다음 중 젖샘에 대한 설명으로 맞는 것을 모두 고르면?

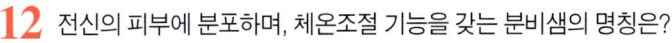

> 가. 15~20개의 젖샘엽이 모여 유방을 구성
> 나. 여성의 유방에 존재
> 다. 땀샘의 변형물
> 라. 땀을 분비

① 가, 나, 다   ② 가, 다   ③ 나, 라
④ 라   ⑤ 가, 나, 다, 라

14 다음 중 땀샘의 변형으로 만들어진 선조직은?

① 피지샘   ② 귀밑샘
③ 대한선   ④ 젖샘
⑤ 혀밑샘

15 손톱, 발톱의 구성 요소로 손상 시 생장이 불가능한 부위는?

① 손발톱 몸통   ② 손발톱 뿌리
③ 손발톱 바탕   ④ 손발톱 반달
⑤ 손발톱 바탕질

단원정리 문제 해설

▶ 에크린선(Ecrine gland)
 - 전신의 피부에 분포함. 체온조절 기능

▶ 젖샘(Mammary gland)
 - 땀샘의 변형물
 - 여성의 유방에 존재
 - 유방은 15~20개의 젖샘엽으로 구성, 젖분비 기능

▶ 젖샘(Mammary gland)
 - 땀샘의 변형물
 - 여성의 유방에 존재
 - 유방은 15~20개의 젖샘엽으로 구성, 젖분비 기능

▶ 바탕질 손상 시 손톱, 발톱의 성장 및 재생이 불가능

정답 : 12_① 13_① 14_④ 15_⑤

16 피부에서 세포분열이 일어나는 층은?

① 종자층　　② 과립층　　③ 투명층
④ 각질층　　⑤ 그물층

17 다음 중 안구벽의 바깥막을 구성하는 요소를 모두 고르면?

가. 흰자위막	나. 얼킴막
다. 맑은막	라. 그물막

① 가, 나, 다　　② 가, 다　　③ 나, 라
④ 라　　⑤ 가, 나, 다, 라

18 안구의 앞방 1/6을 차지하는 투명한 5층의 구조막은?

① 맑은막　　② 흰자위막　　③ 얼킴막
④ 그물각　　⑤ 혈관막

19 다음 중 흰자위막에 대한 설명으로 틀린 것은?

① 안구의 바깥막을 구성한다.
② 안구의 뒷방 5/6를 이룬다.
③ 불투명한 섬유막이다.
④ 눈의 색깔을 결정한다.
⑤ 안구의 흰자위 부분이다.

단원정리 문제 해설

▶ **종자층**
- 표피가 각질화되어 탈락하는 세포를 보충(세포분열이 일어남.)

▶ **안구벽**
- 얼킴막(맥락막) : 중간막(혈관막)
- 그물막(망막) : 속막(신경막)

▶ **맑은막**(각막 ; Cornea)
- 안구의 앞방 1/6을 차지하는 투명한 5층의 구조막
- 빛의 굴절체(표면이 고르지 못할 경우 난시를 초래함.)
- 혈관의 분포는 없고 신경의 분포는 있음.

▶ **흰자위막**(공막 ; Sclera)
- 안구의 뒷방 5/6을 차지하는 부분
- 불투명한 섬유막, 흰자위

정답 : 16_① 17_② 18_① 19_④

20 얼킴막에 대한 설명으로 맞는 것은?

① 빛의 굴절체이다.
② 혈관의 분포는 없고, 신경의 분포는 있다.
③ 뇌소포에서 유래한다.
④ 구면수차와 색수차 조절한다.
⑤ 멜라닌 색소를 함유하여 광선을 차단한다.

▶ 얼킴막(Choroid)
 - 흰자위막의 내면층
 - 멜라닌 색소를 함유하여 광선을 차단 → 암실 유지
 - 혈관이 풍부 → 안구 내 영양 공급

21 섬모체에 대한 설명으로 맞지 않는 것은?

① 섬모체근이 수정체의 두께를 조절
② 동공을 형성하며, 눈의 조리개 역할
③ 모양체의 수축은 수정체를 두꺼워지게 함.
④ 모양체 돌기에 섬모체근이 부착
⑤ 안방수 분비

▶ 섬모체(모양체 ; Ciliary body)
 - 섬모체근이 수정체의 두께를 조절
 - 모양체 수축 : 수정체가 두꺼워짐 → 가까운 거리 응시
 - 모양체 이완 : 수정체가 얇아짐 → 먼 거리 응시
 - 섬모체돌기 : 섬모체근이 부착, 수정체 만곡 조절, 안방수 분비

22 홍채의 기능으로 맞는 것을 모두 고르면?

| 가. 안구 내 혈액공급 | 나. 광선의 통과량을 조절 |
| 다. 안구내압 유지 | 라. 동공 형성 |

① 가, 나, 다   ② 가, 다   ③ 나, 라
④ 라   ⑤ 가, 나, 다, 라

▶ 홍채(Iris)
 - 동공 형성
 - 광선의 통과량을 조절(조리개 역할)
 - 눈의 색깔 결정
 - 구면수차와 색수차 조절

정답 : 20_⑤ 21_② 22_③

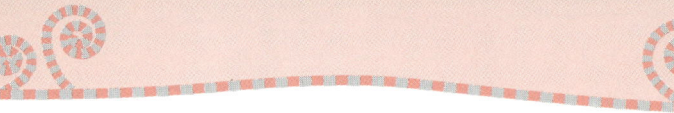

23 안구의 색을 결정하는 부분으로 맞는 것은?

① 흰자위막　　② 그물막　　③ 얼킴막
④ 조리개　　　⑤ 섬모체

24 막대세포에 대한 설명으로 맞는 것을 모두 고르면?

가. 로돕신 함유	나. 색깔을 구분
다. 역치가 낮음	라. 이상 시 색맹 유발

① 가, 나, 다　　② 가, 다　　③ 나, 라
④ 라　　　　　⑤ 가, 나, 다, 라

25 다음 중 방수에 대한 설명으로 맞지 않는 것은?

① 안구 내압을 유지　　② 과대 시 녹내장 발생
③ 홍채에서 분비　　　④ 안구에 영양공급
⑤ 안구 내부를 순환

26 볼록렌즈 형의 최대 굴절질로 혼탁 시 백내장을 유발하는 것은?

① 흰자위막　　② 방수　　③ 유리체
④ 홍채　　　　⑤ 수정체

단원정리 문제 해설

▶ 조리개(홍채)
  - 동공 형성
  - 광선의 통과량을 조절
  - 눈의 색깔 결정
  - 구면수차와 색수차 조절

▶ 원뿔세포(추상체)
  - Idopson 함유
  - 색깔을 구분
  - 역치가 높음.
  - 이상 시 색맹 유발

▶ 방수 (Aqueous humor)
  - 안구 내압 유지 및 안구(각막, 수정체)에 영양공급
  - 과다 시 안구 내압 상승, 녹내장
  - 순환 경로 : 섬모체근이 → 뒤방 → 앞방 → 홍채각막간극 → 공막정맥굴

▶ 수정체(Lens)
  - 볼록렌즈 형의 최대 굴절체
  - 모양체에 의하여 두께 조절
  - 수정체의 혼탁 : 백내장

정답 : 23_④ 24_② 25_③ 26_⑤

27 안구에서 빛의 굴절 순서로 맞는 것은?

① 각막 → 방수 → 수정체 → 망막 → 유리체
② 각막 → 방수 → 수정체 → 유리체 → 망막
③ 각막 → 수정체 → 방수 → 유리체 → 망막
④ 각막 → 수정체 → 방수 → 망막 → 유리체
⑤ 각막 → 수정체 → 유리체 → 방수 → 망막

28 이상 시 야맹증을 발생시키는 요소는?

① 각막　　　② 수정체　　　③ 방수
④ 원뿔세포　　⑤ 막대세포

29 원뿔세포의 두께를 조절하는 부위는?

① 각막　　　　　② 수정체
③ 유리체　　　　④ 섬모체
⑤ 홍채

30 수정체와 각막의 영양 공급을 담당하는 것은?

① 방수　　　② 유리체　　　③ 맥락막
④ 망막　　　⑤ 홍채

단원정리문제 해설

▶ 빛의 굴절 순서 - 각막 → 방수 → 수정체 → 유리체(초자체) → 망막

▶ 막대세포(간상체)
 - Rhodopsin 함유
 - 명암을 구별
 - 역치가 낮음.
 - 이상 시 야맹증 유발

▶ 섬모체(모양체 ; Ciliary body)
 - 섬모체근이 수정체의 두께를 조절
 - 모양체 수축 : 수정체가 두꺼워짐 → 가까운 거리 응시
 - 모양체 이완 : 수정체가 얇아짐 → 먼 거리 응시
 - 섬모체돌기 : 섬모체근이 부착, 수정체 만곡 조절, 안방수 분비

▶ 방수(Aqueous humor)
 - 안구내압 유지 및 안구(각막, 수정체)에 영양 공급

정답 : 27_② 28_⑤ 29_④ 30_①

31 원뿔세포에 대한 설명으로 맞지 않는 것은?

① Idopsin이란 물질을 가진다.
② 사물의 색을 구분한다.
③ 망막 내 감각세포이다.
④ 역치가 낮은 세포이다.
⑤ 이상 시 색맹을 유발한다.

32 녹내장의 발생과 관련이 깊은 것을 모두 고르면?

가. 홍채	나. 방수
다. 수정체	라. 유리체

① 가, 나, 다　　② 가, 다　　③ 나, 라
④ 라　　　　　⑤ 가, 나, 다, 라

33 도르래 신경이 지배하는 안구의 근육은?

① 위곧은근　② 아래곧은근　③ 가쪽곧은근
④ 아래빗근　⑤ 위빗근

해설
▶ 안구운동에 관여하는 6개 근육

눈돌림 신경	위곧은근, 아래곧은근, 안쪽직근, 아래빗근
도르래(활차) 신경	위빗근
갓돌림(외전) 신경	가쪽곧은근

단원정리 문제 해설

▶ 원뿔세포(추상체)
- Idopson 함유
- 색깔을 구분
- 역치가 높음.
- 이상 시 색맹 유발

▶ 안구 방수, 유리체
- 과다 시 안구 내압 상승, 녹내장

▶ 아래 해설 참조

정답 : 31_④ 32_③ 33_⑤

34 눈물의 배설로로 맞는 것은?

① 눈물점 → 눈물소관 → 눈물주머니 → 코눈물관 → 아래콧길
② 눈물점 → 눈물주머니 → 누소낭 → 코눈물주머니 → 아래콧길
③ 눈물점 → 눈물주머니 → 코눈물주머니 → 아래콧길 → 누소낭
④ 코눈물주머니 → 눈물주머니 → 눈물점 → 아래콧길 → 누소낭
⑤ 코눈물주머니 → 눈물점 → 눈물주머니 → 아래콧길 → 누소낭

▶ 눈물의 배설로 - 눈물점(누점) → 눈물소관(누소관) → 눈물주머니(누낭) → 코눈물관(비루관) → 아래콧길(하비도)

35 눈에서 먼지나 이물질이 머무는 부분은?

① 위눈꺼풀   ② 아래눈꺼풀
③ 결막구석   ④ 눈물기관
⑤ 아래콧길

▶ 결막
 - 안검의 뒤면과 공막의 앞면을 덮고 있는 막
 - 먼지나 이물질이 머무는 결막구석이 있음.

36 귀에 대한 설명으로 맞지 않는 것은?

① 바깥귀, 가운데귀, 속귀로 구분된다.
② 유스타키오관이 있어 가운데귀 내의 압력을 조절한다.
③ 털세포 및 귀지샘이 존재한다.
④ 가운데귀의 구조물로 반고리관이 있다.
⑤ 관자뼈 속의 S자 모양의 관인 바깥귀길이 있다.

▶ 반고리관(반규관)은 속귀의 구조물

정답 : 34_① 35_③ 36_④

Chapter 05 감각기계 (Sense organ system) | 155

37 조개껍질 모양의 탄력성 물렁뼈로 이루어진 바깥귀의 구조물은?

① 귓바퀴
② 바깥귀길
③ 고막
④ 귀속뼈
⑤ 안뜰창

▶ 귓바퀴(이개 ; auricle)
 - 조개껍질 모양의 탄력성 물렁뼈(연골)
 - 귀의 테두리를 이루며, 음파를 모음

38 고막에 대한 설명으로 맞지 않는 것은?

① 바깥귀와 가운데귀의 경계
② 피부층, 섬유층, 점막층의 3층 구조
③ 망치뼈와 연결
④ 털세포 및 귀지샘 존재
⑤ 중심부가 가운데귀 쪽으로 튀어나옴.

▶ 고막 (tympanic membrane)
 - 바깥귀(외이)와 가운데귀(중이)의 경계
 - 망치뼈(추골)와 열결
 - 이완부(상부)와 긴장부(하부)로 구분
 - 피부층, 섬유층, 점막층의 3층 구조
 - 중심부가 가운데귀 쪽으로 튀어나옴.

39 귓속뼈를 구성하는 뼈로 맞는 것을 모두 고르면?

| 가. 망치뼈 | 나. 모루뼈 |
| 다. 등자뼈 | 라. 손배뼈 |

① 가, 나, 다
② 가, 다
③ 나, 라
④ 라
⑤ 가, 나, 다, 라

▶ 귓속뼈(이소골 ; auditory assicle)
 - 고막의 진동을 증폭시켜 속귀(내이)로 전달하는 3쌍의 뼈
 - 망치뼈(추골), 모루뼈(침골), 등자뼈(등골) 순으로 배열

40 인두와 가운데귀를 연결하는 관으로 가운데귀 내 압력을 유지하는 기관은?

① 안뜰창
② 유스타키오관
③ 달팽이창
④ 귀속뼈
⑤ 막미로

▶ 귀인두관(유스타키오관, Eustachian tube)
 - 인두와 가운데귀(중이)를 연결하는 관
 - 약 4cm의 관으로 가운데귀 내 압력 유지
 - 호흡기 질환 시 가운데귀염 유발

정답 : 37_① 38_④ 39_① 40_②

41 바깥귀와 가운데귀의 경계를 이루는 귀의 구조물은?

① 고막 ② 귓속뼈 ③ 안뜰창
④ 타원창 ⑤ 반고리관

42 귓속뼈의 연결 순서로 맞는 것은?

① 고막 → 등자뼈 → 모루뼈 → 망치뼈
② 고막 → 모루뼈 → 등자뼈 → 망치뼈
③ 고막 → 모루뼈 → 망치뼈 → 등자뼈
④ 고막 → 망치뼈 → 모루뼈 → 등자뼈
⑤ 고막 → 망치뼈 → 등자뼈 → 모루뼈

43 둥근창과 안뜰창이 있는 귀의 구조물로 맞는 것은?

① 귓바퀴 ② 유스타키오관
③ 반고리관 ④ 달팽이관
⑤ 전정

44 다음 중 청각 감지를 담당하는 부분은?

① 고막 ② 코르티나선기
③ 귓속뼈 ④ 전정
⑤ 반고리관

▶ 고막 (tympanic membrane)
- 바깥귀(외이)와 가운데귀(중이)의 경계
- 망치뼈과 연결
- 이완부(상부)와 긴장부(하부)로 구분
- 피부층, 섬유층, 점막층의 3층 구조
- 중심부가 가운데귀 쪽으로 튀어나옴.

▶ 귓속뼈(이소골 ; auditory assicle)
- 고막의 진동을 증폭시켜 속귀(내이)로 전달하는 3쌍의 뼈
- 망치뼈(추골), 모루뼈(침골), 등자뼈(등골) 순으로 배열

▶ 전정 (vestibule)
- 중앙부로 둥근창(정원창)과 안뜰창(난원창)이 있음.

▶ 와우관
- 코르티나선기에서 청각을 감지

정답 : 41_① 42_④ 43_⑤ 44_②

45 다음 중 막미로에 대한 설명으로 맞는 것은?

① 가운데귀의 일부이다.
② 위치감각을 감지하는 막성 반고리관이 있다.
③ 회전감각을 감지하는 둥근주머니와 타원주머니가 있다.
④ 내림프액이 차 있다.
⑤ 신체의 균형을 담당하는 코르티나선기가 있다.

46 다음 중 평형감각을 감지하는 부분은?

① 반고리관　　　　② 전정
③ 달팽이　　　　　④ 유스타키오관
⑤ 귓속뼈

47 다음 중 미각을 담당하는 기관은?

① 안구　　② 귀　　③ 혀
④ 피부　　⑤ 코

48 맛을 감지하는 꽃봉오리 모양의 혀의 기관은?

① 반고리관　　　② 전정　　　③ 창백핵
④ 뇌하수체　　　⑤ 맛봉오리

▶ 막미로
- 둥근주머니(구형낭), 타원주머니(난형낭) : 안뜰부위(전정부), 머리의 위치감각을 감지
- 막성반고리관 : 머리의 회전감각을 감지
- 와우관 : 코르티나선기에서 청각을 감지

▶ 반고리관
- 3개의 위, 뒤, 가쪽 반고리관이 서로 직각과 팽대를 형성

▶ 맛봉오리(미뢰 ; taste buds)
- 맛을 감지하는 꽃봉오리 모양의 기관
- 혀의 유곽유두에 있으며, 인두 및 후두에도 약간 존재

▶ 맛봉오리(미뢰 ; taste buds)
- 맛을 감지하는 꽃봉오리 모양의 기관
- 혀의 유곽유두에 있으며, 인두 및 후두에도 약간 존재

정답 : 45_④ 46_① 47_③ 48_⑤

49 혀의 앞방 2/3의 미각을 지배하는 신경은?

① 고실끈신경　　　　② 목신경
③ 도르래신경　　　　④ 혀인두신경
⑤ 삼차신경

▶ 신경지배
- 고실끈신경(고삭신경 ; chorda tympanic nerve) : 혀의 앞 2/3 맛봉오리를 지배
- 혀인두신경(설인신경 ; glossopharyngeal nerve) : 혀의 뒤 1/3 맛봉오리를 지배
- 미주신경(vagus nerve) : 입천장, 인두 및 뒤통수의 맛봉오리를 지배
- 삼차신경(trigerminal nerve) : 혀의 촉각, 온도감각을 등을 지배

50 혀의 신경으로 맞게 짝지어진 것을 모두 고르면?

> 가. 고실끈신경(chorda tympanic nerve) : 혀의 앞방 2/3 맛봉오리를 지배
> 나. 혀인두신경(glossopharyngeal nerve) : 혀의 뒤방 1/3 맛봉오리를 지배
> 다. 미주신경(vagus nerve) : 입천장, 인두 및 뒤통수의 맛봉오리를 지배
> 라. 삼차신경(trigerminal nerve) : 혀의 촉각, 온도감각을 등을 지배

① 가, 나, 다　　② 가, 다　　③ 나, 라
④ 라　　　　　⑤ 가, 나, 다, 라

▶ 신경지배
- 고실끈신경(고삭신경 ; chorda tympanic nerve) : 혀의 앞 2/3 맛봉오리를 지배
- 혀인두신경(설인신경 ; glossopharyngeal nerve) : 혀의 뒤 1/3 맛봉오리를 지배
- 미주신경(vagus nerve) : 입천장, 인두 및 뒤통수의 맛봉오리를 지배
- 삼차신경(trigerminal nerve) : 혀의 촉각, 온도감각을 등을 지배

정답 : 49_①　50_⑤

Chapter 05 감각기계 (Sense organ system)

MEMO

Chapter 6
관절계

CHAPTER 06 단원정리문제 (관절계)

단원정리문제 해설

01 섬유성 결합조직으로 연결되는 부동관절은?

① 윤활막성 관절　② 연골성 관절　③ 섬유성 관절
④ 섬유결합　　　⑤ 연골결합

▶ 섬유성 관절
 - 섬유성 결합조직으로 연결되는 부동관절

02 섬유성 관절에 대한 내용으로 맞는 것을 모두 고르면?

> 가. 못움직관절
> 나. 치아와 턱뼈가 이루는 관절
> 다. 정강종아리관절
> 라. 복장갈비관절

① 가, 나, 다　② 가, 다　③ 나, 라
④ 라　　　　⑤ 가, 나, 다, 라

▶ 아래 해설 참조

해설

▶ 섬유성 관절

못박이관절(정식관절)	치아와 위턱뼈, 아래턱뼈를 이루는 관절 예 치아관절
봉합	두 뼈가 서로 맞물려서 관절을 이룸 예 머리뼈의 관절
인대결합	두 뼈가 섬유막 또는 짧은 인대로 연결 예 정강종아리관절

03 다음 중 인대결합의 예로 맞는 것은?

① 어깨관절　　　② 복장갈비관절　③ 머리뼈관절
④ 정강종아리관절　⑤ 두덩관절

▶ 인대결합
 - 두 뼈가 섬유막 또는 짧은 인대로 연결
  예 종강종아리관절(경비관절)

정답 : 1_③　2_①　3_④

04 관상봉합에 대한 설명으로 맞지 않는 것은?

① 인대결합 　② 머리뼈관절 　③ 섬유성 관절
④ 봉합 　　　⑤ 못움직관절

▶ 봉합
- 두 뼈과 서로 맞물려서 관절을 이룸
  예 머리뼈의 관절

05 연골성 관절에 대한 설명으로 맞는 것을 고르면?

> 가. 두덩뼈 관절이 해당된다.
> 나. 뼈와 뼈 사이 윤활액이 존재한다.
> 다. 연골결합과 섬유결합이 있다.
> 라. 관절이 관절주머니로 싸여 있다.

① 가, 나, 다　② 가, 다　　③ 나, 라
④ 라　　　　⑤ 가, 나, 다, 라

▶ 연골성 관절
- 뼈와 뼈 사이에 연골이 존재하는 관절
- 연골결합
- 섬유결합

06 윤활막성 관절에 대한 설명으로 맞는 것을 모두 고르면?

> 가. 관절 사이에 연골이 존재한다.
> 나. 두 뼈가 섬유막으로 연결되어 관절을 이룬다.
> 다. 못움직관절이다.
> 라. 관절주머니 속에 윤활액이 존재한다.

① 가, 나, 다　② 가, 다　　③ 나, 라
④ 라　　　　⑤ 가, 나, 다, 라

▶ 윤활막성 관절
- 뼈와 뼈 사이에 윤활액(활액)이 존재하는 가동성 관절
- 관절주머니(관절낭)로 쌓여 있음.

정답 : 4_① 5_② 6_④

07 절구관절에 대한 설명으로 맞는 것은?

① 섬유성 관절이다.
② 장축과 단축의 운동을 하는 2축성 관절이다.
③ 운동성이 큰 다축성 관절이다.
④ 절구관절의 예로 턱관절이 있다.
⑤ 절구관절의 예로 무릎관절이 있다.

08 위·아래 노자관절에 대한 설명으로 맞지 않는 것은?

① 1축성 관절이다.
② 뼈와 뼈 사이에 윤활액이 존재한다.
③ 관절주머니로 싸여 있다.
④ 관절융기(과상)관절이다.
⑤ 가동성이 있다.

09 오목테두리에 대한 설명으로 맞지 않는 것은?

① 관절안을 형성한다.
② 윤활막성 관절의 구조물이다.
③ 관절오목의 테두리를 둘러싸고 있는 연골성 테두리이다.
④ 관절의 접촉면을 넓히는 기능을 한다.
⑤ 어깨관절에서 볼 수 있다.

단원정리 문제 해설

▶ 절구(구상)관절
- 운동성이 큰 다축관절(3축 관절)
  예 어깨관절, 엉덩관절

▶ 중쇠(차축)관절
- 돌림운동을 하는 1축성 관절
  예 고리중쇠(환축)관절, 위·아래 노자(요척)관절

▶ 오목테두리(관절순)
- 관절오목을 둘러싼 연골성 테두리, 윤활막성 관절의 구조물

정답 : 7_③ 8_④ 9_①

10 윤활막성 관절을 이루고 있는 구조물로 맞지 않는 것은?

① 관절연골 ② 관절주머니 ③ 관절원반
④ 관절반월 ⑤ 척추사이원반

해설

▶ 윤활막성 관절의 구조물

관절연골	초자연골
관절주머니	관절을 싸고 있는 2겹의 막으로 관절안을 형성
관절안	관절주머니으로 형성된 공간, 윤활액이 차 있음
관절원반	관절안을 이분하는 결합조직 성분
관절반월	관절안 속의 섬유연골
오목테두리	관절오목을 둘러싼 연골성 테두리
인대	교원섬유로 구성된 결합조직, 관절의 안정성 제공

11 다음 중 연골성 관절로 맞는 것을 모두 고르면?

가. 연골결합	나. 인대결합
다. 섬유결합	라. 봉합

① 가, 나, 다 ② 가, 다 ③ 나, 라
④ 라 ⑤ 가, 나, 다, 라

12 다음 중 못움직관절에 해당하는 관절은?

① 절구관절 ② 관절융기관절 ③ 정강종아리관절
④ 평면관절 ⑤ 경첩관절

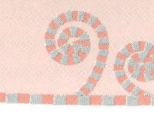

단원정리 문제 해설

▶ 아래 해설 참조

▶ 윤활막성 관절
 - 뼈와 뼈 사이에 연골이 존재하는 관절
 - 연골결합
 - 섬유결합

▶ 섬유성 관절
 - 섬유성 결합조직으로 연결되는 못움직 (부동)관절
 - 못박이관절(정식), 봉합, 인대결합이 있음.

정답 : 10_⑤ 11_② 12_③

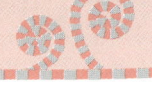
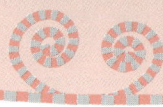

13 인체의 1축성 관절로 맞는 것을 모두 고르면?

> 가. 팔꿉관절   나. 고리중쇠관절
> 다. 무릎관절   라. 위·아래 노자관절

① 가, 나, 다 ② 가, 다 ③ 나, 라
④ 라 ⑤ 가, 나, 다, 라

14 다음 중 운동 범위가 가장 큰 관절은?

① 안장관절 ② 절구관절 ③ 중쇠관절
④ 평면관절 ⑤ 경첩관절

15 다음 중 시상면에서만 운동이 가능한 관절에 대한 설명으로 맞지 않는 것은?

① 활막성 관절이다. ② 고리중쇠관절이다.
③ 1축성 관절이다. ④ 무릎관절이 해당된다.
⑤ 관절주머니로 싸여 있다.

16 다음 중 관절주머니를 가지고 있는 관절은?

① 치아관절 ② 무릎관절 ③ 정강종아리관절
④ 두덩관절 ⑤ 복장갈비관절

단원정리 문제 해설

▶ 인체의 1축성 관절
- 경첩관절 : 펴고 굽히는 운동만 가능한 1축성 관절
  예 팔꿉(주)관절, 무릎(슬)관절, 뼈사이관절(지절간관절)
- 중쇠(차축)관절 : 돌림 운동을 하는 1축성 관절
  예 고리중쇠(환축)관절, 위·아래 노자(요척)관절

▶ 절구(구상)관절
- 운동성이 큰 다축관절(3축 관절)
  예 어깨관절, 엉덩관절

▶ 경첩(접번)관절
- 펴고 굽히는 운동만 가능한 1축성 관절
  예 고리중쇠(환축)관절, 위·아래 노자(요척)관절
  ※ 시상면에서의 운동 = 굽힘(굴곡)과 폄(신전)

▶ 무릎관절
- 뼈와 뼈 사이에 윤활액이 존재하는 가동성 관절
- 관절주머니로 싸여 있음.

정답 : 13_⑤ 14_② 15_② 16_②

17 다음 중 턱관절에 대한 설명으로 맞는 것은?

① 경첩관절이다.
② 아래턱뼈와 마루뼈로 이루어진 관절이다.
③ 뼈와 뼈 사이에 관절원반이 존재한다.
④ 관절 사이에 연골이 존재하는 연골성 관절이다.
⑤ 탈구가 거의 일어나지 않는 안정적인 관절이다.

18 턱관절을 보강하고 있는 구조물로 맞는 것은?

① 관절원반, 나비아래턱인대, 가쪽인대
② 관절원반, 붓아래턱인대, 절구가로인대
③ 나비아래턱인대, 붓아래턱인대, 오목테두리
④ 붓아래턱인대, 가쪽인대, 오목테두리
⑤ 절구가로인대, 오목테두리, 관절원반

19 고리뒤통수관절에 대한 설명으로 맞지 않는 것은?

① 척주의 관절이다.
② 제1 목뼈의 위관절 오목과 뒤통수뼈의 뒤통수오목의 관절이다.
③ 관절융기관절이다.
④ 앞뒤 운동 및 돌림운동이 일어나는 가동성이 큰 관절이다.
⑤ 앞환추후두막과 뒤환추후두막의 보강을 받는다.

단원정리문제 해설

▶ 턱(악)관절
- 구성뼈 : 아래턱뼈(하악골) 관절돌기, 관자뼈(측두골) 아래턱오목(하악와)
- 두융기(과상)관절
- 인대발달이 미약하여 탈구가 자주 일어남.
- 보강 : 관절원반, 가쪽(외측)인대, 나비아래턱(접형하악)인대, 붓아래턱(경돌하악)인대

▶ 턱(악)관절
- 보강 : 관절원반, 가쪽(외측)인대, 나비아래턱(접형하악)인대, 붓아래턱(경돌하악)인대

▶ 고리뒤통수(환추후두)관절
- 구성뼈 : 제1 목뼈(경추)의 위관절오목(상관절와), 뒤통수뼈(후두골)의 뒤통수오목(후두와)
- 관절융기(과상)관절
- 약간의 앞뒤 운동이 가능
- 보강 : 앞환추후두막, 뒤환추후두막

정답 : 17_③ 18_① 19_④

20 고리중쇠관절을 구성하는 뼈로 맞는 것을 모두 고르면?

가. 고리뼈	나. 뒤통수뼈
다. 중쇠뼈	라. 제3 목뼈

① 가, 나, 다 ② 가, 다 ③ 나, 라
④ 라 ⑤ 가, 나, 다, 라

▶ 고리뒤통수(환추후두)관절
 - 구성뼈 : 제1 목뼈(경추)의 위관절오목(상관절와), 뒤통수뼈(후두골)의 뒤통수오목(후두와)

21 머리뼈의 돌림운동을 담당하는 관절인 것은?

① 관절융기관절 ② 고리중쇠관절
③ 고리뒤통수관절 ④ 머리뼈관절
⑤ 턱관절

▶ 고리중쇠(환축)관절
 - 구성뼈 : 제1 목뼈(경추), 제2 목뼈
 - 중쇠(차축)관절
 - 머리뼈(두개골)의 돌림운동

22 고리중쇠관절에서 머리의 돌림운동을 제한하는 구조물로 맞는 것은?

① 고리십자인대 ② 덮개막
③ 날개인대 ④ 치아끝인대
⑤ 목덜미인대

▶ 아래 해설 참조

해설
▶ 윤활막성 관절의 구조물

고리십자인대	고리의 가로인대와 가로인대를 직교하는 종속
날개인대	머리의 돌림을 제한
덮개막	뒤통수뼈의 비스듬틀과 제2 목뼈 뒤모서리(후연)을 연결
치아끝인대	치아돌기 첨단에서 큰구멍 안쪽모서리(내측연)를 연결

정답 : 20_② 21_② 22_③

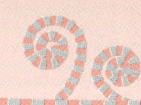

23 척주를 구성하는 척추뼈 몸통의 연결에 대한 설명으로 맞는 것을 모두 고르면?

> 가. 위·아래 관절돌기는 윤활막성 관절을 이룬다.
> 나. 척추뼈 몸통의 연골은 척추원반으로 이루어진다.
> 다. 척추원반으로 연결된 섬유연골 결합이다.
> 라. 가시끝인대는 가로돌기를 연결한다.

① 가, 나, 다　② 가, 다　③ 나, 라
④ 라　⑤ 가, 나, 다, 라

▶ 척주의 연결
- 척추뼈 몸통(추체)의 연결 : 23개의 척추원반(추간판)으로 연결되는 섬유연골 결합
- 척추뼈머리(추궁)의 연결 : 위·아래 관절돌기 사이에 존재하는 윤활막성 관절

24 복장갈비관절을 이루는 구성뼈로 맞는 것을 모두 고르면?

> 가. 갈비뼈　　　나. 망치뼈
> 다. 복장뼈　　　라. 빗장뼈

① 가, 나, 다　② 가, 다　③ 나, 라
④ 라　⑤ 가, 나, 다, 라

▶ 복장갈비(흉늑)관절
- 구성뼈 : 갈비뼈(늑골)의 갈비모서리(늑골연), 복장뼈(흉골)의 갈비패임(늑골절흔)
- 7쌍의 관절
- 보강 : 방사상 복장갈비인대

25 팔을 구성하는 관절로 맞지 않는 것은?

① 복장빗장관절　② 봉우리빗장관절
③ 어깨관절　　　④ 팔꿉관절
⑤ 엉치엉덩관절

▶ 엉치엉덩관절
- 다리관절

정답 : 23_① 24_② 25_⑤

26 팔의 관절 중 평면관절인 것을 모두 고르면?

> 가. 봉우리빗장관절　　나. 손목뼈사이관절
> 다. 복장빗장관절　　　라. 팔꿉관절

① 가, 나, 다　② 가, 다　③ 나, 라
④ 라　⑤ 가, 나, 다, 라

▶ 팔의 평면관절
- 복장빗장관절
- 봉우리빗장관절

27 갈비척추관절에 대한 설명으로 맞지 않는 것은?

① 12쌍의 갈비뼈머리관절과 12쌍의 늑골가로관절로 이루어져 있다.
② 갈비뼈머리관절은 등뼈의 갈비뼈 오목과 갈비뼈의 갈비뼈머리가 이루는 관절이다.
③ 갈비가로관절은 등뼈의 가로돌기갈비오목과 갈비뼈의 갈비뼈결절이 이루는 관절이다.
④ 등뼈와 갈비뼈가 이루는 관절이다.
⑤ 보강 구조물로 방사상인대와 갈비가로인대가 있다.

▶ 갈비척추관절(costovertebral joint)
- 구성뼈 : 등뼈(흉추)의 갈비뼈오목(늑골와), 갈비뼈(늑골)의 갈비뼈머리(늑두)
- 12쌍(갈비뼈머리 관절), 10쌍(갈비가로 관절)
※ 갈비뼈머리관절 : 등뼈의 갈비뼈오목, 갈비뼈의 갈비뼈머리, 12쌍
※ 갈비가로관절 : 등뼈의 가로돌기갈비오목(횡돌기늑골와), 갈비뼈의 갈비뼈결절, 10쌍
- 보강 : 방사상 인대, 갈비가로인대

28 다음 중 오목테두리가 존재하는 관절을 모두 고르면?

> 가. 무릎관절　　나. 팔꿉관절
> 다. 손목관절　　라. 엉덩관절

① 가, 나, 다　② 가, 다　③ 나, 라
④ 라　⑤ 가, 나, 다, 라

▶ 오목테두리(관절순)가 있는 관절
- 어깨(견)관절, 엉덩(고)관절

정답 : 26_① 27_① 28_④

29 어깨관절을 보강하는 구조물로 맞지 않는 것은?

① 부리위팔인대 ② 오목테두리
③ 위팔세갈래근 ④ 관절위팔인대
⑤ 십자인대

해설
▶ 어깨관절 보강 구조물

부리위팔인대	관절주머니 위부분
오목위팔인대	관절주머니 앞벽의 안쪽
오목테두리	관절 접촉면의 확장, 음압 형성
위팔세갈래근	어깨관절 아래부분
돌림근띠(회전근개)	가시위근, 가시아래근, 작은원근, 어깨밑근

30 팔의 관절 중 중쇄관절인 것을 고르면?

① 어깨관절 ② 손목관절
③ 몸쪽노자관절 ④ 팔꿉관절
⑤ 봉우리빗장관절

31 다음 중 노뼈 하단과 근위손목뼈로 이루어진 관절은?

① 손가락사이관절 ② 손목관절
③ 먼쪽노자관절 ④ 몸쪽노자관절
⑤ 팔노관절

32 다음 중 손의 관절에 대한 설명으로 맞지 않는 것은?

① 손목굴관절은 손목뼈 사이에 존재한다.
② 중수지절관절은 손목뼈와 첫마디뼈 사이의 관절이다.
③ 손가락뼈사이관절은 발가락뼈들 사이의 관절이다.
④ 손허리손가락관절은 두융기관절이다.
⑤ 손가락뼈사이관절은 안장관절이다.

▶ 아래 해설 참조

▶ 중쇄(차축)관절
- 돌림운동을 하는 1축성 관절
  예 고리중쇠(환축)관절, 위·아래 노자(요척)관절

▶ 손목(요수근)관절
- 구성뼈 : 노뼈(요골) 아래끝, 근위손목뼈
- 보강 : 노쪽곁(요측극)부인대, 자쪽곁(척측측부)인대, 바닥쪽손목(장측요수근)인대, 등쪽손목(배측요수근)인대

▶ 손가락뼈사이관절(지절간관절)
- 경첩관절

정답 : 29_⑤ 30_③ 31_② 32_⑤

33 임신 시 약간의 가동성을 가지는 관절로 맞는 것은?

① 엉치엉덩관절 ② 갈비척주관절
③ 두덩관절 ④ 복장갈비관절
⑤ 복장빗장관절

34 엉덩넙다리인대에 대한 설명으로 맞지 않는 것은?

① 엉덩관절의 과도한 폄을 제한한다.
② 아래앞엉덩뼈가시에서 넙다리뼈를 연결한다.
③ Y자 모양의 인대이다.
④ 엉덩관절에 안정성을 제공한다.
⑤ 넙다리뼈머리와 볼기뼈절구를 연결한다.

35 돌림근대를 구성하는 근육으로 맞는 것을 모두 고르면?

가. 가시위근	나. 가시아래근
다. 작은원근	라. 큰원근

① 가, 나, 다 ② 가, 다 ③ 나, 라
④ 라 ⑤ 가, 나, 다, 라

36 볼기뼈절구 아래면의 양쪽패임을 연결하며, 엉덩관절을 보강하는 구조물로 맞는 것은?

① 넙다리뼈머리인대 ② 엉덩넙다리인대
③ 절구가로인대 ④ 궁둥넙다리인대
⑤ 두덩넙다리인대

단원정리 문제 해설

▶ 두덩(치골)결합
- 구성뼈 : 양쪽 두덩뼈
- 섬유연골성 두덩뼈원반이 존재
- 임신 시 약간의 가동성을 가짐.
- 보강 : 위·아래 두덩뼈인대

▶ 엉덩넙다리(장골대퇴)인대
- 아래앞엉덩뼈가시(하전장골극)에서 넙다리뼈(대퇴골)를 연결하는 인대, Y자 모양의 인대(Y lig.)

▶ 돌림근띠(회전근개)
- 가시위근(극상근), 가시아래근(극하근), 작은원근(소원근), 어깨밑근(견갑하근)

▶ 절구가로(관골구횡)인대
- 볼기뼈절구(관골구) 아래(하)면의 양쪽 패임(절흔)을 연결

정답 : 33_③ 34_⑤ 35_① 36_③

37 무릎관절의 구성뼈로 맞는 것을 모두 고르면?

가. 정강뼈	나. 무릎뼈
다. 넙다리뼈	라. 종아리뼈

① 가, 나, 다　　② 가, 다　　③ 나, 라
④ 라　　　　　　⑤ 가, 나, 다, 라

38 발목관절을 보강하는 인대로 맞는 것을 모두 고르면?

가. 세모인대	나. 발꿈치종아리인대
다. 앞목말종아리인대	라. 뒤목말종아리인대

① 가, 나, 다　　② 가, 다　　③ 나, 라
④ 라　　　　　　⑤ 가, 나, 다, 라

39 무릎뼈를 보강하는 구조물과 기능이 맞지 않는 것은?

① 윤활주름 – 충격 흡수
② 뒤십자인대 – 무릎관절의 과도폄 억제
③ 무릎인대 – 무릎뼈와 정강뼈거친면을 연결
④ 앞십자인대 – 무릎관절의 과도굽힘 억제
⑤ 가쪽반달연골 – 무릎관절의 벌림 억제

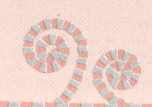

▶ 무릎(슬)관절
　- 구성뼈 : 넙다리뼈(대퇴골), 정강뼈(경골), 무릎뼈(슬개골)
　- 경첩(접번)관절

▶ 발목(거퇴)관절
　- 구성뼈 : 정강뼈(경골), 종아리뼈(비골) 아래끝, 목발뼈도르래(거골활차)
　- 경첩(접번)관절
　- 보강 : 세모(삼각)인대, 발꿈치종아리(종비)인대, 앞목말종아리(전거비)인대, 뒤목말종아리(후거비)인대

▶ 절구가로(관골구횡)인대
　- 절구 아래면의 양쪽패임을 연결

정답 : 37_① 38_⑤ 39_⑤

40 앞십자인대를 볼 수 있는 관절로 맞는 것은?

① 어깨관절 ② 먼쪽노자관절
③ 발목관절 ④ 엉덩관절
⑤ 무릎관절

▶ 앞십자인대
- 무릎의 신장 시 긴장
- 무릎관절의 과다폄 억제

41 다음 중 발의 관절이 아닌 것은?

① 발목뼈관절
② 발목발허리관절
③ 발허리발가락관절
④ 발목관절
⑤ 발가락뼈사이관절

▶ 아래 해설 참조

해설

▶ 발의 관절

발목뼈관절	발목뼈 사이의 관절
발목발허리관절	먼쪽발가락뼈와 발허리뼈 사이의 관절
발허리발가락관절	발허리뼈와 첫마디뼈 사이의 관절
발가락뼈사이관절	발가락뼈들 사이의 관절

42 다음 중 팔꿈치관절을 구성하는 관절로 모두 고르면?

> 가. 팔노관절
> 나. 팔자관절
> 다. 몸쪽노자관절
> 라. 먼쪽노자관절

① 가, 나, 다   ② 가, 다   ③ 나, 라
④ 라   ⑤ 가, 나, 다, 라

▶ 팔꿈치관절
- 구성뼈 : 위팔뼈(상완골), 노뼈(요골), 자뼈(척골)
- 구성관절 : 팔자관절, 팔노관절, 몸쪽노자관절

정답 : 40_⑤ 41_④ 42_①

Chapter 7
순환계

CHAPTER 07 단원정리문제 (순환계)

01 혈액의 기능으로 맞는 것을 모두 고르면?

> 가. 가스운반 및 기체교환 나. 영양분의 생산
> 다. 항상성 유지 라. 외분비물질 운반

① 가, 나, 다 ② 가, 다 ③ 나, 라
④ 라 ⑤ 가, 나, 다, 라

02 혈액의 특성으로 맞지 않는 것은?

① 성인에서 약 5L 정도의 혈액이 존재한다.
② 체중의 약 8~9%를 차지한다.
③ 혈구와 혈장으로 구성된다.
④ 혈액의 pH는 약 6.7이다.
⑤ 혈액의 점도는 물의 4배이다.

03 혈액에 대한 설명으로 맞지 않는 것은?

① 호르몬 운반 기능을 한다.
② 혈장의 주요 이온을 Na^+와 Cl^-가 존재한다.
③ 혈관 손상 시 지혈 기능을 한다.
④ 조직으로부터 영양분과 산소를 공급받는다.
⑤ 혈액은 혈구와 혈장 성분으로 구성된다.

단원정리 문제 해설

▶ 혈액의 기능
- 가스운반 및 기체교환
- 영양분의 흡수 및 운반, 노폐물의 배설
- 지혈작용
- 면역작용
- 전해질 및 수분 조절, 삼투압 조절
- 호르몬의 운반
- 산-염기 조절(pH 조절)
- 혈압 유지

▶ 혈액의 특성
- 성인에서 약 5~6L
- 체중의 8~9%
- pH 7.4, 점도는 물의 4배
- Hematocrit : 남성은 45%
  여성은 40%
- 혈당량 : 80~120mg/dL

▶ 혈액의 기능
- 가스운반 및 기체교환
- 영양분의 흡수 및 운반, 노폐물의 배설
- 지혈작용
- 면역작용
- 전해질 및 수분 조절, 삼투압 조절
- 호르몬의 운반
- 산-염기 조절(pH 조절)
- 혈압 유지

정답 : 1.① 2.④ 3.④

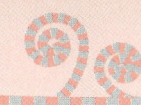

04 정상 성인의 헤마토크릿으로 맞는 것은?

① 남자 40%, 여자 35% ② 남자 45%, 여자 35%
③ 남자 45%, 여자 40% ④ 남자 55%, 여자 45%
⑤ 남자 55%, 여자 50%

▶ Hematocrit
 - 남성은 45%, 여성은 40%

05 혈액의 구성에 대한 설명으로 맞지 않는 것은?

① 혈액은 혈장과 혈구로 구성된다.
② 혈구는 혈액의 45%를 차지한다.
③ 혈장은 대부분 물로 이루어져 있다.
④ 혈구는 적혈구, 백혈구, 혈소판으로 구성된다.
⑤ 혈청에서 섬유소를 제거하면 혈장이 된다.

▶ 아래 해설 참조

해설
▶ 혈액의 구성
※ 혈청은 혈장에서 섬유소를 제외한 성분이다.

구분		종류	수	기능
혈액	혈구 (45%)	적혈구(RBC)	4.5~5.5백만	산소 운반
		백혈구(WBC)	5,000~9,000	식균 작용
		혈소판(platelet)	20만~30만	혈액응고
	혈장 (55%)	섬유소(fibrinogen)		혈액응고
		혈청(serum)		

06 혈액을 구성하는 혈구를 크기별로 맞게 나열한 것은?

① 적혈구 > 혈소판 > 백혈구 ② 적혈구 > 백혈구 > 혈소판
③ 백혈구 > 적혈구 > 혈소판 ④ 백혈구 > 혈소판 > 적혈구
⑤ 혈소판 > 백혈구 > 적혈구

▶ 혈구의 크기
 - 적혈구 > 백혈구 > 혈소판

정답 : 4_③ 5_⑤ 6_②

07 혈구에 대한 설명으로 맞지 않는 것은?

① 혈구는 혈액의 45%를 차지한다.
② 적혈구는 산소 운반 기능을 한다.
③ 혈구는 적혈구, 백혈구, 혈소판으로 구성된다.
④ 백혈구는 식균작용을 한다.
⑤ 혈소판는 혈액의 응집에 관여한다.

08 혈장 성분 중 혈액응고와 관련된 성분으로 맞는 것은?

① 혈소판　　② 응집소　　③ 섬유소
④ 혈청　　　⑤ 항체

09 헤모글로빈을 함유한 무핵성 세포로 산소 운반 기능을 가지는 혈구세포는?

① 항체　　　② 피브리노겐　　③ 혈소판
④ 적혈구　　⑤ 백혈구

10 적혈구의 특징으로 맞지 않는 것은?

① 헤모글로빈을 함유한 구형의 세포이다.
② 핵이 존재하지 않는다.
③ 수명은 120일 정도이다.
④ 산소와 결합하여 운반하는 기능을 한다.
⑤ 골수에서 생성되어 지라에서 파괴된다.

▶ 혈액응고와 응집
 - 혈액응집은 응집원(적혈구 표면의 항원)과 응집소(혈장 속 항체)의 항원 항체반응이다.
 - 혈소판은 효소(트롬보키나제)를 통한 혈액응고에 관여한다.

▶ 혈액의 구성
 - 혈구 : 혈소판 → 혈액응고
 - 혈장 : 섬유소 → 혈액응고

▶ 적혈구
 - 헤모글로빈을 함유한 무핵성 세포

▶ 적혈구
 - 헤모글로빈을 함유한 무핵성 세포
 - 가운데가 얇은 원반 모양
 - 생성 : 적색골수의 혈구모세포
 - 파괴 : 간, 지라(비장), 골수의 세망내피세포에 의해 분해되어 빌리루빈 생성
 - 적혈구의 대부분은 지라에서 파괴
 - 수명 : 120일

정답 : 7_⑤　8_③　9_④　10_①

11 적혈구의 조혈인자로 맞는 것을 모두 고르면?

> 가. Erythropoietin   나. REF
> 다. 엽산   라. Renin

① 가, 나, 다   ② 가, 다   ③ 나, 라
④ 라   ⑤ 가, 나, 다, 라

12 적혈구의 생성과 파괴에 대한 내용으로 맞지 않는 것은?

① 적혈구는 적색골수의 혈구모세포에서 생성된다.
② 간, 지라, 골수에서 파괴된다.
③ 파괴된 적혈구는 빌리루빈을 생성한다.
④ 혈중 빌리루빈 농도가 낮은 경우 황달이 발생한다.
⑤ 적혈구의 대부분은 지라에서 파괴된다.

13 적혈구에서 산소와 결합하여 산소 운반 기능을 갖는 물질로 맞는 것은?

① Platelet   ② Heme   ③ Globin
④ Bilirubin   ⑤ Hemoglobin

14 헤모글로빈에 대한 설명으로 맞지 않는 것은?

① 하나의 헤모글로빈은 1개의 헴과 4개의 글로빈으로 구성된다.
② 헤모글로빈 농도는 12~16g/mL이다.
③ 적혈구 하나에 2~3억개 정도 존재한다.
④ 철 성분을 함유하여 붉은 빛을 띤다.
⑤ 산소포화도는 이산소탄소 분압이 낮을 때 높다.

단원정리문제 해설

▶ 적혈구 조혈인자
- erythropoietin, 조직의 산화작용, REF, Vit. B_{12}, 단백질, 엽산

▶ 적혈구 생성, 파괴
- 생성 : 적색골수의 혈구모세포
- 파괴 : 간, 지라, 골수의 세망내피세포에 의해 분해되어 빌리루빈 생성
- 적혈구의 대부분은 지라(비장)에서 파괴
- 황달 : 혈중 빌리루빈 농도가 2mg/100mL 이상인 경우

▶ 헤모글로빈
- 4개의 heme과 1개의 globin으로 구성
- 헤모글로빈 농도 : 12~16g/mL
- 적혈구 하나에 2~3억개 존재
- 철 성분 함유
- 산소포화도는 산소 분압이 높고 이산화탄소 분압이 낮을 때 높다.

▶ 헤모글로빈
- 4개의 heme과 1개의 globin으로 구성
- 헤모글로빈 농도 : 12~16g/mL
- 적혈구 하나에 2~3억개 존재
- 철 성분 함유
- 산소포화도는 산소 분압이 높고 이산화탄소 분압이 낮을 때 높다.

정답 : 11_① 12_④ 13_⑤ 14_①

15 백혈구에 대한 설명으로 맞지 않는 것은?

① 아메바 운동을 하는 세포이다.
② 핵이 존재한다.
③ 스스로 세포분열이 가능하다.
④ 과립구와 무과립구로 구분한다.
⑤ 조직에서 4~5일 정도 살 수 있다.

16 자가면역 질환 시 증가하는 과립형 백혈구로 맞는 것은?

① 중성구　　② 호산구　　③ 호염기구
④ 림프구　　⑤ 단핵구

17 헤파린과 히스타민을 함유하며, 혈액응고 방지 기능을 갖는 백혈구로 맞는 것은?

① 중성구　　② 호산구　　③ 호염기구
④ 림프구　　⑤ 단핵구

18 다음 중 백혈구의 종류와 기능으로 맞게 연결된 것을 고르면?

① 중성구 - 식균작용, 급성 염증 시 증가
② 호산구 - 항체 생성
③ 호염기구 - 기생충 감염 시 증가
④ 림프구 - 자가면역 질환 시 증가
⑤ 단핵구 - 알레르기 질환 시 증가

단원정리 문제 해설

▶ 백혈구
- 유핵세포
- 운동성을 가짐(아메바 운동)
- 수명 : 과립구(혈중에서 4~8시간, 조직에서 4~5일), 림프구(100~300일)
- 과립구와 무과립구로 구분

▶ 백혈구
- 호산구 : 알레르기 질환, 기생충 감염, 자가면역 질환 시 증가

▶ 호염기구
- 헤파린, 히스타민 함유
- 혈액응고 방지

▶ 백혈구의 기능
- 림프구 : 면역반응, 항체 형성
- 단핵구 : 강한 식균작용, 만성 염증 시 증가, 가장 큰 혈액세포, 대식세포로 변화

정답 : 15_③ 16_② 17_③ 18_①

19 가장 큰 혈구세포로 만성 염증 시 증가하며, 강한 식균작용을 갖는 혈구세포로 맞는 것은?

① 적혈구 ② 혈소판 ③ 림프구
④ 단핵구 ⑤ 호염기구

20 직경 2~4 μm의 혈구세포로 혈액응고에 관여하는 것은?

① 혈청 ② 백혈구 ③ 헤모글로빈
④ 적혈구 ⑤ 혈소판

21 혈소판에 대한 설명으로 맞지 않는 것은?

① 혈액응고에 관여한다.
② 혈소판 파괴 시 트롬보키나제가 유리된다.
③ 간과 지라의 대식세포에 의해 제거된다.
④ 평균 수명은 100일 정도이다.
⑤ 골수의 거대핵세포에서 유리된다.

22 혈액에서 혈구를 제외한 성분으로 맞는 것은?

① 혈청 ② 혈장 ③ 조직액
④ 림프액 ⑤ 체액

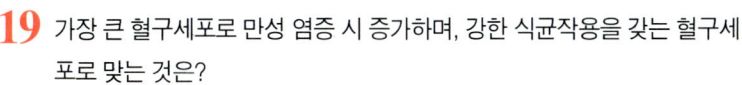

▶ 백혈구의 기능
- 림프구 : 면역 반응, 항체 형성
- 단핵구 : 강한 식균작용, 만성 염증 시 증가, 가장 큰 혈구세포, 대식세포로 변화

▶ 혈소판
- 직격 2~4 μm의 무핵세포
- 혈액 1mm³ 속에 약 30만개 존재
- 혈액응고에 관여

▶ 혈소판
- 직격 2~4 μm의 무핵세포
- 혈액 1mm³ 속에 약 30만개 존재
- 혈액응고에 관여
※ 혈소판 파괴 시 트롬보플라스틴(트롬보키나제) 유리, 혈액응고
- 평균 수명 10일
- 골수의 거대핵세포에서 유래
- 간, 지라, 골수에 있는 대식세포에 의해 제거

▶ 혈장
- 혈액에서 혈구 성분을 제외한 액체 성분

정답 : 19_④ 20_⑤ 21_④ 22_②

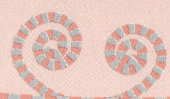

23 피브리노겐에 대한 설명으로 맞는 것을 모두 고르면?

> 가. 간에서 생산된다.
> 나. 피브린으로부터 생성된다.
> 다. 혈액응고 기능을 한다.
> 라. 면역기전에 관여한다.

① 가, 나, 다　② 가, 다　③ 나, 라
④ 라　⑤ 가, 나, 다, 라

▶ 피브리노겐
 - 간에서 생산
 - 피브린의 전구물질
 - 혈액응고에 관여

24 혈장에 대한 설명으로 맞지 않는 것은?

① 혈액의 55%를 차지한다.
② 물, 혈장 단백질, 포도당, 기타 물질로 이루어진다.
③ 혈장 단백질로 알부민, 글로불린, 혈청이 있다.
④ 피브리노겐이 있어 혈액응고 기능을 갖는다.
⑤ 혈액의 물질운반 기능을 한다.

▶ 혈장
 - 혈액에서 혈구 성분을 제외한 액체 성분
 - 혈액의 55%
 - 물(90%), 혈장 단백질(7%), 기타 물질로 구성
 - 혈장 단백질 : 알부민, 피브리노겐, 글로불린

25 혈장 단백질로 림프구에서 생성, 면역기전에 관여하는 성분은?

① 혈소판　② 알부민　③ 피브린
④ 글로불린　⑤ 피브리노겐

▶ 글로불린
 - 림프구에서 생산, 면역기전에 관여

정답 : 23_② 24_③ 25_④

26 혈장의 기능으로 맞지 않는 것은?

① pH 완충작용　　② 항체 형성
③ 물질운반　　　　④ 혈액의 점성 유지
⑤ 혈구 생성

▶ 혈장의 기능
- 삼투압 유지, pH 완충작용, 항체 형성, 물질운반, 영양물질, 혈액의 점성 유지, 혈액응고

27 혈장 단백질 중 교질삼투압 조절에 관여하는 성분으로 맞는 것은?

① 헤모글로빈　　② 알부민　　③ 글로불린
④ 피브린　　　　⑤ 피브리노겐

▶ 알부민
- 간에서 생산, 생체 교질삼투압 조절

28 ABO식 혈액형에 대한 설명으로 맞지 않는 것은?

① 적혈구 세포막에 항원과 혈장 속 항체의 반응에 따른 분류이다.
② A, B, AB, O형으로 분류한다.
③ 응집원은 A, B 응집소는 α, β, δ가 있다.
④ 응집원과 응집소의 응집반응으로 혈액형을 구분한다.
⑤ O형은 모든 혈액형으로의 수혈이 가능하다.

▶ ABO식 혈액형
- 적혈구 세포 막에 있는 항원(응집원)과 혈장 속 항체(응집소)의 항원-항체반응에 따른 분류
- 응집원(A, B), 응집소(α, β)
- 혈액형 : A, B AB, O
- 혈액 응집반응
- 응집소 δ는 Rh식 혈액형의 응집소이다.

정답 : 26_⑤ 27_② 28_③

29 다음 중 Rh 혈액형에 대한 설명으로 맞지 않는 것은?

① Rh 항체에 대한 응집소 δ의 응집반응으로 구분한다.
② Rh⁺형과 Rh⁻형이 있다.
③ Rh⁻형에서 Rh⁺형으로의 수혈은 가능하다.
④ Rh⁻형의 여자가 Rh⁺ 아이를 첫번째 임신한 경우 적아세포증이 나타난다.
⑤ Rh⁻형의 여자와 Rh⁺형의 남자가 결혼한 경우 적아세포증이 나타날 수 있다.

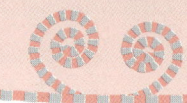

▶ Rh 혈액형
- Rh 항체에 대한 응집소 δ의 응집반응으로 구분
- Rh⁺형과 Rh⁻형이 있음.
- 적아세포증 : Rh⁻ 혈액형의 산모가 Rh⁺ 태아를 임신한 경우 응집소 δ가 생성되고, 두 번째 Rh⁺ 태아 임신 시 첫 번째 임신으로 생긴 응집소 δ에 의해 두 번째 태아는 유산 또는 사산

30 지혈의 국소적 혈관 수축의 단계로 맞는 것을 모두 고르면?

> 가. 혈소판이 손상된 혈관 주변에 부착
> 나. 손상 부위 주변 혈관의 수축
> 다. 혈소판에서 트롬보키나제 유리
> 라. 혈관 수축 물질의 분비로 손상된 혈관이 수축

① 가, 나, 다　② 가, 다　③ 나, 라
④ 라　⑤ 가, 나, 다, 라

▶ 국소적 혈관 수축
- 손상된 부위 주변의 혈관 수축
- 혈관 수축 물질의 분비로 손상된 혈관 수축

31 지혈에 대한 설명으로 맞지 않는 것은?

① 항원 항체반응이다.
② 효소에 의해 진행된다.
③ 국소적 혈관 수축, 혈소판 부착, 혈액응고 순으로 진행된다.
④ 혈구 성분 중 혈소판의 기능이 중요하다.
⑤ 혈장 성분 중 피브리노겐의 기능이 중요하다.

▶ 혈액응고
- 혈소판에서 트롬보플라스틴 유리
- 트롬보플라스틴에 의해 프로트롬빈이 트롬빈으로
- 트롬빈에 의해 피브리노겐이 피브린으로
- 피브린과 결구가 엉켜서 혈병 형성
※ 혈액응고 후 혈구와 피브린 결합하여 혈병을 형성하고 혈장은 피브리노겐이 제거되어 혈청이 된다.

정답 : 29_④　30_③　31_①

32 혈액응고 기전에 대한 설명으로 맞지 않는 것은?

① 혈소판에서 트롬보플라스틴이 분비된다.
② 트롬로플라스틴에 의해 프로트롬빈이 트롬빈으로 변한다.
③ 피브리노겐이 피브린에 의해 피브린으로 변한다.
④ 피브린이 혈구 성분과 만나 혈병을 형성한다.
⑤ 응고된 혈액에는 고체 성분의 혈병과 액체 성분의 혈장이 존재한다.

33 혈액응고 방지 방법으로 맞는 것을 모두 고르면?

> 가. 거머리의 히루딘 성분을 이용
> 나. 헤파린 투여
> 다. 저온 처리
> 라. 옥살산나트륨 또는 시트르산나트륨 첨가

① 가, 나, 다   ② 가, 다   ③ 나, 라
④ 라   ⑤ 가, 나, 다, 라

34 면역에 대한 설명으로 맞지 않는 것은?

① 외부에서 침입한 이물질에 대한 저항을 말한다.
② 항원으로는 세균과 바이러스 등이 있다.
③ 항체는 항원과 결합하여 항원 항체반응을 일으킨다.
④ T림프구는 체액성 면역에 관여한다.
⑤ B림프구는 항체에 의한 면역에 관여한다.

단원정리 문제 해설

▶ **혈액응고**
- 혈소판에서 트롬보플라스틴 유리
- 트롬보플라스틴에 의해 프로트롬빈이 트롬빈으로
- 트롬빈에 의해 피브리노겐이 피브린으로
- 피브린과 결구가 엉켜서 혈병 형성
※ 혈액응고 후 혈구와 피브린 결합하여 혈병을 형성하고 혈장은 피브리노겐이 제거되어 혈청이 된다.

▶ **혈액응고 방지**
- 저온 보관 : 트롬보키나제(효소) 활성을 억제
- 옥살산나트륨, 시트르산나트륨 첨가 : 칼슘 이온 제거
- 헤파린, 히루딘 첨가 : 트롬빈 억제
- 막대로 저어주기 : 피브린 제거

▶ **면역**
- 외부에서 침입한 이물질에 대한 저항
- 항원 : 개체에 면역반응을 일으킨 원인 물질(세균, 바이러스 등)
- 항체 : 체내에 들어온 항원과 결합하여 항원 항체반응을 일으킴.
- T림프구 : 세포성 면역, lymphokine에 의한 활성
- B림프구 : 체액성 면역, Ig(항체)에 의한 면역

정답 : 32_⑤   33_⑤   34_④

35 B림프구에 의한 면역에 대한 설명으로 맞는 것을 모두 고르면?

> 가. B림프구는 적색골수에서 생성된다.
> 나. B림프구는 plasma cell과 memory cell로 분화된다.
> 다. Ig에 의한 면역작용을 한다.
> 라. 세포성 면역을 한다.

① 가, 나, 다   ② 가, 다   ③ 나, 라
④ 라   ⑤ 가, 나, 다, 라

해설

▶ T림프구, B림프구

분류	T림프구	B림프구
생성	적색골수 ※ 가슴샘(흉선)에서 분화	적골수
종류	Helper T-cell, Cytotoxin Tcell, Suppressor Tcell	Plasma cell, Memory B-cell
기능	- 세포성 면역 - lymphokine에 의한 활성	- 체액성 면역 - Ig(항체)에 의한 면역

36 태반을 통과하여 태아를 보호하는 기능을 하는 면역 글로불린으로 맞는 것은?

① IgG   ② IgA   ③ IgM
④ IgD   ⑤ IgE

37 B - cell에 의한 항원 인식 기능을 하는 면역 글로불린은?

① IgG   ② IgA   ③ IgM
④ IgD   ⑤ IgE

▶ 아래 해설 참조

▶ IgG
 - 가장 많음
 - 태반 통과(태아 보호)
 - 2차 면역반응
 - 세균, 바이러스에 작용

▶ IgD
 - B-cell에 의한 항원 인식 기능

정답 : 35_① 36_① 37_④

38 천식, 알레르기 등 과민성 반응에서 증가하는 면역 글로불린으로 맞는 것은?

① IgG ② IgA ③ IgM
④ IgD ⑤ IgE

▶ IgE
- 호염구와 비만세포에서 분비
- 천식 및 알러지 등의 과민성 반응

39 면역 글로불린과 특징으로 맞게 연결된 것은?

① IgG : 가장 풍부한 면역 글로불린
② IgA : 천식 및 알러지 반응과 관련
③ IgM : 점막을 통해 배출
④ IgD : 호염구와 비만세포에서 분비
⑤ IgE : 감염 초기에 배출

▶ Ig(항체)
- IgA
  • 타액이나 기관지 점막의 상피세포에서 분비
  • 점막을 통한 감염 예방
  • 세균, 바이러스에 작용
- IgM : 1차 면역 반응, 감염 초기에 방출
- IgD : β-Cell에 의한 항원 인식 기능
- IgE : 호염구와 비만세포에서 분비, 천식 및 알러지 등의 과민성 반응

40 점막의 상피세포에서 분비되며, 점막을 통한 감염을 예방하는 항체는?

① IgG ② IgA ③ IgM
④ IgD ⑤ IgE

▶ IgA
- 타액이나 기관지 점막의 상피세포에서 분비
- 점막을 통한 감염 예방
- 세균, 바이러스에 작용

41 혈류 저항이 큰 순서대로 맞게 연결된 것은?

① 소동맥 〉 모세혈관 〉 대동맥 〉 소정맥
② 소동맥 〉 모세혈관 〉 소정맥 〉 대동맥
③ 모세혈관 〉 소정맥 〉 소동맥 〉 대동맥
④ 소정맥 〉 모세혈관 〉 대동맥 〉 소정맥
⑤ 소정맥 〉 모세혈관 〉 소정맥 〉 대동맥

▶ 혈류 저항
- 혈류 저항 : 소동맥 〉 모세혈관 〉 대동맥 〉 소정맥

정답 : 38_⑤ 39_① 40_② 41_①

42 안정 시 혈류량 분포가 가장 많은 기관으로 맞는 것은?

① 뇌　　　　　② 간　　　　　③ 콩팥
④ 내장기관　　⑤ 관상동맥

▶ 안정 시 혈류량 분포
- 뼈대근육(25%), 콩팥(25%), 배내장(15%), 간(10%), 뇌(8%), 관상혈관(4%), 기타(13%)

43 휴식 시 정상 혈압으로 맞는 것은?

① 180mmHg (수축기), 100mmHg (이완기)
② 160mmHg (수축기), 100mmHg (이완기)
③ 140mmHg (수축기), 100mmHg (이완기)
④ 130mmHg (수축기), 90mmHg (이완기)
⑤ 120mmHg (수축기), 80mmHg (이완기)

▶ 혈압
- 120mmHg(수축기)
- 80mmHg(이완기)

44 혈액이 혈관에 미치는 힘은?

① 혈압　　　　② 맥압　　　　③ 팽압
④ 삼투압　　　⑤ 정수압

▶ 혈압
- 혈액이 혈관에 미치는 힘

45 수축기 혈압이 130mmHg, 이완기 혈압이 100mmHg일 때 맥압은 얼마인가?

① 130mmHg　　② 100mmHg　　③ 230mmHg
④ 30mmHg　　　⑤ 50mmHg

▶ 맥압
- 최고 혈압 - 최저 혈압

정답 : 42_③ 43_⑤ 44_① 45_④

46 혈압 조절에 대한 설명으로 맞지 않는 것은?

① 신경성 조절과 액성 조절이 있다.
② 액성 조절은 콩팥에서 분비되는 renin이 대표적 물질이다.
③ 신경성 조절은 느리지만 지속적인 효과를 가진다.
④ 심장의 촉진은 교감신경이 관여한다.
⑤ 숨뇌는 심장 조절과 혈관운동 조절의 중추이다.

47 심장에 대한 설명으로 맞지 않는 것은?

① 가로막위 3~6 갈비연골 사이에 위치한다.
② 2/3가 왼쪽으로 치우쳐져 있다.
③ 수축 주기 0.8초이다.
④ 숨뇌의 자극으로 심장박동 생성한다.
⑤ 1회 박출량 70mL이다.

48 심장의 양육 혈관으로 맞는 것은?

① 종격동맥 ② 심장동맥
③ 팔머리동맥 ④ 원위동맥
⑤ 온간동맥

▶ 혈압 조절
- 신경성 조절 : 신속하고 강력함. 심장의 촉진·억제(교감·부교감), 숨뇌(연수)는 심장 조절과 혈관 운동 조절의 중추
- 액성 조절 : 콩팥(레닌을 분비하여 혈관 수축, 혈압 상승), 부신겉질 호르몬

▶ 심장
- 세로사이막 내 장기
- 가로막위 3~6번째 갈비연골(늑연골) 사이에 위치
- 2/3가 왼쪽으로 치우쳐져 있음.
- 심장 주기 : 0.8초
- 심장 조절의 중추 : 숨뇌(연수)
- 심장 양육혈관 : 심장동맥(심실 이완 시 혈액 유입)
- 판막 : 역류 방지

▶ 심장동맥
- 심장에 혈액을 공급하는 동맥
- 대동맥의 첫 번째 가지

정답 : 46. ③ 47. ④ 48. ②

49 심장의 판막에 대한 설명으로 맞는 것을 모두 고르면?

> 가. 혈액의 역류를 막아준다.
> 나. 삼첨판막은 오른심방과 왼심방 사이에 존재한다.
> 다. 반달판막은 심실과 동맥 사이에 존재한다.
> 라. 승모판막은 오른심실과 왼심실 사이에 존재한다.

① 가, 나, 다 ② 가, 다 ③ 나, 라
④ 라 ⑤ 가, 나, 다, 라

▶ 판막
- 역류 방지 기능
- 삼첨판막 : 오른방실구
- 이첨판막(승모판막) : 왼방실구
- 반달판막(반월판막) : 허파동맥판, 대동맥판

50 심장 수축 주기에 대한 설명으로 맞는 것을 고르면?

① 수축 주기는 1.8초
② 심방 수축기, 심실 수축기, 심실 확장기로 구성
③ 심방 수축기는 1.1초
④ 심실 수축기는 0.7초
⑤ 심실 확장기는 0.24초

▶ 심장 주기
- 0.8초
- 심방 수축기(0.11초), 심실 수축기(0.27초), 심실 확장기(0.42초)

51 Starling의 심장 법칙으로 맞는 것은?

① 심장이 뿜어내는 혈액의 양은 심근섬유의 스트레칭 정도에 따라 결정된다.
② 혈액 속 이산화탄소 농도 증가 시 심박수 증가한다.
③ 심한 통각 자극 시 심박수 증가한다.
④ 흡식 시에 심박수가 증가하고, 호식 시에 심박수 감소한다.
⑤ 내장신경의 흥분 시 심박수 감소한다.

▶ Starling의 심장 법칙
- 심장이 뿜어내는 혈액의 양은 심근섬유의 스트레칭 정도에 따라 결정

정답 : 49_② 50_② 51_①

52 심장의 흥분전도에서 자극의 시작점으로 맞는 것은?

① 숨뇌 ② 동굴심방결절
③ 방실결절 ④ 왼·오른가지
⑤ 푸르키니에 섬유

▶ 흥분전도계
 - 동굴심방결절 : 자극의 시작점
 - 방실결절 : 활동전압이 가장 느린 곳, 기능장애가 많음.

53 다음 중 동굴심방결절에 대한 설명으로 맞는 것을 모두 고르면?

> 가. 심장 자극의 시작점
> 나. 기능장애가 많이 발생
> 다. Pacemaker
> 라. 일차적으로 심실의 수축을 유도

① 가, 나, 다 ② 가, 다 ③ 나, 라
④ 라 ⑤ 가, 나, 다, 라

▶ 아래 해설 참조

해설

▶ 흥분전도계

- 동굴심방결절(S-Anode) : 자극의 시작점, pacemaker
- 방실결절(A-Vnode) : 활동전압이 가장 느린곳, 기능장애가 많음
- 방실속(A-Vbundle)
- 왼·오른가지
- 푸르키니에 섬유 → 심실근 수축 → 심실 수축

54 심장의 흥분전도 속도가 가장 느린 곳은?

① 숨뇌 ② 동방결절 ③ 방실결절
④ 왼·오른가지 ⑤ 푸르키니에 섬유

해설

▶ 흥분전도계

- 동굴심방결절(S-Anode) : 자극의 시작점, pacemaker
- 방실결절(A-Vnode) : 활동전압이 가장 느린 곳, 기능장애가 많음
- 방실속(A-Vbundle)
- 왼·오른가지
- 푸르키니에 섬유 → 심실근 수축 → 심실 수축

▶ 아래 해설 참조

정답 : 52_② 53_② 54_③

55 심장막에 대한 설명으로 맞지 않는 것은?

① 심장을 싸고 있는 주머니이다.
② 벽쪽심장막과 내장쪽심장막으로 구성되어 있다.
③ 벽쪽심장막과 내장쪽심장막 사이에 공간 존재한다.
④ 심낭강에 심낭액이 들어 있다.
⑤ 심낭은 심장운동 시 마찰을 크게 하는 역할을 한다.

해설

▶ 심장막
 - 심장을 싸고 있는 주머니

벽쪽심장막	심장막의 겉부분
내장쪽심장막	속면을 덮고 있는 막

• 심낭강 : 두 막 사이의 간격, 심낭액이 들어있어 심장 운동 시 마찰을 경감시킴.

56 심장의 구조에 대한 설명으로 맞지 않는 것은?

① 심방은 심장의 윗부분에 위치한다.
② 심실은 심장의 아랫부분에 위치한다.
③ 심장의 벽은 심내막, 심근층, 심외막으로 구성되어 있다.
④ 왼심실로부터 대동맥이 뻗어나온다.
⑤ 왼심실의 벽이 가장 얇다.

57 오른심방으로 출입하는 혈관에 대한 설명으로 맞는 것을 모두 고르면?

가. 심장정맥이 나온다.
나. 아래대정맥이 들어간다.
다. 허파동맥이 나온다.
라. 위대정맥이 들어간다.

① 가, 나, 다 ② 가, 다 ③ 나, 라
④ 라 ⑤ 가, 나, 다, 라

▶ 아래 해설 참조

▶ 심장
 - 심방(윗부분), 심실(아랫부분)
 - 심방중격, 심실중격에 의해 왼·오른쪽으로 나뉨.
 - 오른심방 : 위대정맥, 아래대정맥, 관상정맥이 들어감.
 - 왼심방 : 허파정맥이 들어감.
 - 오른심실 : 허파동맥이 나옴.
 - 왼심실 : 대동맥이 나옴.

▶ 오른심방
 - 위대정맥, 아래대정맥, 심장정맥이 들어감.

정답 : 55_⑤ 56_⑤ 57_③

58 삼첨판에 대한 설명으로 맞는 것을 모두 고르면?

> 가. 오른심방과 오른심실 사이에 위치한다.
> 나. 동맥에서 심실로 혈액의 역류를 막는다.
> 다. 심실에서 심방으로 혈액의 역류를 막는다.
> 라. 허파동맥과 대동맥의 시작부에 위치한다.

① 가, 나, 다 ② 가, 다 ③ 나, 라
④ 라 ⑤ 가, 나, 다, 라

59 왼심방과 왼심실 사이에 위치하며, 심실에서 심방으로 혈액의 역류를 막아주는 구조물로 맞는 것을 모두 고르면?

> 가. 삼첨판막 나. 왼방실판막
> 다. 반달판막 라. 왼방실판막

① 가, 나, 다 ② 가, 다 ③ 나, 라
④ 라 ⑤ 가, 나, 다, 라

60 심장 수축을 일으키는 박동원으로 맞는 것은?

① 방실결절 ② 푸르키니에 섬유 ③ 방실다발
④ A-V node ⑤ S-A node

▶ 삼첨판
- 오른심방과 오른심실 사이에 위치, 심실에서 심방으로 혈액의 역류를 막음.

▶ 이첨판(승모판)
- 왼심방과 왼심실 사이에 위치, 심실에서 심방으로 혈액의 역류를 막음.

▶ 동굴심방결절(S-Anode)
- 위대정맥의 오른심방 유입부(오른심방벽)에 위치
- 심장 수축을 일으키는 자극의 근원, pacemaker

정답 : 58_② 59_③ 60_⑤

61 방실결절에 대한 설명으로 맞는 것을 모두 고르면?

> 가. 왼심방벽에 위치한다.
> 나. Pacemaker이다.
> 다. 활동전압의 전도 속도가 가장 빠르다.
> 라. 기능장애 발생이 흔하다.

① 가, 나, 다 ② 가, 다 ③ 나, 라
④ 라 ⑤ 가, 나, 다, 라

62 방실지연에 대한 설명으로 맞는 것을 모두 고르면?

> 가. A-V node에서 발생한다.
> 나. 심장 전체의 동시 수축을 막는 역할을 한다.
> 다. 전도 속도는 0.2m/s이다.
> 라. 심방과 심실의 교대 수축을 만든다.

① 가, 나, 다 ② 가, 다 ③ 나, 라
④ 라 ⑤ 가, 나, 다, 라

63 방실다발에 대한 설명으로 맞는 것을 모두 고르면?

> 가. 위대정맥의 오른심방 유입부에 위치한다.
> 나. 방실결절에서 시작된 섬유다발이다.
> 다. 심장 수축을 일으키는 자극의 근원이다.
> 라. 왼·오른쪽으로 나뉘어 가지를 내어 푸르키네 섬유와 연결된다.

① 가, 나, 다 ② 가, 다 ③ 나, 라
④ 라 ⑤ 가, 나, 다, 라

▶ 방실결절(A-Vnode)
- 오른심방벽에 위치
- 기능장애 발생이 많음.
- 활동전압의 전도 속도가 느림.
- 방실지연 발생
- 심방과 심실의 동시 수축을 막음, 0.2m/sec

▶ 모두 맞는 내용임.
- 심방과 심실의 동시 수축을 막음.
- 0.2m/sec

▶ 방실다발(속)
- 방실결절에서 시작된 섬유다발
- 왼·오른쪽으로 나뉘어 가지를 내어 푸르키네 섬유와 연결

정답 : 61_④ 62_⑤ 63_③

64 심전도 그래프에서 PR 간격이 의미하는 것으로 맞는 것을 모두 고르면?

> 가. 심방의 재분극
> 나. 심방의 탈분극
> 다. 심실의 재분극
> 라. A-V node를 통한 전도

① 가, 나, 다   ② 가, 다   ③ 나, 라
④ 라   ⑤ 가, 나, 다, 라

▶ PR 간격
 - 심방탈분극, AV node를 통한 전도

65 심전도 그래프 상의 각 구간이 의미하는 것으로 맞지 않는 것은?

① P파 : 심방의 수축
② QRS파 : 심실의 이완
③ T파 : 심실의 재분극
④ PR 간격 : 심실탈분극
⑤ QT 간격 : 심실탈분극, 심실재분극

▶ 심전도
 - P파 : 심방의 탈분극(심방 수축)
 - QRS파 : 심실의 탈분극(심실 수축)
 - T파 : 심실의 재분극

66 대정맥 압력 상승 시 심박수가 증가하는 현상은?

① 베인브리지 반사   ② 목동맥 소체반사
③ 감각 자극반사   ④ 아쉬너 반사
⑤ 골즈 반사

▶ 베인브리지 반사(Bainbridge reflex)
 - 심장, 대정맥 압력 상승 시 심박수 증가

정답 : 64_③ 65_② 66_①

67 아쉬너 반사에 대한 설명으로 맞는 것은?

① 안구 압박 시 심장박수 감소
② 흡식 시 심장박수 증가
③ 심한 통각 자극 시 심장박수 증가
④ 혈압 상승 시 심장박수 감소
⑤ 혈중 CO_2농도 증가 시 심장박수 증가

68 제1 심장음에 대한 설명으로 맞는 것을 모두 고르면?

> 가. 짧고 고음이다.
> 나. 어린이, 젊은 사람에서 들린다.
> 다. 반달판막이 닫힐 때 들린다.
> 라. 길고 저음이다.

① 가, 나, 다   ② 가, 다   ③ 나, 라
④ 라   ⑤ 가, 나, 다, 라

69 내장신경 흥분 시 심박수가 감소하는 현상으로 맞는 것은?

① 대동맥 신경반사   ② 목동맥 소체반사
③ 골즈 반사   ④ 호흡반사
⑤ 감각 자극반사

70 반달판막이 닫힐 때 들리는 심음으로 맞는 것은?

① 제 1심음   ② 제 2심음   ③ 제 3심음
④ 제 4심음   ⑤ 제 5심음

▶ 아쉬너 반사(Aschner's reflex)
- 안구 압박 시 심장박수 감소

▶ 제1 심장음
- 길고 저음
- 방실판이 닫힐 때 들림.

▶ 골즈 반사(Golz's reflex)
- 내장신경의 흥분 시 심장박수 감소

▶ 제 2심음
- 짧고 고음
- 반달판막이 닫힐 때 들림

정답 : 67_① 68_④ 69_③ 70_②

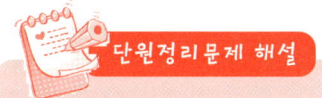

71 다음 중 이첨판막과 삼첨판막이 닫힐 때 나는 심음으로 맞는 것은?

① 제 1심음　② 제 2심음　③ 제 3심음
④ 제 4심음　⑤ 제 5심음

▶ 제 1심음
 - 길고 저음
 - 방실판이 닫힐 때 들림

72 동맥에 대한 설명으로 맞지 않는 것은?

① 심장에서 조직으로 나가는 혈액을 운반
② 동맥혈이 흐르는 혈관
③ 바깥막, 가운데막, 속막의 3층 구조
④ 대동맥, 동맥, 배꼽동맥으로 구분
⑤ 가운데막은 민무늬근으로 구성

▶ 동맥
 - 심장에서 조직으로 나가는 혈액을 운반하는 혈관
 - 바깥막(교원섬유와 탄력섬유), 가운데막(평활근섬유와 탄력섬유), 속막(단층의 내피세포)의 3층 구조
 - 지름에 따라 대동맥, 동맥, 배꼽(세)동맥으로 구분
 ※ 폐동맥은 동맥이지만 정맥혈이 흐른다.

73 모세혈관의 특징으로 맞는 것을 모두 고르면?

> 가. 혈액과 조직 사이의 물질교환이 일어나는 장소이다.
> 나. 혈액의 역류를 방지하는 판막이 존재한다.
> 다. 내피세포로 구성되어 물질교환이 용이하다.
> 라. 혈압이 가장 낮고 혈류 속도가 가장 느리다.

① 가, 나, 다　② 가, 다　③ 나, 라
④ 라　⑤ 가, 나, 다, 라

▶ 모세혈관
 - 혈액과 조직 사이의 물질교환이 일어나는 곳
 - 내피세포로 구성되어 물질교환이 용이함.
 ※ 혈압이 가장 낮은 혈관은 정맥

정답 : 71_① 72_② 73_②

74 소동맥과 소정맥 분지의 연결을 무엇이라 하는가?

① 문맥 ② 판막 ③ 문합
④ 동맥고리 ⑤ 정맥고리

▶ 문합
- 모세혈관이 되기 전 소동맥과 소정맥의 분지가 연결

75 혈액의 온몸순환 순서로 맞는 것은?

① 오른심실 → 동맥 → 모세혈관 → 정맥 → 왼심방
② 왼심실 → 동맥 → 모세혈관 → 정맥 → 오른심방
③ 왼심방 → 동맥 → 모세혈관 → 정맥 → 오른심방
④ 왼심방 → 동맥 → 모세혈관 → 정맥 → 오른심실
⑤ 오른심방 → 동맥 → 모세혈관 → 정맥 → 왼심실

▶ 대순환
- 신체 전체의 순환
- 왼심실 → 동맥 → 모세혈관 → 정맥 → 오른심방

76 신체 전신의 순환은?

① 온몸순환 ② 허파순환
③ 소순환 ④ 문맥순환
⑤ 뇌순환

▶ 온몸순환
- 신체 전체의 순환
- 왼심실 → 동맥 → 모세혈관 → 정맥 → 오른심방

77 동맥 혈관의 바깥막을 구성하는 요소를 모두 고르면?

| 가. 교원섬유 | 나. 민무늬근 |
| 다. 탄력섬유 | 라. 단층편평세포 |

① 가, 나, 다 ② 가, 다 ③ 나, 라
④ 라 ⑤ 가, 나, 다, 라

▶ 동맥
- 바깥막(교원섬유와 탄력섬유), 가운데막(평활근섬유와 탄력섬유), 속막(단층의 내피세포)의 3층 구조

정답 : 74_③ 75_② 76_① 77_②

78 허파 순환에서 허파정맥을 나온 혈액이 유입되는 곳은?

① 왼심실   ② 왼심방   ③ 아래대정맥
④ 오른심방   ⑤ 오른심실

79 배꼽정맥과 배꼽동맥을 이용한 혈류 순환은?

① 태아의 순환   ② 대순환
③ 온몸순환   ④ 허파순환
⑤ 소순환

80 다음 중 문맥순환에 대한 설명으로 맞는 것을 모두 고르면?

> 가. 신체 전신의 순환
> 나. 소동맥과 소정맥이 직접 연결된 순환
> 다. 정맥혈이 동맥혈로 바뀌는 과정
> 라. 2회의 모세혈관을 거치는 순환

① 가, 나, 다   ② 가, 다   ③ 나, 라
④ 라   ⑤ 가, 나, 다, 라

81 태아의 타원구멍이 출생 후 변형된 것으로 맞는 것은?

① 간원인대   ② 배꼽동맥인대
③ 동맥관인대   ④ 정맥관인대
⑤ 타원오목

▶ 왼심실
- 대동맥이 나옴.

▶ 태아의 순환
- 배꼽(제대)호흡으로 물질순환
- 동맥과 정맥을 흐르는 혈액이 성인과 다름.

▶ 문맥순환
- 2회의 모세혈관을 거치는 순환
- 간문맥, 시상하부-뇌하수체 문맥계

▶ 출생 앞뒤의 변화
- 출생 앞 → 타원구멍 → 동맥관 → 배꼽동맥
- 출생 뒤 → 타원오목 → 동맥관인대 → 배꼽동맥인대

정답 : 78_① 79_① 80_④ 81_⑤

82 태아의 순환에서 허파동맥과 대동맥활을 이어주는 것으로 맞는 것은?

① 타원구멍 ② 왼심실 ③ 동맥관
④ 배꼽정맥 ⑤ 오른심방

해설

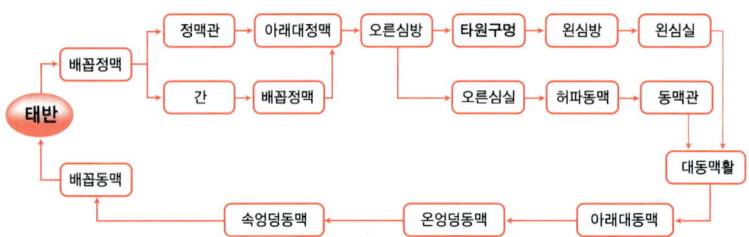

83 태아의 순환에서 오른심방과 왼심방을 이어주는 구조물은?

① 태반   ② 아래대동맥
③ 정맥관   ④ 타원구멍
⑤ 배꼽정맥

84 태아 순환기계의 출생 앞뒤의 변화로 맞지 않는 것은?

① 동맥관 → 동맥관인대
② 타원구멍 → 타원오목
③ 배꼽동맥 → 배꼽동맥인대
④ 배꼽정맥 → 배꼽정맥관
⑤ 정맥관 → 정맥관인대

해설

출생 앞	타원구멍	동맥관	배꼽동맥	배꼽정맥	정맥관
출생 뒤	타원오목	동맥관인대	배꼽동맥인대	간원인대	정맥관인대

▶ 태아의 순환
- 동맥과 정맥을 흐르는 혈액이 성인과 다름.

▶ 태아의 순환
- 동맥과 정맥을 흐르는 혈액이 성인과 다름.

▶ 아래 해설 참조

정답 : 82_③ 83_④ 84_④

85 태아의 순환에서 배꼽동맥의 혈액이 유입되는 곳은?

① 배꼽정맥　　② 태반　　③ 정맥관
④ 간　　⑤ 동맥관

86 허파 순환의 순서로 맞게 배열된 것은?

① 왼심방 → 허파동맥 → 허파 → 허파정맥 → 오른심실
② 왼심실 → 허파동맥 → 허파 → 허파정맥 → 왼심방
③ 오른심실 → 허파동맥 → 허파 → 허파정맥 → 오른심방
④ 왼심실 → 허파동맥 → 허파 → 허파정맥 → 오른심방
⑤ 오른심실 → 허파동맥 → 허파 → 허파정맥 → 왼심방

87 가슴대동맥의 분지로 맞지 않는 것은?

① 기관지동맥　　② 심장막동맥
③ 식도동맥　　④ 배안동맥
⑤ 뒤갈비사이동맥

88 왼쪽 위팔에 혈액을 공급하는 혈관으로 맞는 것은?

① 왼빗장밑동맥
② 왼온목동맥
③ 팔머리동맥
④ 왼심장동맥
⑤ 종격동맥

단원정리문제 해설

▶ 태아의 순환
- 동맥과 정맥을 흐르는 혈액이 성인과 다름.

▶ 소순환(허파순환)
- 허파에서 가스 교환을 위한 국소순환
- 오른심실 → 허파동맥 → 허파 → 허파정맥 → 왼심방

▶ 가슴(흉)대동맥의 분지
- 기관지동맥, 심장막동맥, 식도동맥, 종격동맥, 뒤갈비사이동맥(후늑간동맥)

▶ 왼빗장밑(좌쇄골하)동맥
- 왼쪽 위팔(상완)에 분포

정답 : 85_② 86_⑤ 87_④ 88_①

89 대동맥활에서 잇는 혈관으로 틀린 것을 모두 고르면?

> 가. 팔머리동맥
> 나. 왼온목동맥
> 다. 왼빗장밑동맥
> 라. 기관지동맥

① 가, 나, 다　　② 가, 다　　③ 나, 라
④ 라　　　　　　⑤ 가, 나, 다, 라

[해설]
▶ 대동맥활(궁)에서 이는곳(기시)의 혈관

팔머리동맥 (완두동맥) →	오른온목동맥	오른쪽 머리
	오른빗장아래동맥	오른쪽 위팔
왼온목동맥(좌총경동맥)		왼쪽 머리
왼빗장밑동맥(좌쇄골하동맥)		왼쪽 위팔

90 복강동맥이 분포하는 장기로 맞지 않는 것은?

① 곧창자　　② 지라　　③ 위
④ 간　　　　⑤ 쓸개

[해설]
▶ 복강동맥

복강동맥 →	좌위동맥 →	위
	지라동맥 →	지라, 위
	총간동맥 →	간, 쓸개, 위, 샘창자(십이지장)

▶ 아래 해설 참조

▶ 아래 해설 참조

정답 : 89_④　90_①

91 복강동맥의 분지로 맞는 것을 모두 고르면?

가. 왼위동맥	나. 이자동맥
다. 온간동맥	라. 위창자간막동맥

① 가, 나, 다　　② 가, 다　　③ 나, 라
④ 라　　⑤ 가, 나, 다, 라

92 가로막으로의 혈류 공급을 담당하는 혈관은?

① 뒤갈비사이동맥
② 복강동맥
③ 위창자간막동맥
④ 가로막동맥
⑤ 기관지동맥

93 내림창자와 구불창자, 곧창자 위부분에 분포하는 혈관으로 맞는 것은?

① 위창자간막동맥
② 아래창자간막동맥
③ 콩팥동맥
④ 허리동맥
⑤ 복강동맥

단원정리문제 해설

▶ 복강동맥
 - 왼위동맥
 - 이자(쉬장)동맥
 - 온(총)간동맥

▶ ① 가슴벽
 ② 복강동맥
  - 왼위동맥 : 위
  - 지라동맥 : 지라, 위
  - 온동맥 : 간, 쓸개, 위, 샘창자
 ③ 위창자간막동맥 : 작은창자, 오름잘록창자, 가로잘록창자, 이자(쉬장)머리부위
 ⑤ 기관지동맥 : 기관지

▶ 아래창자간막정맥
 - 내림잘록창자, 구불잘록창자, 곧창자 윗부분

정답 : 91.① 92.④ 93.②

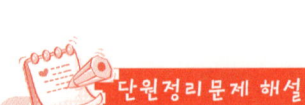
단원정리 문제 해설

94 다음 혈류 순환에서 괄호 안에 들어가야 할 혈관으로 맞는 것은?

> 대동맥활 → ( ) → 오른빗장아래동맥 → 위팔동맥

① 바깥목동맥 ② 속목동맥
③ 오른심장동맥 ④ 팔머리동맥
⑤ 겨드랑동맥

해설

▶ 대동맥활에서 잇는 혈관

대동맥활 →	팔머리동맥 →	오른온목동맥	오른쪽 머리
		오른빗장아래동맥	오른쪽 위팔
	왼온목동맥(좌총경동맥) →		왼쪽 머리
	왼빗장아래동맥(좌쇄골하동맥) →		왼쪽 위팔

▶ 아래 해설 참조

95 대뇌동맥고리에 대한 설명으로 맞는 것을 모두 고르면?

> 가. Willis circle
> 나. 뇌바닥에 위치
> 다. 대뇌 혈류량을 일정하게 유지
> 라. 대뇌후부, 척수, 뇌간, 소뇌 등에 영양 공급

① 가, 나, 다 ② 가, 다 ③ 나, 라
④ 라 ⑤ 가, 나, 다, 라

▶ 대뇌동맥고리(Willis circle)
 - 대뇌 혈류량을 유지하기 위한 동맥 연결 고리
 - 뇌바닥, 터어키안 주변에 위치
 - 앞대뇌동맥, 중간대뇌동맥, 뒤대뇌동맥, 앞교통동맥, 뒤교통동맥으로 구성

96 얼굴의 표층에 분포하는 혈관은?

① 오름인두동맥 ② 위갑상동맥
③ 혀동맥 ④ 위턱동맥
⑤ 얼굴동맥

▶ 얼굴동맥
 - 얼굴표층

정답 : 94. ④ 95. ① 96. ⑤

97 바깥목동맥에서 분지된 혈관으로 맞지 않는 것은?

① 위갑상동맥　　② 혀동맥
③ 위턱동맥　　　④ 뒤귀바퀴동맥
⑤ 앞교통동맥

> 해설

바깥목동맥 (외경동맥) →	위갑상샘동맥(상갑상샘동맥)	갑상샘
	혀동맥(설동맥)	혀
	얼굴동맥	얼굴 표층
	위턱동맥(상악동맥)	
	오름인두동맥, 뒤통수동맥, 뒤귀바퀴동맥 등	

98 가슴대동맥과 배대동맥을 구분하는 구조물로 맞는 것은?

① 심장　　② 복장뼈자루　　③ 칼돌기
④ 가로막　　⑤ 지라

99 척추동맥에의 이는곳으로 맞는 것은?

① 속목동맥　　　　② 온목동맥
③ 빗장아래동맥　　④ 뇌바닥동맥
⑤ 중간대뇌동맥

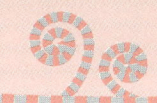 단원정리문제 해설

▶ 아래 해설 참조

▶ - 가슴동맥 : 가로(횡격)막 위쪽의 아래대동맥
- 배대동맥 : 가로(횡격)막 아래쪽의 아래대동맥

▶ 척추동맥
- 빗장아래동맥에서 이름하여 척추의 가로돌기구멍을 지나 큰구멍을 통해 머릿속으로 들어감.
- 뇌바닥동맥 형성, 앞·뒤척수동맥, 앞·뒤아래소뇌동맥, 위소뇌동맥, 미로동맥 등으로 분지
- 대뇌뒤부분, 척수, 뇌간, 소뇌 등에 영양 공급

정답 : 97_⑤　98_④　99_③

100 중간대뇌동맥이 분포하는 영역으로 맞는 것을 모두 고르면?

가. 대뇌 이마엽	나. 대뇌 마루엽
다. 대뇌 관자엽	라. 대뇌 뒤통수엽

① 가, 나, 다   ② 가, 다   ③ 나, 라
④ 라   ⑤ 가, 나, 다, 라

▶ 중간대뇌동맥
- 대뇌 이마엽(전두엽), 마루엽(두정엽) 바깥쪽, 관자엽(측두엽) 앞 1/3

101 배대동맥의 분지로 맞지 않는 것은?

① 가로막동맥
② 뒤갈비사이동맥
③ 허리동맥
④ 난소동맥
⑤ 아래창자간막동맥

해설

		왼위동맥
	배안동맥 →	지라동맥
		온간동맥
배대동맥 →	가로막(횡격막)동맥	
	위창자간막동맥	
	부신동맥	
	콩팥동맥	
	고환, 난소동맥	
	아래창자간막동맥(하장간막동맥)	
	허리동맥(요동맥)	

▶ 아래 해설 참조

102 온목동맥이 내·바깥목동맥으로 나뉘는 시점은?

① 빗장뼈
② 어깨봉우리
③ 어깨가시
④ 가슴뼈의 빗장패임
⑤ 뒤통수 경계부

▶ 왼·오른오목동맥은 뒤통수경계부에서 내·바깥목동맥으로 각각 나뉨.

정답 : 100_① 101_② 102_⑤

103 척추동맥이 분포하는 영역을 모두 고르면?

가. 대뇌후부	나. 척수
다. 뇌줄기	라. 소뇌

① 가, 나, 다 ② 가, 다 ③ 나, 라
④ 라 ⑤ 가, 나, 다, 라

104 대뇌동맥고리을 구성하는 혈관으로 맞지 않는 것을 고르면?

① 앞대뇌동맥 ② 중간대뇌동맥 ③ 뒤대뇌동맥
④ 앞교통동맥 ⑤ 중간교통동맥

105 노뼈을 따라 주행하며, 맥박 촉지를 하는 동맥은?

① 빗장아래동맥 ② 겨드랑동맥 ③ 위팔동맥
④ 노동맥 ⑤ 자동맥

106 겨드랑동맥의 연속으로 혈압 측정 시 이용하는 동맥으로 맞는 것은?

① 빗장밑동맥 ② 겨드랑동맥 ③ 위팔동맥
④ 노동맥 ⑤ 자동맥

단원정리 문제 해설

▶ 척추동맥
- 빗장아래동맥(쇄골하동맥)에서 이는곳으로 척추의 가로구멍을 지나 큰구멍을 통해 머릿속으로 들어감.
- 뇌바닥동맥, 앞·뒤 척수동맥, 앞·뒤 아래소뇌동맥, 위소뇌동맥, 미로동맥 등으로 분지
- 대뇌 뒤부분, 척수, 뇌줄기, 소뇌 등에 영양 공급

▶ 대뇌동맥고리
- 대뇌 혈류량을 일정하게 유지하게 위한 동맥 연결 고리
- 뇌 바닥, 터어키안 주변에 위치
- 앞대뇌동맥, 중간대뇌동맥, 뒤대뇌동맥, 앞교통동맥, 뒤교통동맥으로 구성

▶ 노동맥
- 노뼈를 따라서 주행
- 맥박 촉지

▶ 위팔동맥
- 겨드랑동맥의 연속
- 혈압 측정 동맥

정답 : 103_⑤ 104_⑤ 105_④ 106_③

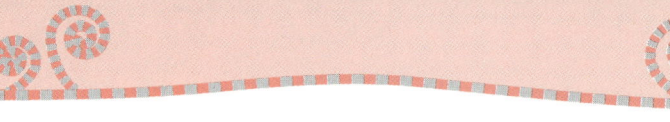

107 왼빗장아래동맥의 이는곳으로 맞는 것은?

① 팔머리동맥 ② 대동맥활
③ 겨드랑동맥 ④ 왼총목동맥
⑤ 왼심장동맥

108 겨드랑동맥에 대한 설명으로 맞는 것을 모두 고르면?

> 가. 빗장아래동맥의 연속
> 나. 어깨아래동맥으로 분지
> 다. 바깥가슴동맥으로 분지
> 라. 대뇌동맥고리에 혈류 공급

① 가, 나, 다   ② 가, 다   ③ 나, 라
④ 라   ⑤ 가, 나, 다, 라

109 속엉덩동맥의 분지로 맞지 않는 것은?

① 엉덩허리동맥
② 위볼기동맥
③ 속음부동맥
④ 중간곧은창자동맥
⑤ 얕은배벽동맥

해설

속엉덩동맥 (내장골동맥) →	엉덩허리동맥	엉덩뼈와 등의 근육
	위·아래볼기동맥	볼기 부위와 골반의 근육
	속음부동맥	소화관의 먼쪽, 외생식기, 엉덩관절
	위·아래방광동맥	방광
	중간곧은창자동맥	곧창자(직장)
	자궁동맥	자궁

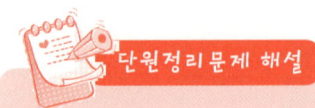

▶ 왼빗장아래동맥
  - 대동맥활에서 분지

▶ 겨드랑(액와)동맥
  - 빗장아래(쇄골하)동맥의 연속, 어깨아래(견갑하)동맥, 바깥가슴(외흉)동맥 등으로 분지

▶ 아래 해설 참조

정답 : 107_② 108_① 109_⑤

110 엉덩뼈와 등의 근육에 분포하는 동맥은?

① 엉덩허리동맥　　② 위볼기동맥
③ 중간곧은창자동맥　④ 엉치엉덩동맥
⑤ 얕은배벽동맥

111 온정강동맥의 이는곳으로 맞는 것은?

① 배대동맥　② 복강동맥　③ 척추동맥
④ 넙다리동맥　⑤ 바깥엉덩동맥

112 엉치엉덩동맥이 분포하는 영역은?

① 곧창자　② 아래배벽 피부　③ 무릎관절
④ 서혜부 림프절　⑤ 방광

113 위대정맥으로 유입되는 혈액으로 맞는 것을 모두 고르면?

> 가. 팔의 정맥혈　　나. 온정강이정맥
> 다. 머리목부의 정맥혈　라. 빗장아래동맥

① 가, 나, 다　② 가, 다　③ 나, 라
④ 라　⑤ 가, 나, 다, 라

해설
▶ 위대정맥
　- 팔, 머리목부, 바닥맥계로부터의 혈액을 오른심방으로 이동

왼빗장아래정맥	왼팔머리정맥	
왼손목정맥		위대정맥
오른손목정맥	오른팔정맥	
오른빗장아래정맥		

단원정리문제 해설

▶ 엉덩허리동맥(장요동맥)
　- 엉덩배와 등의 근육

▶ 온정강(총장골)동맥
　- 배(복)대동맥이 골반 입구에서 갈라져 온정강동맥을 형성, 온정강동맥은 속엉덩(내장골)동맥과 바깥엉덩(외장골)동맥으로 분지

▶ 엉치엉덩동맥
　- 서혜부 림프절

▶ 아래 해설 참조

정답 : 110_① 111_① 112_④ 113_②

114 아래대정맥에 대한 설명으로 맞는 것을 모두 고르면?

> 가. 왼·오른 온엉덩정맥이 합쳐져 형성
> 나. 혈액을 오른심방으로 이동
> 다. 인체 최대의 정맥
> 라. 척주의 왼쪽으로 하행

① 가, 나, 다   ② 가, 다   ③ 나, 라
④ 라   ⑤ 가, 나, 다, 라

▶ 아래대정맥(하대정맥)
 - 왼·오른 온엉덩정맥이 합쳐져서 형성
 - 다리와 비뇨생식기계, 문맥계로부터의 혈액을 오른심방으로 이동
 - 인채 최대의 정맥
 - 척주의 오른쪽으로 상행

115 위대정맥으로 유입되는 혈관이 아닌 것은?

① 왼팔머리정맥   ② 왼빗장아래정맥
③ 오른손목정맥   ④ 오른빗장아래정맥
⑤ 온엉덩정맥

▶ ⑤는 아래대정맥

116 팔의 정맥의 혈류를 순서대로 맞게 나열한 것은?

① 자, 노정맥 → 팔머리정맥 → 위팔정맥 → 빗장아래정맥 → 팔머리정맥
② 자, 노정맥 → 위팔정맥 → 겨드랑정맥 → 팔머리정맥 → 빗장아래정맥
③ 자, 노정맥 → 위팔정맥 → 빗장아래정맥 → 겨드랑정맥 → 팔머리정맥
④ 자, 노정맥 → 위팔정맥 → 겨드랑정맥 → 빗장아래정맥 → 팔머리정맥
⑤ 자, 노정맥 → 팔머리정맥 → 겨드랑정맥 → 빗장아래정맥 → 위팔정맥

▶ 팔의 정맥
 - 자, 노정맥 → 위팔정맥 → 겨드랑정맥 → 빗장아래정맥 → 팔머리정맥

정답 : 114_① 115_⑤ 116_④

117 소화관에서 흡수된 물질이 운반되는 혈관으로 맞는 것은?

① 간문맥 ② 아래창자간막동맥
③ 지라정맥 ④ 간정맥
⑤ 온간동맥

118 지라, 내림잘록창자, 구불잘록창자, 곧창자로부터 유입되는 혈액이 모이는 정맥은?

① 위창자간막정맥
② 아래창자간막정맥
③ 지라정맥
④ 왼위정맥
⑤ 오른위정맥

119 간문맥으로 유입되는 혈관으로 맞는 것을 모두 고르면?

| 가. 지라정맥 | 나. 위창자간막정맥 |
| 다. 아래창자간막정맥 | 라. 왼위정맥 |

① 가, 나, 다 ② 가, 다 ③ 나, 라
④ 라 ⑤ 가, 나, 다, 라

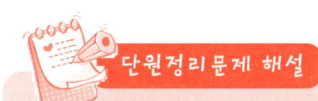

단원정리문제 해설

▶ 간문맥
- 소화관에서 흡수된 물질을 운반하는 경로

▶ 아래창자간막정맥
- 지라(비장)정맥의 가장 큰 가지, 내림잘록창자(하행결장), 구불잘록창자(S상결장), 곧창자(직장)로부터 오는 정맥

▶ 간문맥
- 왼·오른위정맥 : 위로부터 오는 정맥, 직접 문맥으로 유입
- 위창자간막정맥, 이자정맥, 아래창자간막정맥은 합류되어 문맥 형성
- 간으로 유입되는 혈액의 80%는 간문맥계를 통해 유입, 산소는 부족하나 영양분이 풍부함.
- 간문맥계를 거치면서 혈당량 조절, 해독 작용 등을 거쳐 간정맥으로, 아래대정맥으로 유입

정답 : 117_① 118_② 119_⑤

120 림프에 대한 설명으로 맞지 않는 것은?

① 조직액에서 스며나온 혈액의 삼출물
② 혈장과 비슷하지만 단백질 농도가 낮음.
③ 적혈구와 혈소판 존재
④ 지용성 양분을 이동
⑤ 신체 방어작용

▶ 림프
- 조직액에서 스며나온 혈액의 삼출물
- 혈장과 비슷하나 단백질 농도가 낮음.
- 적혈구와 혈소판이 없음.
- 기능 : 혈액 삼출물의 회수, 지용성 성분의 이동, 신체 방어작용

121 림프액의 흐름을 순서대로 나열한 것은?

① 모세림프관 → 림프관 → 림프절 → 림프간 → 집합관
② 모세림프관 → 림프간 → 림프절 → 림프관 → 집합관
③ 모세림프관 → 림프관 → 림프절 → 집합관 → 림프관
④ 모세림프관 → 림프절 → 림프관 → 림프간 → 집합관
⑤ 모세림프관 → 림프관 → 림프간 → 림프절 → 집합관

▶ 림프액의 흐름
- 모세림프관 → 림프관 → 림프절 → 림프간 → 집합관

122 모세림프관에 대한 설명으로 맞는 것을 모두 고르면?

가. 끝이 막혀있는 미세관
나. 세포 사이 공간에 분포
다. 단층 편평상피세포로 구성
라. 모세림프관이 모여 림프간을 형성

① 가, 나, 다   ② 가, 다   ③ 나, 라
④ 라   ⑤ 가, 나, 다, 라

▶ 모세림프관
- 끝이 막혀있는 미세관
- 세포 사이 공간에 분포
- 모세혈관벽과 유사(한층의 편평상피세포로 구성)

정답 : 120_③ 121_① 122_①

123 집합관에 대한 설명으로 맞지 않는 것은?

① 림프관이 모여서 이루진다.
② 가슴샘과 오른림프관이 있다.
③ 가슴샘이 오른림프관보다 크고 길다.
④ 오른림프관은 오른쪽가슴에서 시작, 오른빗장아래정맥으로 유입된다.
⑤ 가슴샘은 배에서 시작하여 왼빗장아래정맥으로 유입된다.

124 림프관에 대한 설명으로 맞는 것을 모두 고르면?

> 가. 가슴샘과 오른림프관이 있다.
> 나. 림프관이 모여 림프간을 형성한다.
> 다. 모세혈관벽과 유사하다.
> 라. 판막이 있어 역류를 방지한다.

① 가, 나, 다 ② 가, 다 ③ 나, 라
④ 라 ⑤ 가, 나, 다, 라

125 림프절의 구조적 단위는?

① 문 ② 림프굴 ③ 림프소절
④ 피막 ⑤ 모세림프관

126 림프절의 기능으로 맞는 것을 모두 고르면?

> 가. 해로운 물질을 걸러냄.   나. 면역 기능
> 다. 림프구 생산   라. 혈압 조절

① 가, 나, 다 ② 가, 다 ③ 나, 라
④ 라 ⑤ 가, 나, 다, 라

단원정리문제 해설

▶ 집합관
- 가슴샘(흉선), 오른림프관이 있음.
- 가슴샘 : 오른림프관보다 크고 긴 관 (40cm), 배부에서 시작하여 가로막을 뚫고 대동맥 옆에서 상행하여 척주 앞에 위치, 종격을 통과하여 왼빗장아래정맥(좌쇄골하정맥)으로 유입
- 오른림프관 : 오른목림프간, 오른빗장아래림프간, 오른기관지종격림프간이 만나는 오른쪽가슴에서 시작, 오른빗장아래정맥(우쇄골하정맥)으로 유입

▶ 림프관
- 정맥벽과 유사(속막, 가운데막, 바깥막으로 구성)
- 판막이 있어 역류 방지
- 림프절로 유입

▶ 림프소절
- 림프절의 구조적 단위
- 중심에는 활발하게 분열하는 림프구와 대식세포 집단이 있음.

▶ 림프절 기능
- 림프가 혈류로 돌아가기 전 해로운 물질 걸러냄.
- 면역 감시
- 림프구 생산

정답 : 123_① 124_③ 125_③ 126_①

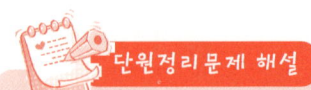

127 림프의 순환에서 가장 큰 구조물은?

① 가슴림프관　　② 림프관
③ 목림프관　　　④ 오른림프관
⑤ 샅굴림프관

128 가슴림프관이 유입되는 곳은?

① 아래대정맥　　② 위대정맥
③ 겨드랑정맥　　④ 팔머리정맥
⑤ 왼빗장아래정맥

129 인체 최대의 림프기관으로 맞은 것은?

① 가슴샘　　② 지라　　③ 편도
④ 골수　　　⑤ 송방울샘

▶ 지라 (비장)
- 최대의 림프기관
- 배안의 왼위부분, 가로막 아래부분, 위의 뒤쪽면에 위치
- 큰 림프절과 비슷한 모양, 주먹 정도 크기, 버섯의 삿갓모양의 기관
- 결합조직으로 쌓여 있고, 일부가 내부로 들어가 소엽으로 작은 구역(소엽)으로 나눔.
- 소엽은 적색수질과, 백색수질로 구성

130 지라의 기능으로 맞지 않는 것은?

① 자가수혈　　② 혈액 저장　　③ 적혈구 파괴
④ 혈액응고　　⑤ 형질세포 생산

▶ 지라의 기능
- 림프구 및 단핵구, 형질세포의 생산
- 수명이 다한 적혈구의 파괴
- 혈액의 저장소
- 자가수혈 기능

정답 : 127_① 128_⑤ 129_② 130_④

131 지라에 대한 설명으로 맞지 않는 것은?

① 가로막 아래부분에 위치
② 주먹 정도의 크기로 버섯모양
③ 내부는 소엽으로 구성
④ 소엽은 적색수질과 백색수질로 구성
⑤ 사춘기 이후로 퇴화

132 지라의 적색속질에 대한 설명으로 맞는 것을 모두 고르면?

> 가. 모세혈관 투과성이 낮다.
> 나. 적혈구 생산 기능을 한다.
> 다. 림프소절과 비슷하며, 림프구를 함유한다.
> 라. 적혈구가 많아서 붉은색을 띤다.

① 가, 나, 다　　② 가, 다　　③ 나, 라
④ 라　　　　　⑤ 가, 나, 다, 라

133 가슴샘에 대한 설명으로 맞지 않는 것은?

① 가슴뼈의 뒷면에 위치한다.
② 사춘기 이후에 발달한다.
③ Hassall 소체가 있다.
④ T림프구 성숙하다.
⑤ 다른 림프관의 발달을 유도한다.

134 입안과 인두의 경계에서 발달한 림프소절 집단은?

① 오른림프관　　② 가슴림프관　　③ 지라
④ 편도　　　　　⑤ 가슴샘

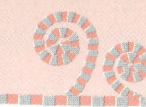 **단원정리 문제 해설**

▶ ⑤는 가슴샘에 대한 설명임.

▶ 적색속질(수질)
- 모세혈관 투과성이 높고 적혈구가 많아 붉은색을 나타냄. 수명이 다한 적혈구를 파괴

▶ 가슴샘(흉선)
- 가슴뼈(흉골)의 뒷(후)면에 위치
- 사춘기(30g) 이후 퇴화
- 소엽으로 구분되며, Hassall 소체가 있음.
- 기능 : T림프구 성숙, 다른 림프관의 발달을 유도

▶ 편도
- 입안과 인두의 경계에서 발달한 림프소절 집단
- 목구멍편도, 혀편도, 인두편도가 있음.

정답 : 131_⑤ 132_④ 133_② 134_④

Chapter 07 순환계 (Circulatory system) | **215**

MEMO

Chapter 8
소화기계

CHAPTER 08 단원정리문제 (소화기계)

01 음식물을 기계적, 화학적으로 분해하여 세포막으로 흡수될 수 있는 상태로 만드는 과정은?

① 순환   ② 분비   ③ 배설
④ 소화   ⑤ 호흡

02 소화관 벽의 점막에 대한 설명으로 맞는 것을 모두 고르면?

| 가. 상피세포로 구성 | 나. 점액과 소화액 분비 |
| 다. 소화관을 보호 | 라. 흡수와 배설 기능 |

① 가, 나, 다   ② 가, 다   ③ 나, 라
④ 라   ⑤ 가, 나, 다, 라

03 소화관을 구성하는 것으로 맞지 않는 것은?

① 위   ② 림프절   ③ 식도
④ 큰창자   ⑤ 작은창자

단원정리 문제 해설

▶ 소화의 정의
 - 음식물을 기계적, 화학적으로 분해하여 세포막으로 흡수될 수 있는 상태로 만듦.

▶ 소화관의 점막
 - 상피세포, 결합조직으로 구성
 - 특정 부위에 주름과 미세돌기가 있어 흡수 면적을 넓힘.
 - 점액과 소화 효소 분비
 - 소화관을 보호
 - 분비와 흡수 기능

▶ 소화기계의 구성
 - 소화관 : 입안, 인두, 식도, 위, 작은창자, 큰창자, 항문
 - 부속기관, 타액샘, 간, 이자 등

정답 : 1_④ 2_① 3_②

04 소화기계의 부속기관으로 맞는 것을 모두 고르면?

가. 이자	나. 콩팥
다. 간	라. 지라

① 가, 나, 다   ② 가, 다   ③ 나, 라
④ 라   ⑤ 가, 나, 다, 라

05 소화기관의 내면의 표면적을 넓히는 역할을 하는 요소를 모두 고르면?

가. 주름	나. 점액
다. 미세돌기	라. 소화효소

① 가, 나, 다   ② 가, 다   ③ 나, 라
④ 라   ⑤ 가, 나, 다, 라

06 소화관의 점막의 기능으로 맞지 않는 것은?

① 소화액의 분비와 양분의 흡수 기능
② 음식물과 접하는 표면적을 넓힘.
③ 소화효소 분비
④ 음식물의 이동
⑤ 점액을 분비하여 소화관을 보호

07 소화관에서 흡수된 양분을 운반하는 기능을 갖는 구조물은?

① 장막   ② 점막   ③ 장막층
④ 점막밑층   ⑤ 근육층

▶ 소화기계 부속기관
- 침샘
- 간
- 이자

▶ 점막
- 특정 부위에 주름과 미세돌기가 있어 흡수 면적을 넓힘.

▶ 음식물의 이동(연동 운동)은 근육층의 역할

▶ 점막밑층
- 분비샘, 혈관, 림프관, 신경, 결합조직으로 구성
- 혈관을 통해 영양 공급을 하며, 흡수된 양분을 운반

정답 : 4_② 5_② 6_④ 7_④

Chapter 08 소화기계 (Digestive system) | **219**

08 소화관의 근육층에 대한 설명으로 맞는 것을 모두 고르면?

> 가. 두 층의 민무늬근육으로 구성되어 있다.
> 나. 소화관 내에서 음식물과 소화효소를 섞어 준다.
> 다. 내층의 윤주근과 바깥쪽의 종주근으로 구성되어 있다.
> 라. 혈관과 림프조직이 풍부하여 흡수된 양분을 운반한다.

① 가, 나, 다   ② 가, 다   ③ 나, 라
④ 라   ⑤ 가, 나, 다, 라

▶ 근육층
- 소화관의 운동
- 두 층의 민무늬근육(평활근)으로 구성
- 윤주근(내층), 종주근(외층)

09 장막층에 대한 설명으로 맞는 것을 모두 고르면?

> 가. 소화관의 가장 바깥을 싸고 있다.
> 나. 장액을 분비한다.
> 다. 배안 내 소화관의 운동을 매끄럽게 해준다.
> 라. 두 층의 민무늬근육으로 구성되어 있다.

① 가, 나, 다   ② 가, 다   ③ 나, 라
④ 라   ⑤ 가, 나, 다, 라

▶ 장막 또는 장막층
- 관의 바깥쪽을 덮음.
- 장액 분비
- 배안 내 소화관 운동을 매끄럽게 해줌.

10 소화관의 시작부는?

① 입안   ② 식도   ③ 샘창자
④ 작은창자   ⑤ 큰창자

▶ 구성
- 입안 → 인두 → 식도 → 위 → 작은창자 → 큰창자 → 항문

정답 : 8_① 9_① 10_①

11 입안의 기능으로 맞는 것을 모두 고르면?

> 가. 음식물을 받아 들인다.
> 나. 씹는작용을 통한 기계적 소화이다.
> 다. 음식물의 맛을 느낀다.
> 라. 언어와 감각수용 기능이다.

① 가, 나, 다 ② 가, 다 ③ 나, 라
④ 라 ⑤ 가, 나, 다, 라

12 뺨에 대한 설명으로 맞는 것을 모두 고르면?

> 가. 입안의 뒤면을 구성한다.
> 나. 음식의 촉감과 맛을 감지한다.
> 다. 민무늬근 운동으로 음식물과 침을 섞는다.
> 라. 피부, 피하지방, 표정근 등이 뺨의 바깥층을 구성한다.

① 가, 나, 다 ② 가, 다 ③ 나, 라
④ 라 ⑤ 가, 나, 다, 라

13 뺨의 안쪽을 구성하는 상피세포로 맞는 것은?

① 단층편평상피 ② 중층편평상피
③ 단층원주상피 ④ 위중층원주상피
⑤ 중층입방상피

▶ 입안(구강)의 기능
- 음식을 받아들임
- 씹기작용과 침(타액)을 통한 음식물의 분해
- 언어, 감각수용기 기능

▶ 뺨
- 입안의 바깥벽을 구성
- 피부, 피하지방, 표정근, 씹기근이 뺨의 바깥층을 구성
- 중층편평상피세포가 뺨의 안쪽을 구성

▶ 뺨
- 중층편평상피세포가 뺨의 안쪽을 구성

정답 : 11_⑤ 12_④ 13_②

Chapter 08 소화기계 (Digestive system) | 221

14 입술에 대한 설명으로 맞지 않는 것은?

① 입의 개구부를 둘러싼다.
② 뼈대근육으로 구성되었다.
③ 침 분비한다.
④ 감각수용기가 있어 온도와 음식의 질감을 느낀다.
⑤ 소화관과 피부의 경계이다.

15 입안의 정중선에서 혀의 바닥을 입안의 바닥과 연결하는 구조물은?

① 물렁입천장　　② 치아속질　　③ 입새유두
④ 혀주름띠　　⑤ 혀편도

16 혀에 대한 설명으로 옳지 않은 것은?

① 민무늬근으로 구성되어 있다.
② 음식물을 인두로 넘겨보내는 기능이다.
③ 입안의 바닥에 위치한다.
④ 표면은 점막으로 덮혀 있다.
⑤ 혀끝, 혀몸통, 혀뿌리으로 구성되어 있다.

17 얼굴의 피부와 소화관의 경계부로 맞는 것은?

① 입술　　② 혀　　③ 입천장
④ 치아　　⑤ 치아머리

단원정리 문제 해설

▶ 입술
- 입의 입천장(개구부)를 둘러쌈.
- 뼈대근육으로 구성
- 감각수용기가 있어 온도와 음식의 질감 느낌
- 표면에 많은 혈관이 분포하여 붉은색을 띰.
- 입술을 경계로 바깥쪽은 얼굴의 피부, 안쪽은 소화관의 점막

▶ 혀주름띠
- 입안의 정중선에서 혀의 바닥을 연결

▶ ①은 근육층에 해당함.

▶ 입술
- 입의 입천장(개구)부를 둘러쌈.
- 뼈대근육으로 구성
- 감각수용기가 있어 온도와 음식의 질감 느낌
- 표면에 많은 혈관이 분포하여 붉은색을 띰.
- 입술을 경계로 바깥쪽은 얼굴의 피부, 안쪽은 소화관의 점막

정답 : 14_③ 15_④ 16_① 17_①

18 혀의 뒤쪽에 위치하는 림프조직은?

① 물렁입천장　　② 단단입천장
③ 목구멍편도　　④ 혀주름띠
⑤ 혀편도

19 혀유두에 대한 설명으로 맞는 것을 모두 고르면?

> 가. 맛을 감지한다.
> 나. 혀끝과 혀몸통에 존재한다.
> 다. 실유두가 가장 많다.
> 라. 성곽유두에 가장 많은 맛봉오리가 존재한다.

① 가, 나, 다　　② 가, 다　　③ 나, 라
④ 라　　　　　⑤ 가, 나, 다, 라

20 입천장에 대한 설명으로 맞지 않는 것은?

① 입안의 천정을 이룬다.
② 단단입천장은 위턱뼈와 입천장뼈로 구성되어 있다.
③ 말랑입천장은 입천장의 뒷부분으로 부드러운 부분이다.
④ 목구멍편도는 혀뿌리 양쪽 가장자리에 위치한다.
⑤ 단단입천장이 확장되어 목젖을 형성한다.

▶ 단원정리 문제 해설

▶ 혀편도(설편도)
 - 혀 뒤쪽의 림프조직

▶ 혀유두(설유두 ; 혀끝(설첨)과 혀몸통(설체)에 있는 돌기)
 - 실유두(사상유두) : 가장 많이 존재
 - 버섯(심상)유두 : 붉은색, 약간의 맛봉오리가 존재
 - 입새(엽상)유두 : 설체 뒷부분 옆면에 위치
 - 성곽(유곽)유두 : 많은 맛봉오리(미뢰)가 존재, 미각 감지

▶ 입천장(구개)
 - 입안(구강)의 천정을 형성
 - 단단입천장(경구개) : 입천장의 앞부분, 위턱뼈 입천장돌기와 입천장뼈(구개골)로 구성
 - 말랑입천장(연구개) : 입천장의 뒷부분, 근육성 아치를 이루며, 뒤로 확장되어 목젖 형성
 - 목구멍편도(구개편도) : 혀뿌리 양쪽 가장자리에 위치

정답 : 18_⑤　19_⑤　20_⑤

21 다음 중 치아에 대한 설명으로 맞는 것을 모두 고르면?

> 가. 신체에서 가장 단단한 구조이다.
> 나. 위턱뼈와 아래턱뼈에서 관절을 이룬다.
> 다. 젖니와 간니가 있다.
> 라. 혈관과 신경이 분포한다.

① 가, 나, 다 ② 가, 다 ③ 나, 라
④ 라 ⑤ 가, 나, 다, 라

22 잇몸 위로 돌출된 치아의 부분은?

① 치아목 ② 치아뿌리 ③ 치아머리
④ 사기질 ⑤ 상아질

23 치아를 이루는 사기질에 대한 설명으로 맞는 것을 모두 고르면?

> 가. 상아질에 쌓여 있다.
> 나. 치아의 가장 바깥층을 구성한다.
> 다. 살아있는 세포조직으로 구성되어 있다.
> 라. 가장 단단하다.

① 가, 나, 다 ② 가, 다 ③ 나, 라
④ 라 ⑤ 가, 나, 다, 라

▶ 모두 맞는 내용임.

▶ 치아의 구조
- 치아머리(치관): 잇몸 위로 나와 있는 부분
- 치아뿌리(치근): 턱의 치조돌기에 박힌 부분
- 치아목(치경): 치아머리와 치아뿌리의 사이

▶ 사기질(에나멜질)
- 치아의 가장 바깥쪽(외측) 칼슘염으로 구성, 가장 단단함, 닳거나 손상 후 대체되지 않음.

정답: 21_⑤ 22_③ 23_③

24 젖니가 나오는 시기로 맞는 것은?

① 생후 1개월~2세 사이   ② 생후 3개월~2세 사이
③ 생후 6개월~4세 사이   ④ 생후 12개월~2세 사이
⑤ 생후 24개월~4세 사이

25 침샘의 기능으로 맞는 것을 모두 고르면?

> 가. 하루 약 1.5ℓ의 타액을 분비한다.
> 나. 음식물을 분해하여 맛을 느끼게 해 준다.
> 다. 침을 분비하여 음식물을 적신다.
> 라. 입안과 치아의 청결을 유지한다.

① 가, 나, 다   ② 가, 다   ③ 나, 라
④ 라   ⑤ 가, 나, 다, 라

26 침 분비의 중추는?

① 척수   ② 숨뇌   ③ 다리뇌
④ 대뇌   ⑤ 소뇌

▶ **단원정리 문제 해설**

▶ 젖니(유니)
- 생후 6개월~2, 4세 사이에 나옴.
- 젖니의 치아뿌리가 흡수되고 간니(영구치)가 젖니를 밀어냄.
- 각 턱에 10개씩의 젖니가 있음.

▶ 침샘
- 침샘을 분비(하루 1.5ℓ)
- 침샘 분비 중추 : 숨뇌
- pH : 6.3~6.8
- 음식물을 적셔줌.
- 탄수화물 소화의 첫 단계
- 음식물을 분해하여 맛을 느끼게 해줌.
- 입안(구강)과 치아의 청결 유지
- 장액세포, 점액세포가 존재

▶ 침샘(타액선)
- 침 분비 중추 : 숨뇌

정답 : 24_③ 25_⑤ 26_②

27 귀밑샘에 대한 설명으로 맞지 않는 것은?

① 가장 큰 침샘
② 뺨의 피부와 깨물근 사이에 위치
③ 제 2 어금니 맞은편에서 입안과 만남
④ 아밀라제가 풍부한 맑은 액체분비
⑤ pH 8의 약알칼리성 타액분비

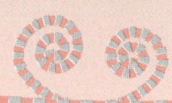

▶ 귀밑샘 (이하선)
- 가장 큰 침샘(타액선)
- 침(타액) 분비 중추 : 숨뇌(연수)
- 뺨의 피부와 깨물근 사이, 귀의 앞쪽 아래에 위치
- 볼(협)근을 관통하여 상부 제 2 어금니 맞은편에서 입안(구강)과 만남
- 아밀라제가 풍부하고 맑은 묽은 액체 분비
- 타액의 pH는 6.3~6.8

28 간니에 대한 설명으로 맞는 것을 모두 고르면?

> 가. 각 턱에 10개씩의 간니가 있다.
> 나. 6세부터 20세 앞뒤까지 치아가 나온다.
> 다. 제 3대 어금니가 가장 먼저 나온다.
> 라. 젖니가 빠지고 나오는 치아이다.

① 가, 나, 다 ② 가, 다 ③ 나, 라
④ 라 ⑤ 가, 나, 다, 라

▶ 간니(영구치)
- 만 6세~20세 앞뒤까지 나옴.
- 젖니(유치)가 빠지고 나오는 치아
- 각 턱에 16개씩 간니(영구치)가 있음.
- 처음 나오는 간니(영구치) : 제 1 어금니
- 제 3 어금니(사랑니) : 나오는 시기가 일정하지 않음.

29 인두에 대한 설명으로 맞는 것을 모두 고르면?

> 가. 입안의 뒤에 있는 공간
> 나. 식도로 이어짐.
> 다. 음식물의 이동통로
> 라. 단백질 소화 기능

① 가, 나, 다 ② 가, 다 ③ 나, 라
④ 라 ⑤ 가, 나, 다, 라

▶ 인두
- 입안(구강)의 뒤에 있는 공간
- 식도로 이어짐.
- 음식물의 이동통로(소화 기능은 없음.)

정답 : 27_⑤ 28_④ 29_①

30 턱밑샘에 대한 설명으로 맞는 것을 모두 고르면?

> 가. 턱의 내면, 입안의 바닥에 위치한다.
> 나. 귀밑보다 점도가 높은 분비액 분비한다.
> 다. 대부분의 분비세포가 장액세포이다.
> 라. 장액세포에서 아밀라제를 분비, 녹말소화를 돕는다.

① 가, 나, 다　　② 가, 다　　③ 나, 라
④ 라　　　　　⑤ 가, 나, 다, 라

31 인두에 대한 설명으로 맞지 않는 것은?

① 코인두, 입인두, 후두인두로 구성되어 있다.
② 코인두 단단입천장 위쪽에 위치한다.
③ 코인두는 코안과 교통하며, 호흡 시 공기 통로역할을 한다.
④ 입인두는 말랑입천장 뒤에서 시작하며, 코인두와 연결되어 있다.
⑤ 후두인두는 입인두 바로 아래에 위치한다.

32 후두덮개 위쪽부터 반지연골까지의 공간으로 음식물이 식도까지 이동하는 통로는?

① 코인두　　② 입인두　　③ 후두인두
④ 후두　　　⑤ 입안

▶ 턱밑샘(악하선)
- 턱의 내면, 입안(구강)의 바닥에 위치
- 대부분의 분비세포가 장액세포
- 귀밑샘보다 점도가 높은 액체 분비

▶ 코(비)인두는 말랑입천장(연구개) 위쪽에 위치

▶ 후두인두
- 입(구강)인두 바로 아래 위치
- 후두덮개(후두개)의 위쪽부터 반지연골(윤상연골)까지 이어짐.
- 식도로 이어지는 통로

정답 : 30_⑤　31_②　32_③

Chapter 08 소화기계 (Digestive system)

33 식도에 대한 설명으로 맞지 않는 것은?

① 약 25cm의 관
② 기관의 앞에 위치
③ 가로무늬근과 민무늬근이 모두 존재
④ 가슴안과 가슴세로칸을 통과해 아래로 주행
⑤ 식도구멍을 통해 가로막을 뚫고 위와 연결

34 위와 식도의 경계부에 위치하며, 음식물의 역류를 방지하는 것은?

① 날문   ② 후두덮개   ③ 후두인두
④ 들문   ⑤ 식도구멍

35 위에 대한 설명으로 맞는 것을 모두 고르면?

> 가. 25~30cm의 J자 모양의 주머니
> 나. 가로막 아래 배안 윈위부분에 위치
> 다. 최대 2~3ℓ의 음식물을 보관
> 라. 들문을 통해 샘창자로 음식물 배출을 조절

① 가, 나, 다   ② 가, 다   ③ 나, 라
④ 라   ⑤ 가, 나, 다, 라

단원정리 문제 해설

▶ 식도
- 약 25cm의 관
- 기관의 뒤에 위치
- 가슴안과 가슴세로칸(종격)을 통과해 아래로 주행
- 식도구멍(식도열공)을 통해 가로(횡격)막을 뚫고 위와 연결
- 가로무늬근과 민무늬근이 모두 존재
- 식도가 완전히 늘어나지 못해 생기는 잘록 부위(협착부)가 존재
- 분문조임근(괄약근) : 위와 식도의 사이에 위치, 음식물의 역류 방지

▶ 들문조임근(분문괄약근)
- 위와 식도의 사이에 위치, 음식물의 역류 방지

▶ 위
- 25~30cm의 J자 모양의 주머니
- 가로막(횡격막) 아래의 배안 윈위부분(복강 좌상부)에 위치
- 용량은 1L(최대 2~3L의 음식물 보관)

정답 : 33_② 34_④ 35_①

36 위와 샘창자의 연결부로 조임근이 있어 음식물의 배출을 조절하는 기관은?

① 식도　　② 들문　　③ 위바닥
④ 위몸통　　⑤ 날문

37 위벽에서 혈관과 림프관이 존재하는 층은?

① 점막　　② 근육층　　③ 점막밑조직
④ 세로근　　⑤ 돌림근

38 위의 구조에 대한 설명으로 옳은 것을 모두 고르면?

> 가. 분문은 T11 높이에 위치한다.
> 나. 위바닥은 위의 대부분은 차지한다.
> 다. 위바닥에는 삼켜진 공기가 존재한다.
> 라. 날문이 있어 위로 들어오는 음식물을 조절한다.

① 가, 나, 다　　② 가, 다　　③ 나, 라
④ 라　　⑤ 가, 나, 다, 라

39 위의 표면을 감싸며, 점액을 분비하는 구조물은?

① 장막　　② 장막층　　③ 근육층
④ 점막밑조질　　⑤ 점막

▶ 단원정리 문제 해설

▶ 날문(유문)
  - 샘창자로 연결, 날문조임근이 있어 음식물 배출을 조절

▶ 위벽의 점막밑조직(점막하조직)
  - 혈관과 림프관 존재

▶ 위의 구조
  - 들문(분문) : 위와 식도의 연결부, 식도가 열리는 곳, 조임근으로 구성, T11 높이
  - 위바닥(위저 ; 기저부) : 분문부 상부의 볼록한 부분, 삼켜진 공기가 존재
  - 위몸통(위체 ; 몸통) : 위의 대부분을 차지
  - 날문(유문) : 샘창자로 연결, 날문조임근이 있어 음식물 배출을 조절

▶ 위벽의 점막
  - 위의 표면을 싸고 있음.
  - 단층원주상피로 구성 : 점액분비
  - 주름져 있음.

정답 : 36_⑤ 37_③ 38_② 39_⑤

Chapter 08 소화기계 (Digestive system)

40 위의 기능으로 맞지 않는 것은?

① 음식물의 부패 방지
② 지방분해
③ 음식물의 저장
④ 혼합운동으로 음식물을 위액과 섞음.
⑤ 수분과 알코올의 흡수 기능

41 위액에 대한 설명이 맞지 않는 것은?

① 하루 2~3L 분비
② 위점막 표면의 위샘에서 분비
③ 단백질 분해 기능
④ 부세포에서 펩시노겐 분비
⑤ 염산에 의해 펩시노겐이 활성화

> **해설**
>
> ▶ 위액
> - 하루 2~3 ℓ 정도의 위액 분비
> - 위점막 표면의 위샘에서 분비
> - 위샘 구성 세포
>
> | 점액세포 | - 위샘의 표면에 존재 |
> |---|---|
> | 으뜸(주세포) | - 소화효소 분비 |
> | 벽세포(부세포) | - 염산을 포함한 액체 분비 |
>
> - 위샘의 분비물이 위액을 형성
> - 주세포에서 분비되는 펩시노겐이 부세포의 염산에 의해 펩신으로 전환
> - 이미 형성된 펩신에 의해 펩시노겐이 펩신으로 전환

42 염산의 분비세포로 맞는 것은?

① 으뜸세포　　② 벽세포
③ 점액세포　　④ 술잔세포
⑤ 쿠퍼세포

▶ **단원정리 문제 해설**

▶ 위의 기능
- 음식물의 저장 기능
- 위액을 통한 소화작용, 음식물의 부패 방지
- 혼합운동(분절운동)으로 음식물을 부수고 위액과 섞음.
- 수분, 알코올 등의 흡수 기능

▶ 아래 해설 참조

▶ 염산
- 벽세포(부세포)에서 분비
- 펩시노겐을 펩신으로 전환
- 위의 산성 유지

정답 : 40_② 41_④ 42_②

43 펩시노겐에 대한 설명으로 맞는 것을 모두 고르면?

> 가. 펩신의 불활성 형태이다.
> 나. 위액의 구성 성분이다.
> 다. 염산에 의해 펩신으로 변환된다.
> 라. 벽세포에서 분비된다.

① 가, 나, 다   ② 가, 다   ③ 나, 라
④ 라   ⑤ 가, 나, 다, 라

44 펩시노겐을 펩신으로 전환시키는 요소로 맞는 것을 모두 고르면?

> 가. 점액   나. 펩신
> 다. 펩시노겐   라. 염산

① 가, 나, 다   ② 가, 다   ③ 나, 라
④ 라   ⑤ 가, 나, 다, 라

45 위의 운동에 대한 설명으로 맞게 연결된 것은?

① 충만 – 음식물이 위로 들어와 위벽의 민무늬근이 수축
② 혼합운동 – 미즙을 날문부로 보내는 운동
③ 꿈틀운동 – 음식물을 위액과 혼합하여 미즙으로 만드는 과정
④ 배출 – 분문을 통해 미즙이 식도로 배출되는 과정
⑤ 구토 – 위를 비우고자 하는 반사작용

단원정리문제 해설

▶ 펩시노겐
- 펩신의 불활성 형태
- 으뜸세포에서 분비
- 염산에 의해 펩신으로 전환

▶ 펩신
- 염산에 의해 펩시노겐이 펩신으로 변환
- 펩신에 의해 펩시노겐이 펩신으로 변환

▶ 위의 운동
① 충만 : 민무늬근이 팽창
② 혼합운동 : 음식물을 위액과 혼합하여 미즙으로 만드는 과정
③ 꿈틀운동 : 미즙을 날문부로 보내는 운동
④ 배출 : 날문을 통해 미즙이 샘창자로 배출

정답 : 43_① 44_③ 45_⑤

46 위액 분비를 일으키는 자극을 모두 고르면?

> 가. 음식을 상상
> 나. 위벽의 자극
> 다. 음식 냄새를 맡음.
> 라. 작은창자벽의 자극

① 가, 나, 다 ② 가, 다 ③ 나, 라
④ 라 ⑤ 가, 나, 다, 라

▶ 아래 해설 참조

해설

▶ 위액 분비

뇌상	- 음식을 보고 냄새를 맡거나 음식 상상을 함. - 부교감신경 자극으로 위액 분비
위상	- 위 속의 음식이 위벽을 자극, 가스트린 분비 촉진 - 가스트린에 의한 위액 분비
장상	- 음식이 작은창자 (소장)로 들어옴. 장 가스트린 분비 촉진 - 가스트린에 의한 위액 분비

47 샘창자에 대한 내용으로 맞는 것을 모두 고르면?

> 가. 작은창자 먼쪽부분 3/5에 해당한다.
> 나. 길이 25cm, 지름 5cm의 관이다.
> 다. 고정되어 있지 않아 배안 내 운동이 가능하다.
> 라. 쓸개즙과 이자액이 분비되는 장소이다.

① 가, 나, 다 ② 가, 다 ③ 나, 라
④ 라 ⑤ 가, 나, 다, 라

▶ 샘창자(십이지장)
- 길이 25cm, 지름 5cm
- 뒤배막에 위치
- 작은창자 중에서 가장 짧고 고정되어 있는 부분
- 오른쪽 콩팥과 위부분 3개 허리 앞을 지나 C자 모양으로 주행
- 쓸개(담즙)와 이자(췌장)액이 방출되는 장소

정답 : 46_⑤ 47_③

48 작은창자에 대한 설명으로 맞지 않는 것은?

① 길이는 약 6m이다.
② 샘창자, 빈창자, 돌창자로 구분한다.
③ 날문조임근부터 큰창자까지 이어지는 관 모양의 장기이다.
④ 간과 이자에서 분비되는 소화액이 유입되는 것이다.
⑤ 빈창자와 돌창자는 배안 내 고정되어 있다.

49 위의 배출운동을 촉진하는 요소로 맞는 것을 모두 고르면?

> 가. 샘창자의 pH 상승
> 나. 가스트린 분비
> 다. 미즙의 양 증가
> 라. 벽세포의 염산 분비량 증가

① 가, 나, 다　　② 가, 다　　③ 나, 라
④ 라　　⑤ 가, 나, 다, 라

50 작은창자 전체에 점액을 분비하는 세포로 맞는 것은?

① 으뜸세포　　② 벽세포
③ 장액세포　　④ 술잔세포
⑤ 쿠퍼세포

▶ **작은창자(소장)**
- 날문조임근(유문괄약근)부터 큰창자(대장)까지의 관 모양의 장기
- 사체의 경우 약 6m
- 샘창자(십이지장), 빈창자(공장), 돌창자(회장)로 구분
- 간과 이자(췌장)에서 분비되는 소화액이 작은창자로 유입
- 소화산물을 흡수하고 큰창자로 잔여물 이동

▶ **배출 촉진**
- 샘창자(십이지장)의 pH 상승
- 미즙의 양 증가

▶ **작은창자(소장)의 분비**
- 작은창자 전체에 걸쳐 점액을 분비하는 술잔세포가 존재
- 샘창자 몸쪽부분의 브루너샘(Brunner's gland)은 알칼리성 점액 분비
- 융모 바닥부분의 창자샘은 다량의 묽은 액체 분비

정답 : 48_⑤　49_②　50_④

51 작은창자벽에 대한 설명으로 맞지 않는 것은?

① 점막 주름과 돌출된 융모가 존재한다.
② 융모는 음식물과 접촉 면적을 넓히는 역할을 한다.
③ 융모에는 모세혈관, 암죽관, 신경이 분포한다.
④ 모세혈관과 암죽관을 통해 흡수된 양분을 운반한다.
⑤ 작은창자벽의 가장 안쪽층에 장막층이 존재한다.

52 샘창자 몸쪽부분에서 알칼리성 점액을 분비하는 기관으로 맞는 것은?

① 브루너샘   ② 술잔세포   ③ 쿠퍼세포
④ 장액세포   ⑤ 상피세포

53 지방을 지방산과 글리세롤로 분해하는 효소는?

① 펩티다제   ② 수크라제   ③ 리파제
④ 말타제   ⑤ 락타제

> **해설**
> ▶ 작은창자 (소장)의 소화 효소

펩티다제	- 단백질을 아미노산으로 분해
수크라제	- 이당류를 단당류로 분해
말타제	- 이당류를 단당류로 분해
락타제	- 이당류를 단당류로 분해
리파제	- 지방을 지방산과 글리세롤로 분해

단원정리 문제 해설

▶ 작은창자 (소장)벽의 점막
- 작은창자벽의 가장 안쪽층에 위치함.
- 점막 주름이 존재, 융모가 돌출
- 융모는 소화관 안으로 돌출되어 음식물과 접촉 면적을 넓힘.
- 융모는 단층원주상피로 덮여 있고, 모세혈관, 암죽관(유미관), 신경이 분포
- 융모 안에는 미세융모가 존재
- 미세융모의 의해 음식물과 접촉 면적이 더욱 넓어짐.
- 모세혈관과 암죽관을 통해 흡수된 영양분을 운반

▶ 작은창자(소장)의 분비
- 작은창자 전체에 걸쳐 점액을 분비하는 술잔세포가 존재
- 샘창자 몸쪽부분의 브루너샘(Brunner's gland)은 알칼리성 점액 분비
- 융모 바닥부분의 창자샘은 다량의 묽은 액체 분비

▶ 아래 해설 참조

정답 : 51_⑤ 52_① 53_③

54 펩티다제에 대한 설명으로 맞는 것은?

① 위에서 분비
② 염산에 의해 활성
③ 지방을 지방산과 글리세롤로 분해
④ 이당류를 단당류로 분해
⑤ 단백질을 아미노산으로 분해

▶ 53번 해설 참조

55 작은창자의 분절 운동에 대한 설명으로 맞는 것을 모두 고르면?

가. 반지근과 세로근의 수축에 의한 작용
나. 음식물을 이동시키는 역할
다. 세크레틴과 글루카곤에 의한 수축 강도 증가
라. 부교감신경에 의해 수축 강도 증가

① 가, 나, 다   ② 가, 다   ③ 나, 라
④ 라   ⑤ 가, 나, 다, 라

▶ 작은창자(소장)의 분절 운동
 - 작은창자의 여러 분절에서 반지근의 수축 분절 나타나는 운동
 - 작은창자 내용물을 소화액과 섞어주는 역할
 - 부교감신경에 의해 수축 강도 증가

56 작은창자의 꿈틀운동을 촉진하는 호르몬으로 맞는 것을 모두 고르면?

가. 가스트린   나. 세로토닌
다. 인슐린   라. 세크레틴

① 가, 나, 다   ② 가, 다   ③ 나, 라
④ 라   ⑤ 가, 나, 다, 라

▶ 작은창자(소장)의 꿈틀(연동)운동 촉진
 - 가스트린, 세로토닌, 인슐린

정답 : 54_⑤ 55_④ 56_①

57 작은창자에서 암죽관으로 흡수되는 물질은?

① 단당류　　② 아미노산　　③ 글리세롤
④ 전해질　　⑤ 수분

해설
▶ 작은창자(소장)의 흡수

단당류	촉진 확산, 능동수송	모세혈관(혈액)
아미노산	능동수송	모세혈관(혈액)
지방산과 글리세롤	확산(지방산), 촉진 확산(글리세롤)	암죽(유미)관(림프액)
전해질	확산과 능동수송	모세혈관(혈액)
수분	삼투	모세혈관(혈액)

58 작은창자에서 능동수송으로 흡수되는 물질을 모두 고르면?

> 가. 단당류　　나. 전해질
> 다. 아미노산　　라. 지방산

① 가, 나, 다　　② 가, 다　　③ 나, 라
④ 라　　⑤ 가, 나, 다, 라

59 작은창자에서 수분을 흡수하는 방법은?

① 촉진 확산　　② 확산　　③ 여과
④ 능동수송　　⑤ 삼투

60 작은창자에서 이동한 내용물의 수분과 소화액을 재흡수하는 장소는?

① 돌창자　　② 빈창자　　③ 샘창자
④ 큰창자　　⑤ 식도

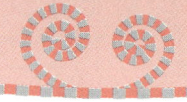

▶ 아래 해설 참조

▶ 57번 해설 참조

▶ 57번 해설 참조

▶ 61번 해설 참조

정답 : 57_③ 58_① 59_⑤ 60_④

61 큰창자에 대한 설명으로 맞지 않는 것은?

① 돌창자와 막창자가 만나는 배안의 오른 아래부분에서 시작
② 약 1.5m 길이의 기관
③ 장내 세균에 의해 분해된 양분을 흡수
④ 대변을 만들고 저장
⑤ 수분 흡수기능

62 막창자에 대한 설명으로 맞는 것을 모두 고르면?

> 가. 큰창자가 끝나는 부분이다.
> 나. 림프조직이 풍부하다.
> 다. 큰창자에서 소화기능이 가능 활발한 부위이다.
> 라. 돌창자의 경계부에서 주머니 모양으로 확장된 구조이다.

① 가, 나, 다 ② 가, 다 ③ 나, 라
④ 라 ⑤ 가, 나, 다, 라

63 내림주름창자의 연장으로 S자형 곡선으로 이루어진 큰창자의 부분은?

① 가로주름창자 ② 구불주름창자
③ 오름주름창자 ④ 내림주름창자
⑤ 곧창자

▶ 단원정리문제 해설

▶ 큰창자(대장)
- 길이 약 1.5m, 지름 약 5~6cm
- 돌창자와 막창자가 만나는 배안의 오른 아래부분에서 시작
- 작은창자에서 이동한 내용물의 수분과 소화액을 재흡수
- 대변을 만들고 저장

▶ 막창자(맹장)
- 큰창자(대장)가 시작되는 부분
- 돌창자 경계부에서 아래쪽으로 확장된 주머니 모양
- 소화기능이 없고, 림프조직이 풍부함.

▶ 구불주름창자
- 내림주름창자의 연장, S자 모양의 곡선, 곧창자로 이어짐.

정답 : 61_③ 62_③ 63_②

64 곧창자에 대한 설명으로 맞는 것을 모두 고르면?

> 가. 엉치뼈 가까이에 위치한다.
> 나. 복막에 의해 천추에 부착된다.
> 다. 항문으로 이어진다.
> 라. 소화기능이 없고 림프조직이 풍부하다.

① 가, 나, 다　　② 가, 다　　③ 나, 라
④ 라　　　　　　⑤ 가, 나, 다, 라

▶ 곧창자 (직장)
- 엉치뼈(천골) 가까이 위치
- 복막에 의해 천추에 부착
- 항문으로 이어짐.

65 다음 중 큰창자에 대한 내용으로 맞지 않는 것은?

① 소화기능이 거의 없다.
② 내면 점막의 술잔세포에서 점액을 분비한다.
③ 교감신경의 자극으로 점액 분비한다.
④ 수분과 전해질의 흡수기능이다.
⑤ 점액은 큰창자벽을 마찰로부터 보호한다.

▶ 큰창자
- 소화기능이 거의 없음.
- 큰창자 내면의 점막에 술잔세포가 많이 분포(큰창자의 분비액은 대부분 점액)
- 큰창자벽의 기계적 자극과 부교감신경의 자극으로 점액분비 조절, 점액은 큰창자벽을 마찰로부터 보호
- 수분과 전해질의 흡수기능
- 창자내세균총에 의해 효소에 의해 소화되지 못한 분해를 마무리

66 간에 대한 설명으로 맞지 않는 것은?

① 인체 내 가장 큰 내장기관이다.
② 섬유성 피막에 의해 둘러싸여 있다.
③ 가로막 아래 배안의 왼위부분에 위치한다.
④ 부분적으로 갈비뼈에 싸여 있다.
⑤ 적갈색으로 혈액 공급이 풍부하다.

▶ 간
- 가장 큰 내장기관
- 가로막(횡격막) 아래 배안(복강)의 오른위부분(우상부)에 위치
- 부분적으로 갈비뼈에 싸여 있음.
- 적갈색으로 혈액 공급이 풍부함.

정답 : 64_① 65_③ 66_③

67 큰창자의 분절운동에 대한 설명으로 맞는 것을 모두 고르면?

> 가. 위창자 반사의 결과로 집단운동 발생한다.
> 나. 하루 2~3회만 일어난다.
> 다. 집단운동으로 큰창자벽의 강한 수축이 일어난다.
> 라. 대변덩어리를 조각으로 나누어 접촉면을 크게 한다.

① 가, 나, 다　② 가, 다　③ 나, 라
④ 라　⑤ 가, 나, 다, 라

68 간의 구조에 대한 설명으로 맞지 않는 것은?

① 왼간엽과 오른간엽으로 구분한다.
② 왼간엽이 오른간엽보다 크며, 간의 대부분을 차지한다.
③ 간낫인대에 의해 간이 배벽에 고정되어 있다.
④ 간관상간막에 의해 간이 가로막에 고정되어 있다.
⑤ 섬유성 피막이 간을 싸고 있다.

69 간의 기능적 단위는?

① 간정맥　② 간문맥
③ 간소엽　④ 간세포
⑤ 간굴모세혈관

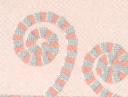

▶ 큰창자(대장)의 꿈틀운동(연동운동)
- 큰창자의 꿈틀운동은 하루 2~3회만 발생
- 큰창자벽을 강하게 수축시키는 집단운동
- 집단운동은 위큰창자(위대장) 반사의 결과로 주로 식사 후에 일어남.
- 창자 점막의 자극도 집단 운동 유발
  예 장염
▶ 분절운동
- 대변덩어리를 조각으로 나누어 큰창자 점막과의 접촉을 크게 함.

▶ 간의 구조
- 섬유성 피막이 간을 둘러싸고 있음.
- 결합조직에 의해 오른간엽(우엽)과 왼간엽(좌엽)으로 구분
- 오른간엽이 왼간엽보다 크며, 간의 대부분을 차지
- 간낫인대(간겸삭인대)는 간을 배(복)벽에 고정
- 간관상간막은 간을 가로막(횡격막)에 고정
- 간소엽 : 간의 기능적 단위

▶ 간의 구조
- 섬유성 피막이 간을 둘러싸고 있음.
- 결합조직에 의해 오른간엽(우엽)과 왼간엽(좌엽)으로 구분
- 오른간엽이 왼간엽보다 크며, 간의 대부분을 차지
- 간낫인대(간겸삭인대)는 간을 배(복)벽에 고정
- 간관상간막은 간을 가로막(횡격막)에 고정
- 간소엽 : 간의 기능적 단위

정답 : 67_④　68_②　69_③

Chapter 08 소화기계 (Digestive system) | 239

70 간문맥을 통해 들어온 혈액과 간동맥을 통해 들어온 혈액이 유입되는 혈관은?

① 중심정맥　　② 간모세혈관　　③ 간정맥
④ 간동맥　　　⑤ 간문맥

▶ 간문맥을 통해 들어온 혈액의 영양분과 간동맥으로부터 들어온 산소가 풍부한 혈액이 간모세혈관(간동양혈관)을 통해 간세포에 공급

71 간의 기능으로 맞지 않는 것은?

① 혈당량 조절
② 지방분해 효소 생성
③ 적혈구 파괴
④ 해독작용
⑤ 철분과 비타민 저장

▶ 간의 기능
- 혈당량 조절
- 담즙 생성
- 해독작용
- 요소 생성
- 적혈구 파괴
- 철분과 비타민 저장

72 쓸개즙에 대한 설명으로 맞지 않는 것은?

① 황록색의 액체
② 간세포에서 생성
③ 지방소화 효소인 쓸개즙염이 가장 풍부함.
④ 쓸개즙 색소는 헤모글로빈이 파괴되어 생성
⑤ 수분, 쓸개즙염, 쓸개즙색소, 콜레스테롤, 전해질로 구성

▶ 쓸개즙(담즙)
- 황록색의 액체
- 간세포에서 생성
- 수분, 쓸개즙염, 쓸개즙 색소, 콜레스테롤, 전해질로 구성
- 쓸개즙염이 가장 풍부하며, 소화기능을 도움.
- 쓸개즙 색소는 적혈구의 헤모글로빈이 파괴되어 생성
- 담즙염 : 지방의 유화작용을 통해 지방소화를 도와주나 소화효소는 아님.

정답 : 70_② 71_② 72_③

73 쓸개에 대한 설명으로 맞지 않는 것은?

① 조롱박 모양의 주머니
② 용량은 300~500mL
③ 속면은 원주상피로 덮혀 있음.
④ 간에서 생성된 쓸개즙을 저장
⑤ 쓸개의 벽은 근육층으로 구성

74 쓸개즙 분비를 촉진하는 물질로 맞는 것은?

① 세크레틴　　② 가스트린　　③ 안지오텐신
④ 콜레시스토키닌　　⑤ 레닌

75 이자에서 분비되는 소화효소로 맞는 것을 모두 고르면?

가. 트립신	나. 말타제
다. 리파제	라. 락타제

① 가, 나, 다　　② 가, 다　　③ 나, 라
④ 라　　⑤ 가, 나, 다, 라

단원정리 문제 해설

▶ 쓸개(담낭)
- 조롱박(서양배) 모양의 주머니
- 간 아래면의 함몰된 부분에 위치
- 용량은 30~50ml
- 속면은 원주상피로 덮혀 있고, 벽은 근육층으로 구성
- 간에서 생성된 쓸개즙을 저장, 수분을 흡수하여 쓸개즙을 농축
- 작은창자(소장)에서 분비되는 콜레시스토키닌(CCK)에 의해 샘창자로 쓸개즙 분비

▶ 쓸개(담낭)
- 조롱박(서양배) 모양의 주머니
- 간 아래면의 함몰된 부분에 위치
- 용량은 30~50ml
- 속면은 원주상피로 덮혀 있고, 벽은 근육층으로 구성
- 간에서 생성된 쓸개즙을 저장, 수분을 흡수하여 쓸개즙을 농축
- 작은창자(소장)에서 분비되는 콜레시스토키닌(CCK)에 의해 샘창자로 쓸개즙 분비

▶ 이자액(췌장액)
- 일일 1,2*l* 분비
- pH 8.5
- 주성분 : 탄산수소나트륨, 소화 효소(트립신, 아밀라제, 리파제)
- 분비 : 샘창자

정답 : 73_② 74_④ 75_②

Chapter 08 소화기계 (Digestive system) | 241

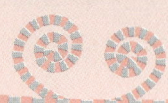

76 복막뒤장기로 맞지 않는 것은?

① 콩팥　　② 부신　　③ 막창자꼬리
④ 샘창자　　⑤ 이자

77 이당류를 단당류로 분해하는 효소를 모두 고르면?

가. 아밀라제	나. 말타제
다. 리파제	라. 락타제

① 가, 나, 다　　② 가, 다　　③ 나, 라
④ 라　　⑤ 가, 나, 다, 라

해설

▶ 탄수화물의 소화

물질	효소	분해산물		효소	최종 분해산물
탄수화물	아밀라제	(이당류)	→		(단당류)
		설탕	→	수크라제	과당, 포도당
		엿당	→	말타제	젖당, 포도당
		젖당		락타제	포도당, 포도당

78 단백질 소화에 관여하는 효소로 맞는 것을 모두 고르면?

가. 펩신	나. 펩티다제
다. 트립신	라. 리파제

① 가, 나, 다　　② 가, 다　　③ 나, 라
④ 라　　⑤ 가, 나, 다, 라

해설

▶ 단백질의 소화

물질	효소	분해산물		효소	최종 분해산물
단백질	펩신, 트립신	펩티드, 아미노산	→	펩티다제	아미노산

▶ **단원정리 문제 해설**

▶ 복막과 장기의 관계
- 복막뒤(후)장기 : 가슴림프관, 아래대정맥, 배대동맥, 콩팥(신장), 부신, 이자(췌장), 샘창자(십이지장)
- 복막내장기 : 위, 빈창자, 돌창자, 막창자꼬리(충수), 가로주름창자(횡행결장), 난소, 지라(비장)

▶ 아래 해설 참조

▶ 아래 해설 참조

정답 : 76_③　77_③　78_①

79 설탕을 포도당과 과당으로 분해하는 효소로 맞는 것은?

① 펩티다제 ② 수크라제 ③ 말타제
④ 락타제   ⑤ 리파제

80 쓸개즙염에 대한 설명으로 맞지 않는 것은?

① 지방분해 효소이다.
② 지방의 유화작용을 도와준다.
③ 지방의 소화를 도와준다.
④ 쓸개즙에 존재한다.
⑤ 쓸개즙에서 가장 풍부한 물질이다.

81 리파제에 대한 내용으로 맞는 것은?

① 엿당을 포도당 두 분자로 분해
② 지방을 지방산과 글리세롤로 분해
③ 전분과 글리코겐을 이당류로 분해
④ 단백질을 펩티드로 분해
⑤ 젖당을 포도당과 갈락토스로 분해

▶ 주요 소화 효소
① 펩티다제 : 펩티드를 아미노산으로 분해
② 수크라제 : 설탕을 포도당과 과당으로 분해
③ 말타제 : 엿당을 포도당 두 분자로 분해
④ 락타제 : 젖당을 포도당과 갈락토스로 분해
⑤ 리파제 : 지방을 지방산과 글리세롤로 분해

▶ 쓸개즙염(담즙염)은 지방의 기계적 소화를 도와주는 물질로 소화 효소 (화학적 소화)는 아님.

▶ 주요 소화 효소
- 펩티다제 : 펩티드를 아미노산으로 분해
- 수크라제 : 설탕을 포도당과 과당으로 분해
- 말타제 : 엿당을 포도당 두 분자로 분해
- 락타제 : 젖당을 포도당과 갈락토스로 분해
- 리파제 : 지방을 지방산과 글리세롤로 분해

정답 : 79_② 80_① 81_②

82 수용성 양분의 흡수 경로로 맞는 것은?

① 작은창자융모의 모세혈관 → 간 → 간문맥 → 아래대정맥
② 작은창자융모의 모세혈관 → 간문맥 → 간 → 아래대정맥
③ 작은창자융모의 암죽관 → 아래대정맥 → 간 → 간문맥
④ 작은창자융모의 암죽관 → 간문맥 → 간 → 아래대정맥
⑤ 작은창자융모의 암죽관 → 가슴림프관 → 왼빗장아래정맥 → 위대정맥

▶ 수용성 영양분 흡수 경로
- 작은창자(소장)융모의 모세혈관 → 간문맥 → 간 → 간정맥 → 아래대정맥 (하대정맥)

83 지용성 양분을 모두 고르면?

| 가. 비타민 B, C | 나. 무기염류 |
| 다. 아미노산 | 라. 글리세롤 |

① 가, 나, 다 ② 가, 다 ③ 나, 라
④ 라 ⑤ 가, 나, 다, 라

▶ 지용성 양분 (지방산, 글리세롤, 지용성 비타민)
- 작은창자융모의 암죽관(유미관) → 가슴관 → 왼빗장아래정맥 → 위대정맥 (상대정맥)

정답 : 82_② 83_④

Chapter 9
비뇨기계

CHAPTER 09 단원정리문제 (비뇨기계)

01 다음 중 비뇨기계를 구성하는 요소로 맞지 않는 것은?

① 콩팥　　　② 요관　　　③ 요도
④ 방광　　　⑤ 전립샘

02 다음 중 명칭과 기능이 맞게 연결된 것을 모두 고르면?

> 가. 콩팥 : 소변 생산
> 나. 요관 : 소변 저장
> 다. 요도 : 소변이 이동하는 관
> 라. 방광 : 소변이 이동하는 관

① 가, 나, 다　　② 가, 다　　③ 나, 라
④ 라　　　　　⑤ 가, 나, 다, 라

03 비뇨기계의 기능으로 맞지 않는 것은?

① 소변의 생산　　　② 소변의 배설
③ 소화효소의 분비　④ 산염기 평형 조절
⑤ 신체 항상성 유지

단원정리문제 해설

▶ 비뇨기계의 구성
 - 콩팥(신장), 요관, 방광, 요도

▶ 콩팥(신장), 요관, 방광, 요도
 - 콩팥 : 소변 생산
 - 방광 : 소변 저장
 - 요관, 요도 : 소변이 이동하는 관

▶ 비뇨기계 기능
 - 소변의 생산 및 배설
 - 산-염기 평형 조절
 - 항상성 유지

정답 : 1_⑤　2_②　3_③

04 콩팥에 대한 설명으로 맞는 것을 모두 고르면?

> 가. 호르몬 분비기관이다.
> 나. 혈압 조절에 관여한다.
> 다. 소변을 생산하고 배설하는 기관이다.
> 라. 겉질과 수질로 나뉜다.

① 가, 나, 다 ② 가, 다 ③ 나, 라
④ 라 ⑤ 가, 나, 다, 라

05 콩팥의 구조에 대한 설명으로 맞지 않는 것은?

① T11과 L2 사이에 위치한다.
② 피막은 콩팥근막, 중간층, 속층으로 나뉜다.
③ 왼쪽 콩팥이 간에 의해 오른쪽 콩팥보다 낮게 위치한다.
④ 콩팥의 위부분에는 내분기기관이 존재한다.
⑤ 속층은 감염으로부터 콩팥을 보호한다.

06 콩팥을 충격으로부터 보호하는 기능을 하는 구조로 맞는 것은?

① 콩팥문 ② 지방층
③ 콩팥근막 ④ 속층
⑤ 콩팥깔때기

단원정리 문제 해설

▶ 모두 맞는 내용임.

▶ 콩팥(신장)
- T11과 L2 사이에 위치
- 오른쪽 콩팥(우측 신장)이 간에 의해 왼쪽 콩팥(좌측 신장)보다 낮게 위치
- 위부분(상단)에 내분비기관인 부신이 있음.
- 피막 : 3층으로 구성(콩팥(신)근막, 중간층, 속층)
- 콩팥근막 : 섬유성 결합조직으로 콩팥과 부신을 싸며 위치를 고정
- 중간층(지방층) : 충격 흡수
- 속층(섬유성 피막) : 감염을 예방
- 내부 구조 : 겉질, 수질

▶ 콩팥(신)근막, 중간층, 속층
- 콩팥근막 : 섬유성 결합조직으로 콩팥과 부신을 싸며 위치를 고정
- 중간층(지방층) : 충격 흡수
- 속층(섬유성 피막) : 감염을 예방

정답 : 4_⑤ 5_③ 6_②

07 콩팥과 요관을 연결하는 콩팥 내에 형성된 깔때기 모양의 공간은?

① 먼곱슬세뇨막
② 토리쪽곱슬세뇨막
③ 콩팥소체
④ 콩팥깔때기
⑤ 콩팥근막

▶ 콩팥깔때기(신우)
 - 콩팥내(신문속)에 형성된 깔때기 모양의 공간, 콩팥과 요관의 연결부

08 콩팥의 겉질에 속하는 내부 구조물을 모두 고르면?

> 가. 콩팥세관고리
> 나. 토리
> 다. 집합세관
> 라. 토리쪽곱슬세뇨막

① 가, 나, 다   ② 가, 다   ③ 나, 라
④ 라   ⑤ 가, 나, 다, 라

▶ 아래 해설 참조

해설

▶ 콩팥(신장)의 내부 구조

겉질(피질)	콩팥소체, 토리, 토리주머니, 토리쪽곱슬세뇨관, 먼쪽곱슬세뇨관
속질(수질)	콩팥세고리, 집합세관

정답 : 7_④ 8_③

09 콩팥의 기능으로 맞지 않는 것은?

① 소변의 생산
② 혈장의 전해질 농도를 조절
③ 혈장의 수소이온 농도를 조절
④ RBC 생성의 촉진
⑤ 암모니아를 요소로 변환시켜 배출

해설

▶ 아래 해설 참조

▶ 기능
  - 소변의 생산, 배설
  - 혈액 내 대사산물(요소) 제거
  - 호르몬 분비

renin	혈압 저하 시 분비하여 혈압을 상승시킴
erythropoietin	저산소증 시 분비하여 RBC 생성 촉진
calcitriol(Vitamin D)	장관에서 Ca^{2+} 흡수 촉진, 뼈의 Ca^{2+} 축적

  - 혈장의 전해질 농도 조절
  - 혈장의 pH 조절

10 콩팥의 혈류량 조절인자로 맞는 것을 모두 고르면?

가. ADH	나. Aldosterone
다. Renin	라. Angiotensin

① 가, 나, 다   ② 가, 다   ③ 나, 라
④ 라   ⑤ 가, 나, 다, 라

▶ 콩팥(신장)의 혈류량 조절인자
  - renin, aldosterone, ADH, angiotensin

11 토리로 혈액을 직접 유입시키는 혈관의 명칭으로 맞는 것은?

① 꿀동맥
② 들토리세동맥
③ 날토리소정맥
④ 소엽관동맥
⑤ 소엽관정맥

▶ 토리(사구체)
  - 들토리세동맥이 혈관극으로 들어와 모세혈관총을 형성한 것

정답 : 9_⑤ 10_⑤ 11_②

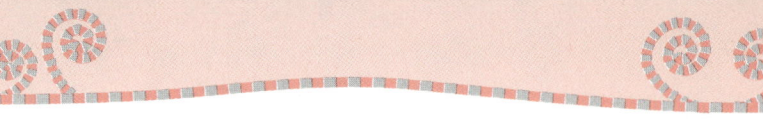

12 콩팥의 구조적, 기능적 단위는?

① 콩팥깔때기 ② 콩팥세관고리
③ 세뇨관 ④ 콩팥 단위
⑤ 토리

13 들토리세동맥이 혈관극으로 들어와 모세혈관총을 형성한 것으로 맞는 것은?

① 토리 ② 사구체주머니
③ 세뇨관 ④ 콩팥문
⑤ 콩팥세관고리

14 세뇨관을 구성하는 요소로 맞는 것을 모두 고르면?

> 가. 토리쪽곱슬세뇨관
> 나. 콩팥세관고리
> 다. 먼쪽곱슬세뇨관
> 라. 토리

① 가, 나, 다 ② 가, 다 ③ 나, 라
④ 라 ⑤ 가, 나, 다, 라

해설

▶ 구조

콩팥 단위(신원)	신소체	토리(사구체)
		토리주머니(보먼주머니)
	세뇨관	토리쪽곱슬세뇨관(근위세뇨관)
		콩팥세관고리(헬렌고리)
		먼쪽곱슬세뇨관(원위세뇨관)

▶ 콩팥 단위(네프론)
 - 콩팥의 구조적, 기능적 최소 단위

▶ 토리
 - 들토리세(수입소)동맥이 혈관극으로 들어와 모세혈관총을 형성한 것
 - 사구체압 : 60mmHg
 - 사구체옆세포에서 renin 생산

▶ 아래 해설 참조

정답 : 12_④ 13_① 14_①

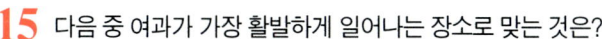

15 다음 중 여과가 가장 활발하게 일어나는 장소로 맞는 것은?

① 콩팥 겉질과 속질 사이
② 토리와 날토리세동맥 사이
③ 토리와 토리주머니 사이
④ 들토리세동맥과 토리 사이
⑤ 토리쪽곱슬세뇨관과 먼쪽곱슬세뇨관 사이

▶ 토리주머니(사구체낭)
  - 속막에 발세포가 있어 여과극을 형성

16 토리주머니에 대한 설명으로 맞는 것을 모두 고르면?

> 가. 60mmHg 이상의 압력을 유지한다.
> 나. 3겹의 막으로 구성된다.
> 다. 먼쪽곱슬세뇨관을 통해 토리쪽곱슬세뇨관과 연결된다.
> 라. 보먼주머니라고도 한다.

① 가, 나, 다   ② 가, 다   ③ 나, 라
④ 라   ⑤ 가, 나, 다, 라

▶ 토리주머니(사구체낭 ; 보먼주머니)
  - 2겹의 막으로 구성
  - 속막에 발세포가 있어 여과극을 형성
  ※ 발세포 : 콩팥 내 혈관을 에워싸고 있음.

17 세뇨관의 벽을 이루며, 나트륨 이온의 변화를 감지하는 세포로 맞는 것은?

① 지방세포   ② 치밀반
③ 토리옆장치   ④ 토리옆세포

▶ 치밀반
  - 세뇨관의 벽을 이루는 세포로 Na$^+$ 변화를 감지

정답 : 15_③ 16_④ 17_②

18 토리옆세포에 대한 설명으로 맞는 것을 모두 고르면?

> 가. 들토리세동맥의 벽을 구성한다.
> 나. 적혈구 생성 촉진 물질을 분비한다.
> 다. 혈압 조절에 관여한다.
> 라. 혈중 칼슘 농도 조절한다.

① 가, 나, 다　　② 가, 다　　③ 나, 라
④ 라　　　　　　⑤ 가, 나, 다, 라

19 토리쪽곱슬세뇨관에 대한 설명으로 맞는 것을 모두 고르면?

> 가. 곡부와 직부로 구성된다.
> 나. 60mmHg의 혈압을 유지한다.
> 다. 세뇨관의 토리주머니 연결부이다.
> 라. 먼쪽곱슬세뇨관보다 길고 직경이 크다.

① 가, 나, 다　　② 가, 다　　③ 나, 라
④ 라　　　　　　⑤ 가, 나, 다, 라

20 다음 중 먼쪽곱슬세뇨관이 유입되는 관으로 맞는 것은?

① 토리주머니　　　② 토리쪽곱슬세뇨관
③ 집합세관　　　　④ 토리
⑤ 날토리세동맥

▶ **단원정리 문제 해설**

▶ 토리(사구체)옆세포
- 들토리세(수입소)동맥 벽을 이룸, renin을 분비

▶ 토리쪽곱슬세뇨관(근위세뇨관)
- 굽은부분(곡부)과 곧은부분(직부)으로 구성
- 토리주머니와 연결

▶ 집합관
- 먼쪽곱슬(원위곡)세뇨관이 유입되는 관
- 콩팥 속질 내 콩팥추체로 들어와 콩팥유두에 개구
- 1개의 콩팥유두에 10~25개의 집합세관이 개구

정답 : 18_② 19_② 20_③

21 다음 중 요관에 대한 설명으로 맞는 것은?

> 가. 포도당의 재흡수가 이루어지는 관
> 나. 콩팥깔때기와 방광을 연결
> 다. 콩팥의 속질 속에 위치
> 라. 1쌍의 관

① 가, 나, 다　　② 가, 다　　③ 나, 라
④ 라　　　　　⑤ 가, 나, 다, 라

22 다음 중 집합세관에 대한 설명으로 맞는 것을 모두 고르면?

> 가. 1개의 콩팥유두에 100~250개의 집합세관이 개구
> 나. 토리쪽곱슬세뇨관에 유입되는 관
> 다. 콩팥깔때기와 방광을 연결
> 라. 속질 내 콩팥소체로 들어와 콩팥유두에 개구

① 가, 나, 다　　② 가, 다　　③ 나, 라
④ 라　　　　　⑤ 가, 나, 다, 라

23 방광에 대한 설명으로 맞지 않는 것을 고르면?

① 여자에서는 두덩결합과 자궁 사이에 위치한다.
② 남자에서는 두덩결합과 곧창자 사이에 위치한다.
③ 점막은 이행상피로 구성된다.
④ 배뇨근이 있다.
⑤ 소변을 저장하는 1,500cc의 장기이다.

단원정리문제 해설

▶ 요관
- 콩팥깔때기(신우)와 방광을 연결하는 2개의 관
- 길이 25cm
- 점막 : 이행상피

▶ 집합관
- 먼쪽곱슬(원위곡)세뇨관이 유입되는 관
- 콩팥 속질 내 콩팥추체로 들어와 콩팥유두에 개구
- 1개의 콩팥유두에 10~25개의 집합세관이 개구

▶ 방광
- 요를 저장하는 용적 500cc의 장기
- 점막 : 이행상피
- 위치 : 두덩결합과 곧창자(직장) 사이(남), 두덩결합과 자궁 사이(여)
- 지배신경 : 엉치신경(교감신경), 아래배신경(부교감신경)

정답 : 21_③ 22_④ 23_⑤

Chapter 09 비뇨기계 (Urinary system) | 253

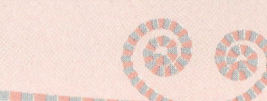

24 남녀 방광의 위치로 맞는 것을 모두 고르면?

> 가. 여자 : 궁둥뼈결절과 자궁 사이
> 나. 남자 : 궁둥뼈결절과 전립샘 사이
> 다. 여자 : 두덩결합과 곧창자 사이
> 라. 남자 : 두덩결합과 곧창자 사이

① 가, 나, 다　② 가, 다　③ 나, 라
④ 라　⑤ 가, 나, 다, 라

25 내요도구에서 시작하여 체외로 나가는 소변의 통로로 맞는 것은?

① 네프론　② 요도　③ 집합세관
④ 방광　⑤ 세뇨관

26 요도에 대한 설명으로 맞는 것을 모두 고르면?

> 가. 남성은 길이가 15~20cm이다.
> 나. 여성은 내요도구에서 시작하여 질천정의 외요도구에 개구한다.
> 다. 남성의 경우 전립샘 부분, 막부분, 해면체 부분으로 나뉜다.
> 라. 여성은 길이가 5~10mm이다.

① 가, 나, 다　② 가, 다　③ 나, 라
④ 라　⑤ 가, 나, 다, 라

해설

▶ 요도

남성요도	- 길이 : 15~20㎝ - 구분 : 전립샘 부분, 막부분, 해면체 부분
여성요도	- 길이 : 3~4㎝ - 내요도구에서 시작하여 질천정의 외요도구에 개구

단원정리 문제 해설

▶ 방광의 위치
　- 위치 : 두덩결합(치골결합)과 곧창자(직장) 사이(남), 두덩결합과 자궁 사이(여)

▶ 요도
　- 내요도구에서 시작하여 체외로 나가는 소변의 통로
　- 구조 : 방광꼭대기(첨), 방광몸통(체), 방광바닥(저)

▶ 아래 해설 참조

정답 : 24_④ 25_② 26_①

27 소변을 이동시키는 통로로 맞게 배열된 것은?

① 콩팥소체→ 집합세관 → 토리쪽곱슬세뇨관 → 먼쪽곱슬세뇨관 → 콩팥세관고리
② 콩팥소체→ 먼쪽곱슬세뇨관 → 집합세관 → 토리쪽곱슬세뇨관 → 콩팥세관고리
③ 콩팥소체→ 토리쪽곱슬세뇨관 → 콩팥세관고리 → 먼쪽곱슬세뇨관 → 집합세관
④ 집합세관→ 콩팥소체 → 먼쪽곱슬세뇨관 → 토리쪽곱슬세뇨관 → 콩팥세관고리
⑤ 집합세관→ 콩팥소체 → 토리쪽곱슬세뇨관 → 먼쪽곱슬세뇨관 → 콩팥세관고리

28 다음 중 여과에 대한 설명으로 맞는 것은?

① 삼투압에 의한 물질이동
② 압력이 낮은 곳에서 높은 곳으로 물질이동
③ 보먼주머니에서 사구체로의 물질이동
④ 에너지 소모가 없는 물질이동
⑤ 농도차에 의한 물질이동

29 클리어런스에 대한 설명으로 맞지 않는 것은?

① 오줌 내 농도 × 1분간 오줌량 / 혈장 내 물질농도이다.
② 콩팥의 물질 제거 능력이다.
③ 클리어런스 비율이 1보다 크면 세뇨관에서의 분비를 의미한다.
④ 클리어런스 비율이 0인 경우 여과 후 완전 재흡수를 의미한다.
⑤ 클리어런스 비율이 0인 물질은 요소, 나트륨 등이 해당된다.

▶ **단원정리문제 해설**

▶ 소변의 통로
- 콩팥소체 → 토리쪽곱슬세뇨관 → 콩팥세관고리(헬렌고리) → 먼쪽곱슬세뇨관 → 집합세관

▶ 여과
- 압력이 높은 곳에서 낮은 곳으로의 물질이동, 에너지 소모가 일어나지 않음.

▶ 클리어런스(clearance ; 제거율)
- 콩팥(신장)의 청소 능력
- 클리어런스 = 오줌 내 농도 × 1분간 오줌량 / 혈장 내 물질의 농도
- 클리어런스 비율이 1보다 크면 세뇨관에서 분비, 1보다 작으면 세뇨관에서 재흡수, 0인 경우 완전 여과후 완전 재흡수를 의미

정답 : 27_③ 28_④ 29_⑤

30 토리 여과압의 상승 요인으로 맞는 것을 모두 고르면?

> 가. 토리 모세혈관압의 상승
> 나. 혈장교질삼투압의 증가
> 다. 토리주머니 내압의 감소
> 라. 토리주머니 투과성 감소

① 가, 나, 다   ② 가, 다   ③ 나, 라
④ 라   ⑤ 가, 나, 다, 라

31 토리 여과에 대한 설명으로 맞지 않는 것은?

① 여과율 측정 물질로 inulin, creatine 등이 있다.
② 토리의 압력은 약 70mmHg이다.
③ 압력이 높은 토리에서 압력이 낮은 토리주머니로 여과된다.
④ 1분당 생성되는 여과액은 여자가 남자보다 많다.
⑤ 일일 여과량은 약 180L이다.

32 다음 중 클리어런스 비율이 0인 물질로 맞지 않는 것은?

① 칼륨 이온   ② 포도당   ③ 단백질
④ 나트륨 이온 ⑤ 아미노산

▶ 토리(사구체) 여과압 상승 요인
- 토리 모세혈관압의 상승
- 혈장교질삼투압 감소
- 토리주머니(보먼주머니) 내압 감소
- 토리주머니 투과성 증가

▶ 여과 속도(GFR)
- 1분 동안 콩팥에서 형성되는 여과(남자 > 여자)

▶ 재흡수 물질
- 토리쪽곱슬(근위곡)세뇨관 : K⁺(100%), 포도당(100%), 단백질(100%), 아미노산(100%), 물, Na⁺(20%)
- 먼쪽곱슬(원위곡)세뇨관 : Na⁺(20%)
- 클리어런스 비율이 1보다 크면 세뇨관에서 분비, 1보다 작으면 세뇨관에서 재흡수, 0인 경우 완전 여과 후 완전 재흡수를 의미

정답 : 30_② 31_④ 32_④

33 먼쪽곱슬세뇨관에서 분비되는 물질로 맞는 것을 모두 고르면?

가. K^+	나. H^+
다. NH_3	라. Na^+

① 가, 나, 다 ② 가, 다 ③ 나, 라
④ 라 ⑤ 가, 나, 다, 라

34 물질의 재흡수에 대한 설명으로 맞지 않는 것은?

① 물은 토리쪽곱슬세뇨관에서 삼투현상에 의해 재흡수된다.
② 물은 먼쪽곱슬세뇨관에서 항이뇨호르몬의 작용으로 재흡수된다.
③ 수동적 물질수송과 능동적 물질수송이 모두 이용된다.
④ 칼륨이온은 토리쪽곱슬세뇨관에서 재흡수되고, 먼쪽곱슬세뇨관에서 분비된다.
⑤ 세뇨관에서 재흡수가 어려운 물질로 포도당, 아미노산 등이 있다.

35 먼쪽곱슬세뇨관과 집합관에서 NaCl 재흡수를 억제하는 물질로 맞는 것은?

① ADH ② ANP ③ PTH
④ PAH ⑤ Aldosterone

▶ 분비 물질
- 토리쪽곱슬(근위곡)세뇨관 : PAH, penicillin, diodrst, hippuran
- 먼쪽곱슬(원위곡)세뇨관 : K^+, H^+, NH

▶ 재흡수 및 분비의 특성
- K^+ : 토리쪽곱슬세뇨관에서 재흡수되고 먼쪽곱슬세뇨관에서 분비
- Na^+의 재흡수 : aldosterone의 작용으로 1일 200g 흡수
※ 세뇨관 내강 → 세뇨관 상피 → 모세혈관
- 물의 재흡수 : 삼투압에 의한 흡수(토리쪽곱슬세뇨관), ADH에 의한 흡수(먼쪽곱슬세뇨관)
- 세뇨관에서 재흡수가 어려운 물질 : creatine, urate, urea
- 세뇨관 재흡수기전 : 수동적 및 능동적 과정, 호르몬 작용

▶ ANP
- 먼쪽곱슬세뇨관(원위곡세뇨관) 집합관에서 NaCl의 재흡수 억제

정답 : 33_① 34_⑤ 35_②

36 세뇨관에서 재흡수가 어려운 물질로 맞는 것을 모두 고르면?

| 가. 크레아틴 | 나. 요소 |
| 다. 요산 | 라. 칼슘 |

① 가, 나, 다　　② 가, 다　　③ 나, 라
④ 라　　⑤ 가, 나, 다, 라

▶ 콩팥세관에서 재흡수가 어려운 물질
- creatine
- urate
- urea

37 소변에 대한 설명으로 맞지 않는 것은?

① pH 5~7 정도의 액체이다.
② 소변 특유의 냄새가 있다.
③ 소변의 대부분은 수분이다.
④ 유기물과 무기물 성분이 포함된다.
⑤ 원뇨와 소변의 성분은 동일하다.

▶ 소변
- 비중 : 10.017~10.200
- pH : 5~7
- 냄새 : 방향성
- 성상 : 대부분 수분
- 무기물 : Na^+, Cl^-, NaH_2PO_4, H_2SO_4
- 유기물 : 요소, 요산, 크레아티닌, 암모니아

38 일일 배뇨량으로 맞는 것은?

① 0.5L　　② 1.5L　　③ 3L
④ 3.5L　　⑤ 4L

▶ 1일 배뇨량
- 1.5L

정답 : 36_①　37_⑤　38_②

39 물질 재흡수와 분비 과정에 대한 설명으로 맞지 않는 것은?

① 재흡수 비율이 가장 큰 물질은 요소이다.
② 단백질의 경우 여과가 일어나지 않는다.
③ 포도당은 여과된 양만큼 모두 재흡수 된다.
④ 물은 90% 이상 재흡수가 일어난다.
⑤ 재흡수와 분비는 모세혈관과 세뇨관 사이에서 일어난다.

40 소변의 배설 경로로 맞게 연결된 것은?

① 토리주머니 → 세뇨관 → 집합세관 → 콩팥깔때기 → 요관 → 방광 → 요도
② 토리주머니 → 집합세관 → 세뇨관 → 콩팥깔때기 → 요관 → 방광 → 요도
③ 토리주머니 → 요관 → 방광 → 콩팥깔때기 → 집합세관 → 세뇨관 → 요도
④ 토리주머니 → 콩팥깔때기 → 요관 → 방광 → 요도 → 세뇨관 → 집합세관
⑤ 토리주머니 → 집합세관 → 요관 → 콩팥깔때기 → 방광 → 요도 → 세뇨관

41 배뇨에 대한 설명으로 맞지 않는 것은?

① 배뇨반사는 골반신경에 의한 천수반사이다.
② 배뇨억제 중추는 대뇌겉질과 중간뇌이다.
③ 방광 내 소변량의 증가가 방광벽 콩팥감수체를 자극하여 나타난다.
④ 요의를 느끼는 방광 용량은 150~300cc이다.
⑤ 배뇨는 반사에 의해 일어나기 때문에 의식적 조절이 힘들다.

단원정리 문제 해설

▶ 재흡수 및 분비의 특성
 - K^+ : 토리쪽곱슬세뇨관에서 재흡수되고 먼쪽곱슬세뇨관에서 분비
 - Na^+의 재흡수 : aldosterone의 작용으로 1일 200g 흡수
 ※ 세뇨관 내강 → 세뇨관 상피 → 모세혈관
 - 물의 재흡수 : 삼투압에 의한 흡수(토리쪽곱슬세뇨관), ADH에 의한 흡수(먼쪽곱슬세뇨관)
 - 세뇨관에서 재흡수가 어려운 물질 : creatine, urate, urea
 - 세뇨관 재흡수기전 : 수동적 및 능동적 과정, 호르몬 작용

▶ 소변 배설 경로
 - 토리주머니(사구체낭) → 곱슬세뇨관 → 집합세관 → 콩팥깔때기(신우) → 요관 → 방광 → 요도

▶ 배뇨
① 골반신경에 의한 천수반사
② 대뇌겉질, 중간뇌
③ 방관벽 콩팥감수체 자극
④ 150~300cc

정답 : 39_① 40_① 41_⑤

MEMO

Chapter 10
생식기계

CHAPTER 10 단원정리문제 (생식기계)

01 다음 중 고환, 부고환, 정낭을 담고 있는 남성생식기 구조물은?

① 정세관　　② 정관　　③ 음낭
④ 방광　　⑤ 음경

02 음낭에 대한 설명으로 맞지 않는 것은?

① 온도에 민감하다.
② 음낭솔기가 있다.
③ 음낭사이막이 음낭을 왼·오른쪽으로 구분한다.
④ 점액 생성기능이다.
⑤ 피하지방이 없다.

03 음낭의 온도 유지에 대한 설명으로 맞는 것은?

① 체온 보다 2~3℃ 낮게 유지
② 체온 보다 2~3℃ 높게 유지
③ 체온과 동일하게 유지
④ 체온 보다 1~2℃ 높게 유지
⑤ 체온 보다 1~2℃ 낮게 유지

단원정리문제 해설

▶ 음낭 (scrotum)
- 고환, 부고환, 정낭을 담고 있는 주머니
- 온도에 민감하며, 체온보다 1~2℃ 낮게 유지
- 피하지방이 없고, 민무늬근(육양막)을 많이 포함.
- 음낭사이막(음낭중격)이 음낭을 왼·오른쪽으로 구분
- 음낭솔기(음낭봉선) ; 중격에 해당하는 표면의 피부

▶ 1번 해설 참조

▶ 음낭의 온도
- 온도에 민감하며, 체온보다 1~2℃ 낮게 유지

정답 : 1.③　2.④　3.⑤

04 음낭 내에 있는 실질성 기관으로 정자 및 테스토스테론을 생성 하는 기관은?

① 고환　　　② 부고환　　　③ 정낭
④ 음경　　　⑤ 전립선

05 고환의 구조에 대한 설명으로 맞지 않는 것은?

① 표면. 음낭사이막, 고환소엽으로 구성된다.
② 표면은 백색막으로 싸여 있다.
③ 백색막은 상피조직으로 구성된다.
④ 음낭사이막은 200~300개의 고환소엽으로 나뉜다.
⑤ 표면은 음낭사이막을 형성한다.

06 정자의 성숙 및 생장이 일어나는 기관으로 맞는 것은?

① 부고환　　　② 고환　　　③ 정낭
④ 정세관　　　⑤ 사정관

07 정세관에 대한 설명으로 맞지 않는 것은?

① 곧은정세관, 곱슬정세관으로 구성되어 있다.
② 고환 속 구조물이다.
③ 정자의 성숙, 생장이 일어난다.
④ 정자발생세포, 지주세포, 간질세포로 구성되어 있다.
⑤ 유백색의 정액을 생성한다.

▶ 고환(testis)
- 일명 정소
- 음낭 내에 있는 1쌍의 실질성 기관
- 정자 및 테스토스테론 생산

▶ 고환의 구조
- 표면 : 백색막으로 싸여 있고, 음낭사이막(고환중격)을 형성
- 음낭사이막고환중격 : 음낭사이막에 의해 200~300개의 고환소엽으로 나뉨.
- 고환소엽 : 곱슬(곡)정세관과 곧은(직)정세관이 있음.

▶ 정세관
- 정자의 생성 및 성숙이 일어나는 곳
- 직정세관과 곡정세관으로 구성
- 구성세포 : 정자 발생세포, 지주세포, 간질세포

▶ ⑤는 부고환의 설명임.

정답 : 4.① 5.③ 6.④ 7.⑤

08 정세관을 구성하는 세포에 대한 설명으로 맞지 않는 것은?

① 정자발생세포, 지주세포, 간질세포로 구성
② 정자발생세포 : 정자 생산
③ 지주세포 : 정자발생세포를 지지
④ 지주세포 : 정자를 일시적으로 저장
⑤ 간질세포 : 테스토스테론 생성

▶ 정세관 구성세포
- 정자발생세포, 지주세포, 간질세포
※ 정자발생세포 : 정자 생산
※ 지주세포 : 정자발생세포를 지지, 물질대사, 식작용
※ 간질세포 : testosterone 생성

09 정자에 대한 설명으로 맞는 것을 모두 고르면?

가. 염색체 : 2n=46
나. 두부, 중간부, 꼬리로 구성
다. 1개의 정조세포는 2개의 정자 형성
라. 정자의 두부는 세포 핵의 변형

① 가, 나, 다   ② 가, 다   ③ 나, 라
④ 라   ⑤ 가, 나, 다, 라

▶ 정자
- 염색체 n= 23 (상염색체 22개 + 성염색체 X or Y)
- 구성 : 두부, 중간부, 꼬리
- 발생 : 정자발생세포 → 정조세포 → 정모세포 → 정자세포 → 정자
- 1개의 정조세포는 4개의 정자 형성
- 정자의 두부는 세포핵이 변형된 것으로 정자 형성에 관여

10 정자의 발생 과정으로 맞게 연결된 것은?

① 정자발생세포 → 정조세포 → 정모세포 → 정자세포 → 정자
② 정자발생세포 → 정모세포 → 정조세포 → 정자 → 정자세포
③ 정자발생세포 → 정조세포 → 정모세포 → 정자 → 정자세포
④ 정모세포 → 정조세포 → 정자발생세포 → 정자세포 → 정자
⑤ 정조세포 → 정모세포 → 정자발생세포 → 정자세포 → 정자

▶ 정자 발생 과정
- 정자발생세포 → 정조세포 → 정모세포 → 정자세포 → 정자

정답 : 8 ④ 9 ③ 10 ①

11 고환과 정관을 연결하는 기관의 이름으로 맞는 것은?

① 정낭　　　　② 정관　　　　③ 전립샘
④ 사정관　　　⑤ 부고환

12 정관에 대한 설명으로 맞지 않는 것은?

① 부고환의 연속이다.
② 정낭과 합쳐져 전립샘을 구성한다.
③ 정자의 이동 통로이다.
④ 샅굴 안에서 혈관, 신경, 근육과 정삭막을 형성한다.
⑤ 샅굴을 지나 배안으로 들어간다.

13 다음 중 1쌍의 정액 분기기관으로 맞는 것은?

① 정낭　　　　② 사정관　　　③ 부고환
④ 음경　　　　⑤ 고환

14 다음 중 사정관에 대한 설명으로 맞는 것을 모두 고르면?

> 가. 정관이 부고환과 합쳐져 사정관을 이룬다.
> 나. 길이 20cm의 관이다.
> 다. 사정 시 전립샘이 이완하여 요도내강이 폐쇄된다.
> 라. 정관의 끝과 정낭의 배출관이 합쳐져서 구성된다.

① 가, 나, 다　　② 가, 다　　　③ 나, 라
④ 라　　　　　⑤ 가, 나, 다, 라

단원정리문제 해설

▶ **부고환**(epididymis)
- 일명 고환상체
- 고환과 정관을 연결
- 정자를 일시적으로 저장, 정액 분비

▶ **정관**
- 부고환의 연속
- 정자의 이동 통로
- 샅굴(서혜관)을 지나 배안(복강)으로 들어감.
- 샅굴 안에서 혈관, 신경, 근육과 정삭막을 형성
- 정낭관과 합쳐져 사정관을 이룸.

▶ **정낭**
- 1쌍의 정액 분비기관
- 정낭의 배출관과 정관이 합쳐 사정관을 형성

▶ **사정관**
- 길이 2cm, 정관의 끝과 정낭의 배출관이 합쳐져 구성됨.
- 사정 시 전립샘이 수축하여 요도내강을 폐쇄함.

정답 : 11_⑤　12_②　13_①　14_④

15 정자의 이동 통로로 맞게 연결된 것은?

① 정세관 → 부고환 → 사정관 → 정관 → 요도
② 정세관 → 부고환 → 정관 → 사정관 → 요도
③ 부고환 → 정세관 → 정관 → 사정관 → 요도
④ 부고환 → 정세관 → 사정관 → 정관 → 요도
⑤ 부고환 → 정관 → 정세관 → 사정관 → 요도

16 다음 중 방광 바닥에 위치하며, 정액 분비의 통로인 기관의 명칭은?

① 정세관 ② 정관
③ 망울요도샘 ④ 부고환
⑤ 전립샘

17 망울요도샘의 기능으로 맞게 것은?

① 온도를 유지한다.
② 테스토스테론 생성한다.
③ 점액성 분비물을 요도해면체로 보낸다.
④ 정자의 이동 통로이다.
⑤ 정자의 일시적 저장이다.

18 요도와 사정관이 만나는 곳은?

① 음낭 ② 망울요도샘 ③ 전립샘
④ 정세관 ⑤ 정낭

▶ 정자의 이동
 - 정세관 → 부고환 → 정관 → 사정관 → 요도

▶ 전립샘
 - 방광바닥(저)에 위치
 - 요도와 사정관이 관통
 - 정액 분비

▶ 망울요도샘(구요도선)
 - 1쌍의 샘으로 점액성 분비물을 요도해면체로 보냄.
 - 여성의 큰질어귀샘(대전정선)에 해당

▶ 전립샘
 - 방광바닥(저)에 위치
 - 요도와 사정관이 관통
 - 정액 분비

정답 : 15_② 16_⑤ 17_③ 18_③

19 다음 중 정자와 난자의 공통점은?

① 염색체 개수　② 크기　③ 운동성
④ 모양　⑤ 성염색체 종류

20 남성의 생식기 구조물이 아닌 것은?

① 정세관　② 사정관　③ 큰질어귀샘
④ 곡정세관　⑤ 전립샘

21 다음 중 테스토스테론을 분비하는 곳은?

① 정자발생세포　② 사이질세포　③ 지주세포
④ 난포세포　⑤ 정자세포

22 난소에 대한 설명으로 맞지 않는 것은?

① 난자를 생성한다.
② 에스트로겐을 분비한다.
③ 프로게스테론을 분비한다.
④ 난소사이막으로 싸여 있다.
⑤ 표면은 단층원주상피로 구성된다.

▶ 정자
- 염색체 n = 23(상염색체 22개 + 성염색체 X or Y)

▶ 큰질어귀샘(대전정선)
- 여성의 생식기 구조물, 다량의 점약을 분비(Bartholin샘)

▶ 사이질세포
- testosterone 생성

▶ 난소 (ovary)
- 난자 생성, 에스트로겐, 프로게스테론 분비
- 난소사이막에 싸여 있음.
- 표면 : 단층입방상피
- 겉질 : 난포, 황체, 백색체 관찰 가능
- 속질 : 혈관, 신경 분포, 난포가 없음.

정답 : 19_① 20_③ 21_② 22_⑤

23 난소의 구조에 대한 설명으로 맞지 않는 것은?

① 황체를 형성하는 황색소과립 함유 세포가 존재한다.
② 겉질과 속질로 구분된다.
③ 속질에는 혈관과 신경이 분포하며, 난포가 존재한다.
④ 겉질에서 난포, 황체, 백색체 관찰 가능하다.
⑤ 표면은 단층입방상피로 싸여 있다.

▶ ③ 난포가 없음.

24 난소에서 황체를 형성하는 세포의 이름으로 맞는 것은?

① 황체세포   ② 사이질세포   ③ 지주세포
④ 난포세포   ⑤ 원시난포

▶ lutein cell (황체세포)
  - 난소에서 황체를 형성하는 황색소과립을 함유한 세포

25 다음 중 자궁관에 대한 설명으로 맞는 것을 모두 고르면?

> 가. 길이 10cm의 한 쌍의 관
> 나. 섬모상피 발달
> 다. 난소와 자궁 사이를 연결
> 라. 난자의 이동, 수정

① 가, 나, 다   ② 가, 다   ③ 나, 라
④ 라   ⑤ 가, 나, 다, 라

▶ 자궁관 (난관 ; oviduct)
  - 길이 10cm의 1쌍의 관
  - 섬모상피 발달
  - 난소와 자궁 사이를 연결
  - 난자의 이동, 수정
  - 여성의 불임수술 시행 부위

정답 : 23_③ 24_① 25_⑤

26 자궁에 대한 설명으로 맞지 않는 것은?

① 길이 7cm, 폭 4.5cm, 두께 3cm
② 방광과 곧창자 사이에 위치
③ 자궁바닥, 자궁몸통, 자궁목으로 구성
④ 난자의 생성 및 프로게스테론 분비
⑤ 28일 주기로 자궁벽의 변화

27 여성의 불임수술 시행 부위로 맞는 것은?

① 외음순　　② 자궁　　③ 질
④ 자궁관　　⑤ 난소

28 자궁벽의 구조에 대한 설명으로 맞지 않는 것은?

① 자궁내막, 자궁근층, 자궁바깥막으로 구성
② 자궁내막은 치밀층, 해면층, 바닥층으로 구성
③ 지주세포은 민무늬근 조직으로 구성
④ 자궁바깥막은 배곧은근의 연속
⑤ 자궁내막의 자궁샘에서 점액 분비

29 자궁내막의 주기 변화에 대한 설명으로 맞는 것을 모두 고르면?

> 가. 월경기 : 출혈 시기, 자궁바깥막의 탈락
> 나. 증식기 : 자궁내막의 증식
> 다. 증식기 : 프로게스테론 분비
> 라. 월경전기 : 자궁내막의 국소적 빈혈

① 가, 나, 다　　② 가, 다　　③ 나, 라
④ 라　　⑤ 가, 나, 다, 라

단원정리 문제 해설

▶ 자궁(uterus)
- 길이 7cm, 폭 4.5cm, 두께 3cm
- 방광과 곧창자(직장) 사이에 위치하며, 자궁목(경)을 형성
- 자궁바닥(저), 자궁몸통(체), 자궁목으로 구분

▶ 자궁벽의 구조
- 자궁내막 : 치밀층, 해면층, 바닥(기저)층으로 구성, 자궁샘에서 점액 분비
- 자궁근층 : 민무늬근
- 자궁바깥막 : 배막의 연속

▶ 자궁내막의 주기적 변화
- 월경기(1~5일) : 출혈 시기, 자궁내막의 탈락
- 증식기(6~14일) : 자궁내막의 증식기, 에스트로겐 분비
- 분비기(15~26일) : 임신 전기, 배란 시기, 기초체온 상승, 프로게스테론 분비
- 월경전기(27~28일) : 자궁내막의 국소적 빈혈

정답 : 26_④ 27_④ 28_④ 29_③

30 자궁관의 구조에 대한 설명으로 맞지 않는 것은?

① 잘룩부, 팽대부, 깔때기부로 구성되어 있다.
② 잘룩부는 난관체와 난소체가 있다.
③ 팽대부에서 수정이 일어난다.
④ 깔때기부는 안쪽의 2/3이다.
⑤ 팽대부는 자궁목에 개구한다.

31 난자에 대한 설명으로 맞는 것을 모두 고르면?

> 가. 인체 최대의 세포이다.
> 나. 염색체 수는 23개이다.
> 다. 1개의 난모세포로부터 1개의 난자 생성한다.
> 라. 성염색체로 X, Y염색체를 모두 가진다.

① 가, 나, 다 ② 가, 다 ③ 나, 라
④ 라 ⑤ 가, 나, 다, 라

32 난자 형성 과정으로 맞게 배열된 것은?

① 종상피 → 원시난포 → 난포세포 → 포상난포 → 성숙난포 → 난자
② 종상피 → 난포세포 → 포상세포 → 원시난포 → 성숙난포 → 난자
③ 종상피 → 성숙난포 → 원시난포 → 포상난포 → 난포세포 → 난자
④ 종상피 → 난포세포 → 원시난포 → 포상난포 → 성숙난포 → 난자
⑤ 종상피 → 포상난포 → 난포세포 → 원시난포 → 성숙난포 → 난자

단원정리 문제 해설

▶ 자궁관 (난관)의 구조
- 잘룩부(누두부) : 난관체, 난소체가 있음.
- 팽대(팽대부) : 가쪽1/3, 수정 부위
- 깔때기부(협부) : 안쪽 2/3, 자궁목에 개구

▶ 라. 성염색체 X만 가짐.

▶ 난자 형성 과정
- 종상피 → 난포세포 → 원시난포 → 포상난포 → 성숙난포 → 난자

정답 : 30_⑤ 31_① 32_④

270 | 해부생리학 문제

33 다음 중 배란 시기로 맞는 것은?

① 월경 후 1~5일
② 월경 후 6~7일
③ 월경 후 14~15일
④ 월경 후 17~18일
⑤ 월경 후 27~28일

34 1개의 난모세포로부터 만들어지는 극체의 개수는?

① 1개　　② 3개　　③ 4개
④ 6개　　⑤ 없음

▶ 배란 시기
 - 월경 후 14~15일

▶ 난자
 - 인체 최대의 세포(200㎛)
 - 제1 난모세포로부터 1개의 난자 생성, 3개의 극체 생성
 - n = 23 (상염색체 22개 + 성염색체 X)

정답 : 33_③ 34_②

MEMO

Chapter 11
내분비계

CHAPTER 11 단원정리문제 (내분비계)

 단원정리문제 해설

01 호르몬의 특징으로 맞지 않는 것은?

① 미량으로 생리기능을 조절한다.
② 과다증과 결핍증이 있다.
③ 표적기관에서 작용한다.
④ 호르몬마다 개별 분비샘이 존재한다.
⑤ 다른 종의 호르몬도 인체에서 동일한 작용을 가진다.

▶ 호르몬의 특징
 - 종에 따른 특이성이 존재하지 않음.
 - 혈액을 타고 표적기관으로 운반(내분비)
 - 미량으로 기능 조절
 - 표적기관이 있음.
 - 과다증과 결핍증이 있음.

02 다음 중 내분비 기관으로 맞지 않는 것은?

① 갑상샘   ② 부갑상샘   ③ 혀밑샘
④ 부신속질   ⑤ 이자 A-cell

▶ 혀밑샘은 외분비샘임.

03 다음 중 FSH의 분비기관과 표적기관으로 맞게 짝지어진 것은?

① 분비기관 : 뇌하수체 앞엽, 표적기관 : 난포
② 분비기관 : 뇌하수체 중간엽, 표적기관 : 난포
③ 분비기관 : 뇌하수체 뒤엽, 표적기관 : 황체
④ 분비기관 : 난포, 표적기관 : 뇌하수체 중간엽
⑤ 분비기관 : 황체, 표적기관 : 뇌하수체 앞엽

해설

▶ FSH

분비기관	호르몬	표적기관	표적기관의 분비 호르몬	기능
뇌하수체 앞엽	FSH	난포	에스트로겐	생식기 발육(여)

▶ 아래 해설 참조

정답 : 1_④ 2_③ 3_①

274 | 해부생리학문제

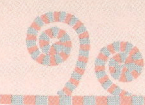

04 다음 중 뇌하수체 앞엽에서 분비되는 호르몬을 모두 고르면?

| 가. Renin | 나. LH |
| 다. ADH | 라. Prolactin |

① 가, 나, 다 ② 가, 다 ③ 나, 라
④ 라 ⑤ 가, 나, 다, 라

해설

▶ 뇌하수체 앞엽 분비 호르몬

분비기관	호르몬
뇌하수체 앞엽	FSH, LH, ICSH, ACTH, TSH, GH, Prolactin

05 다음 중 티록신의 분비기관과 기능으로 맞게 짝지어진 것은?

① 분비기관 : 부갑상샘, 기능 : 적혈구 생성
② 분비기관 : 부갑상샘, 기능 : 수분대사
③ 분비기관 : 부갑상샘, 기능 : 대사기능
④ 분비기관 : 갑상샘, 기능 : 대사기능
⑤ 분비기관 : 갑상샘, 기능 : 임신유지

해설

▶ 티록신

분비기관	호르몬	기능
갑상샘	티록신	신진대사 증진

06 다음 중 뇌하수체 중간엽 호르몬으로 맞는 것은?

① GH ② TSH ③ FSH
④ ADH ⑤ MSH

해설

▶ 뇌하수체 중간엽 호르몬

분비기관	호르몬	기능
뇌하수체 중간엽	MSH	피부색

▶ 아래 해설 참조

▶ 아래 해설 참조

▶ 아래 해설 참조

정답 : 4.③ 5.④ 6.⑤

07 다음 중 분만 시 분비되어 자궁 수축을 유도하는 호르몬으로 맞는 것은?

① Calcitriol ② Oxytocin
③ Erythropoetin ④ Insulin
⑤ Calcitonin

해설
▶ 옥시토신

분비기관	호르몬	기능
뇌하수체 뒤엽	oxytocin	분만 시 자궁 수축 촉진

▶ 아래 해설 참조

08 다음 중 긴뼈의 길이 생장에 관여하는 호르몬으로 맞는 것은?

① GH ② TSH ③ FSH
④ MSH ⑤ ADH

해설
▶ 성장호르몬(GH)

분비기관	호르몬	기능
뇌하수체 앞엽	GH	뼈 생장

▶ 아래 해설 참조

09 다음 중 renin의 분비기관과 기능으로 맞는 것은?

① 분비기관 : 부신속질, 기능 : 임신 유지
② 분비기관 : 부신겉질, 기능 : 유즙 분비
③ 분비기관 : 이자, 기능 : 혈당량 감소
④ 분비기관 : 갑상샘, 기능 : 수분대사
⑤ 분비기관 : 콩팥, 기능 : 혈압 상승

해설
▶ Renin

분비기관	호르몬	기능
콩팥	Renin	혈압 상승

▶ 아래 해설 참조

정답 : 7_② 8_① 9_⑤

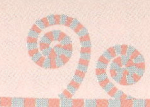

10 Insulin에 대한 설명으로 맞는 것은?

① 이자의 A-cell에서 분비
② 혈당량 감소
③ 외분비샘을 타고 표적기관으로 이동
④ 이자의 D-cell에서 분비
⑤ GH 분비 억제

11 다음 중 뇌하수체에 의해 조절받는 호르몬 분비기관으로 맞지 않는 것은?

① 갑상샘   ② 부신겉질   ③ 부신속질
④ 고환   ⑤ 난소

해설
▶ 뇌하수체의 조절을 받는 호르몬

분비기관	호르몬	표적기관	표적기관의 분비 호르몬	기능
뇌하수체 앞엽	FSH	난포	에스트로겐	생식기 발육(여)
	LH	황체	프로게스테론	임신 유지
	ICSH	고환	테스토스테론	생식기 발육(남)
	ACTH	부신겉질	콜티코스테로이드	당, 염류 대사
	TSH	갑상샘	갑상샘	신진대사

12 다음 중 호르몬과 분비기관으로 맞게 연결된 것은?

① FSH, 난포   ② ADH, 뇌하수체 뒤엽
③ LH, 황체   ④ TSH, 부갑상샘
⑤ PTH, 갑상샘

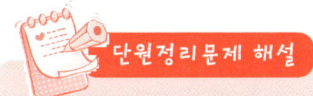

▶ 인슐린
  - 혈당 저하

▶ 아래 해설 참조

▶ 11번 해설 참조

정답 : 10_② 11_③ 12_②

13 다음 중 분만과 관련된 호르몬을 분비하는 기관은 어디인가?

① 뇌하수체 앞엽　　② 뇌하수체 중간엽
③ 뇌하수체 뒤엽　　④ 난소
⑤ 태반

▶ 옥시토신
 - 분만 시 자궁근 수축을 유도
 - 분비기관 : 뇌하수체 뒤엽

14 다음 호르몬에 대한 설명으로 맞는 것은?

① 갑상샘은 뇌하수체 뒤엽의 조절을 받는다.
② 췌장의 B-cell은 혈당을 상승시키는 호르몬을 분비한다.
③ Oxytocin은 뇌하수체 뒤엽에서 분비되며, 출산을 돕는다.
④ Renin은 콩팥에서 분비되며, 혈압을 낮추는 역할을 한다.
⑤ 갑상샘에서는 칼시토닌이 분비된다.

▶ 분비 호르몬
 - 뇌하수체 뒤엽 → Oxytocin → 분만

15 다음 중 유즙 분비를 유도하는 호르몬은?

① Calcitonin　　② PTH　　③ Renin
④ TSG　　⑤ Prolactin

▶ Prolactin (젖분비 호르몬)
 - 유즙 분비 촉진

16 임신 시 임신 유지와 관련해 중요한 기능을 하는 호르몬으로 맞는 것은?

① Renin　　② Progesterone
③ Estrogen　　④ PTH
⑤ Glucagon

▶ 분비호르몬
 - Progesterone : 착상, 임신 유지, 배란 억제
 - Estrogen : 여성생식기 발육, 성주기 유지, 배란 촉진

정답 : 13_③ 14_③ 15_⑤ 16_②

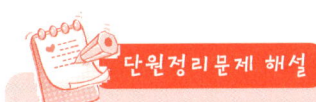
단원정리문제 해설

17 다음 중 뇌하수체 앞엽에서 분비되는 호르몬을 모두 고르면?

> 가. MSH 나. ADH
> 다. PTH 라. ACTH

① 가, 나, 다 ② 가, 다 ③ 나, 라
④ 라 ⑤ 가, 나, 다, 라

해설

▶ 뇌하수체의 조절을 받는 호르몬

분비기관	호르몬	표적기관	표적기관의 분비 호르몬	기능
뇌하수체 앞엽	FSH	난포	에스트로겐	생식기 발육(여)
	LH	황체	프로게스테론	임신 유지
	ICSH	고환	테스토스테론	생식기 발육(남)
	ACTH	부신겉질	콜티코스테로이드	당, 염류 대사
	TSH	갑상샘	갑상샘	신진대사

18 뇌하수체에 대한 설명으로 맞는 것을 모두 고르면?

> 가. 벌집뼈의 터어키안에 위치
> 나. 중간엽에서 MSH 분비
> 다. 효소 분비기관
> 라. 타 기관의 호르몬 분비를 자극하는 자극호르몬 분비

① 가, 나, 다 ② 가, 다 ③ 나, 라
④ 라 ⑤ 가, 나, 다, 라

▶ 뇌하수체
 - 나비뼈(접형골)의 터어키안에 위치
 - 구성 : 뇌하수체 앞엽, 중간엽, 뒤엽

19 뇌하수체 분비호르몬으로 긴뼈의 길이 생장에 기여하는 호르몬은?

① PTH ② FSH ③ LH
④ ADH ⑤ GH

▶ 성장호르몬(GH)
 - 신체 성장(특히 긴뼈(장골)의 길이 생장)에 관여

정답 : 17_④ 18_③ 19_⑤

Chapter 11 내분비계 (Endocrine system) | **279**

20 TSH에 의해 촉진되는 호르몬의 명칭과 기능으로 맞게 짝지어진 것은?

① 티록신, 혈중 칼슘 농도 증가
② 파라토르몬, 혈압 상승
③ 티록신, 지방과 단백질을 당으로 전환
④ 칼시토닌, 혈중 칼슘이온 감소
⑤ 티록신, 기초대사량 증진

21 결핍 시 요붕증을 일으키는 호르몬은?

① 바소프레신 ② 옥시토신 ③ 프로락틴
④ 티록신 ⑤ 칼시토닌

22 Thyroxine의 결핍증으로 맞는 것을 모두 고르면?

| 가. 크레틴병 | 나. 감정불안 |
| 다. 점액수종 | 라. 쿠싱증후군 |

① 가, 나, 다 ② 가, 다 ③ 나, 라
④ 라 ⑤ 가, 나, 다, 라

23 Parathormone에 대한 설명으로 맞지 않는 것은?

① 부갑상샘 분비호르몬
② 혈중 칼슘이온 농도 상승
③ 과다증 : 섬유성 뼈염
④ 결핍증 : 테타니증
⑤ 작은창자와 세뇨관에서 칼슘 재흡수 감소

단원정리문제 해설

▶ **Thyroxine**
- 요오드 호르몬, TSH에 의해 분비, 인지질·핵대사 촉진, 기초대사량 증가

▶ **항이뇨호르몬**(바소프레신, ADH)
- 원위곡세뇨관 및 집합관의 수분 재흡수 촉진
※ 결핍증 : 요붕증

▶ **Thyroxine**
- 과다증 : 바세도병
- 결핍증 : 크레틴병, 점액수종

▶ **Parathormone**
- 혈중 Ca^{2+} 농도를 상승(작은창자(소장)와 세뇨관에서의 재흡수 촉진)
- 과다증 : 섬유성 뼈염
- 결핍증 : 테타니증

정답 : 20_⑤ 21_① 22_② 23_⑤

24 콩팥의 위끝에 위치한 삼각형 모양의 내분비샘으로 맞는 것은?

① 갑상샘　　② 부갑상샘　　③ 부신속질
④ 이자　　　⑤ 난소

25 과다 시 바세도병을 유발하는 호르몬으로 맞는 것은?

① 티록신　　② 칼시토닌　　③ 알도스테론
④ 아드레날린　⑤ 에피네프린

26 Cortisol에 대한 설명으로 맞는 것을 모두 고르면?

| 가. 당을 당백질로 전환 | 나. 지방을 당으로 전환 |
| 다. 부신속질호르몬 | 라. 부신겉질호르몬 |

① 가, 나, 다　　② 가, 다　　③ 나, 라
④ 라　　　　　⑤ 가, 나, 다, 라

27 남성의 생식기 발육과 2차 성징을 일으키는 호르몬과 분비기관으로 맞는 것은?

① ICSH, 뇌하수체 뒤엽　　② 테스토스테론, 부고환
③ 테스토스테론, 전립선　　④ 프로게스테론, 난소
⑤ 테스토스테론, 고환

▶ 단원정리문제 해설

▶ 부신
- 콩팥(신장)의 위끝에 위치한 삼각형 모양의 내분비샘
- 구성 : 겉질, 속질

▶ 티록신
- 과다 시 : 바세도병
- 결핍 시 : 크레틴병, 점액수종

▶ Cortisol
- 지방과 단백질을 당으로 전환
- 부신겉질 분비호르몬

▶ Testosterone
- 남성생식기 발육, 남성의 2차 성징, 고환에서 분비
※ 호르몬 분비세포 : Leydig's cell

정답 : 24_③ 25_① 26_③ 27_⑤

28 이자에서 분비하는 호르몬으로 맞는 것을 모두 고르면?

| 가. 글루카곤 | 나. 이자액 |
| 다. 인슐린 | 라. 에스트로겐 |

① 가, 나, 다   ② 가, 다   ③ 나, 라
④ 라   ⑤ 가, 나, 다, 라

▶ 이자 분비호르몬
- Glucagon : A-cell에서 분비, 혈당 상승 호르몬
- Insulin : B-cell에서 분비, 혈당 저하 호르몬
- Somatostain : D-cell에서 분비, 호르몬 분비(GH, TSH, insulin, glucagon, gastrin)를 억제
- Pancreatic polypeptide : F-cell에서 분비, 담당 수축 억제

29 부신속질 분비호르몬으로 맞는 것을 모두 고르면?

| 가. 에피네프린 | 나. 아드레날린 |
| 다. 노르에피네프린 | 라. 알도스테론 |

① 가, 나, 다   ② 가, 다   ③ 나, 라
④ 라   ⑤ 가, 나, 다, 라

▶ 부신속질 분비호르몬
- Epinephrine(adrenaline), norepinephrine(noradrenaline) : 심장 촉진, 혈관 축소, 혈압 상승, 대사 증진

30 태반 분비호르몬으로 맞지 않는 것은?

① Progesteron   ② Estrogen
③ Testosterone   ④ hCS
⑤ hCG

해설

▶ 태반 분비호르몬

단백질 호르몬	hCG
	hCS
Steroid 호르몬	estrogen
	progesterone

▶ 아래 해설 참조

정답 : 28_② 29_① 30_③

282 | 해부생리학 문제

31 hCG의 특징으로 맞는 것을 모두 고르면?

> 가. 융모의 progesterone 분비 촉진
> 나. 임신 진단에 이용
> 다. 단백질 호르몬
> 라. 자궁의 옥시토신 감수성 저하

① 가, 나, 다　　② 가, 다　　③ 나, 라
④ 라　　　　　⑤ 가, 나, 다, 라

32 다음 중 에스트로겐의 기능으로 맞지 않는 것은?

① 태아의 발육　　　　② 자궁의 옥시토신 감수성 증가
③ 체온 상승 및 대사작용　　④ 성주기 유지
⑤ 배란 촉진

33 이자에서 소화효소 분비기능을 가지는 호르몬으로 맞는 것을 모두 고르면?

> 가. Pancreozymin　　나. Secretin
> 다. Cholecystokinin　　라. Motilin

① 가, 나, 다　　② 가, 다　　③ 나, 라
④ 라　　　　　⑤ 가, 나, 다, 라

해설

▶ 이자액(췌장액) 분비 호르몬

Pancreozymin	작은창자(소장)	- 이자액 분비 촉진
Secretin	샘창자	- 이자액 분비 촉진
Cholecystokinin	샘창자	- 쓸개 수축으로 쓸개즙 분비 - 이자액 분비 촉진

단원정리문제 해설

▶ hCG
- 태반 분비호르몬
- 융모성 성선자극호르몬
- 융모의 estrogen, progesterone 분비 촉진
- 임신 진단에 이용

▶ 분비호르몬
- Progesterone : 착상, 임신 유지, 배란 억제
- Estrogen : 여성생식기 발육, 성주기 유지, 배란 촉진

▶ 아래 해설 참조

정답 : 31_① 32_③ 33_①

34 위액의 분비와 위장의 운동을 촉진시키는 호르몬은?

① Pancreozymin ② Secretin ③ Gastrin
④ Somatostain   ⑤ Glucagon

해설
▶ 이자액(췌장액) 분비 호르몬

호르몬	분비기관	- 주요 작용
Gastrin	위	- 위액 분비 촉진, 위 운동 촉진

35 Melatonin에 대한 설명으로 맞지 않는 것은?

① 솔방울샘에서 분비된다.
② 시차 적응에 관여한다.
③ 생식샘 발육을 억제한다.
④ 과다 시 테타니증에 걸린다.
⑤ 빛에 의하여 분비가 억제된다.

36 가슴샘에 대한 설명으로 맞지 않는 것은?

① 왼엽과 오른엽으로 구분한다.
② 사춘기 이후로 발달된다.
③ Hassal's body 함유한다.
④ T림프구 활성 촉진호르몬 분비한다.
⑤ 복장뼈 직후방, 심장주머니에 접하고 있다.

37 Angiotensin계를 자극하여 혈압을 상승시키는 호르몬으로 맞는 것은?

① Insulin ② Motilin ③ Calcitriol
④ Renin   ⑤ Melatonin

▶ 아래 해설 참조

▶ ④는 Parathormone 결핍 시 걸림.

▶ 가슴샘(흉선)
- 복장뼈(흉골) 직후방, 심장주머니(심낭)에 접하고 있음.
- 사춘기 이후로 퇴화
- 왼·오른엽으로 구분되는 림프장기
- Hassal's body 함유
- 분비호르몬 : T림프구 활성화 촉진호르몬

▶ Renin
- angiotensin계를 자극하여 혈압 상승

정답 : 34_③ 35_④ 36_② 37_④

38 심장 분비호르몬인 ANP에 대한 설명으로 맞는 것을 모두 고르면?

> 가. Aldosterone 분비 촉진
> 나. 오른심방의 압력 감소 시 분비
> 다. ADH 분비 촉진
> 라. AngiotensionⅡ와 길항작용

① 가, 나, 다 ② 가, 다 ③ 나, 라
④ 라 ⑤ 가, 나, 다, 라

39 다음 중 결핍 시 크레틴병을 유발할 수 있는 물질은?

① Ca ② Cl ③ CO_2
④ F ⑤ I

40 호르몬과 기능으로 맞게 연결된 것을 모두 고르면?

> 가. 티록신 : 기초대사량 감소
> 나. 항이뇨호르몬 : 콩팥의 수분 재흡수
> 다. 아드레날린 : 혈관 확장
> 라. 칼시토닌 : 혈중 칼슘이온 농도 감소

① 가, 나, 다 ② 가, 다 ③ 나, 라
④ 라 ⑤ 가, 나, 다, 라

▶ ANP
- 오른심방의 압력 상승 시 분비, 콩팥에서 수분과 나트륨 이온 제거
- ADH와 알도스테론의 분비 억제, angiotensionⅡ와 길항작용

▶ Thyroxine
- 요오드호르몬, TSH에 의해 분비, 인지질·핵대사 촉진, 기초대사량 증가

▶ 호르몬 기능
- 티록신 : 기초대사량 증가
- 아드레날린 : 혈당 상승

정답 : 38_④ 39_⑤ 40_③

41 다음 중 요오드 결핍 시 나타날 수 있는 현상으로 맞는 것을 모두 고르면?

> 가. TSH의 증가 나. 갑상샘 비대
> 다. 점액수종 라. 바세도병

① 가, 나, 다 ② 가, 다 ③ 나, 라
④ 라 ⑤ 가, 나, 다, 라

42 다음 중 섬유성 뼈염과 관계 있는 호르몬으로 맞는 것은?

① 파라토르몬 ② 알도스테론 ③ 안드로젠
④ 아드레날린 ⑤ 티록신

43 다음 중 서로 길항작용을 하는 호르몬끼리 맞게 연결된 것은?

① ADH – 바소프레신
② Parathormone – calcitonin
③ Androgen – cortosol
④ Adrenalin – noradrenalin
⑤ TSH – ACTH

44 다음 중 프로게스테론 분비를 유도하는 호르몬으로 맞는 것은?

① 옥시토신 ② 에스트로겐
③ 유선 자극호르몬 ④ 황체 형성호르몬
⑤ 난포 자극호르몬

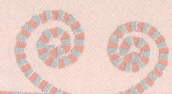 단원정리 문제 해설

▶ 바세도병
  - 티록신의 과다분비

▶ Parathormone
  - 과잉증 : 섬유성 뼈염
  - 결핍증 : tetany증

▶ 황체 형성호르몬(LH, ICSH)
  - 황체 자극 및 프로게스테론 분비 유도(여성), 고환 자극 및 테스토스테론 분비 유도(남성)

정답 : 41_① 42_① 43_② 44_④

45 나트륨과 칼륨의 재흡수, 분비에 관여하는 호르몬으로 맞는 것은?

① ACTH　　　② Thyroxine　　　③ Calcitonin
④ Cortisol　　⑤ Aldosterone

▶ 부신겉질 분비호르몬
- aldosterone : Na^+ 재흡수, K^+ 배출 촉진

46 다음 중 아드레날린의 작용으로 맞는 것을 모두 고르면?

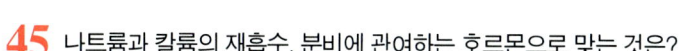

① 가, 나, 다　　② 가, 다　　③ 나, 라
④ 라　　　　　⑤ 가, 나, 다, 라

▶ epinephrine(adrenaline), norepinephrine(noradrenaline)
- 심장 촉진, 혈관 축소, 혈압 상승, 대사 증진

47 다음 중 남성호르몬으로 맞는 것은?

① 에스트로겐　　　② 테스토스테론
③ 프로게스테론　　④ 글루카곤
⑤ 세크레틴

▶ Testosterone
- 남성생식기 발육
- 남성의 2차 성징

48 임신 진단호르몬으로 맞는 것은?

① 옥시토신　　　② 프로게스테론　　③ 에스트로겐
④ hCG　　　　　⑤ hCS

▶ hCG
- 융모성 성선자극호르몬
- 융모의 에스트로겐, 프로게스테론 분비 촉진
- 임신진단에 이용

정답 : 45_⑤ 46_⑤ 47_② 48_④

49 내륙지방에서 요오드 섭취가 부족한 사람들이 걸리는 질환으로 맞는 것은?

① 말단비대증　　② 왜소증　　③ 당뇨
④ 바세도병　　　⑤ 크레틴병

50 Paratormone의 과잉증으로 맞는 것은?

① 테타니증　　② 섬유성 뼈염　　③ 혈압 상승
④ 당뇨　　　　⑤ 거인증

51 혈당 상승호르몬으로 맞는 것을 모두 고르면?

가. Glucagon	나. Glucacorticoid
다. Adrenaline	라. Renin

① 가, 나, 다　　② 가, 다　　③ 나, 라
④ 라　　　　　⑤ 가, 나, 다, 라

52 호르몬과 호르몬의 분비 이상으로 생기는 질환이 맞게 연결된 것은?

① 성장호르몬 - 왜소증　　② 티록신 - tetany증
③ 알도스테론 - 요붕증　　④ 인슐린 - 크레틴병
⑤ ADH - 당뇨

▶ Thyroxine
- 요오드 호르몬, TSH에 의해 분비, 인지질·핵대사 촉진, 기초대사량 증가
- 결핍 시 크레틴병, 점액수종

▶ Paratormone 과다증
- 섬유성 뼈염

▶ 혈당 조절호르몬
- insulin : 혈당 저하
- glucagon : 혈당 상승
- glucocorticoid : 혈당 상승
- adrenaline : 혈당 상승

▶ 호르몬 분비 이상
- Parathormone : 테타니증
- ADH : 요붕증
- Thyroxine : 크레틴병
- Insulin : 당뇨, 고혈당증, 다음, 갈증, 다뇨, 체중 감소, 대사성 산증 등

정답 : 49_⑤ 50_② 51_① 52_①

53 다음 혈압 조절호르몬 중 그 기능이 다른 한 가지는?

① Renin
② Angiotensin Ⅱ
③ Aldosterone
④ ANP
⑤ ADH

▶ 혈압 조절호르몬
- renin : 혈압 상승
- angiotension Ⅱ : 혈압 상승
- aldosterone : 혈압 상승
- ADH : 혈압 상승
- ANP : 혈압 저하

54 다음 중 결핍 시 요붕증을 일으키는 호르몬으로 맞는 것은?

① Melatonin
② Thyroxin
③ Insulin
④ GH
⑤ ADH

▶ 호르몬 분비 이상
- Parathormone : 테타니증
- ADH : 요붕증
- Thyroxine : 크레틴 병
- Insulin : 당뇨, 고혈당증, 다음, 갈증, 다뇨, 체중 감소, 대사성 산증 등

정답 : 53_④ 54_⑤

Chapter 11 내분비계 (Endocrine system) | **289**

MEMO

Chapter 12
호흡기계

CHAPTER 12 단원정리문제 (호흡기계)

01 다음 중 호흡 시 마시는 공기의 습도와 온도를 조절하는 부분의 명칭은?

① 코곁굴　　② 인두　　③ 후두
④ 코안　　⑤ 입안

02 다음 중 코안에 대한 설명으로 맞지 않는 것은?

① 뒤벽에는 하나의 뒤코구멍이 있다.
② 벌집뼈, 위턱뼈, 코뼈, 입천장뼈로 구성되어 있다
③ 공기의 가온, 가습, 먼지 제거 기능을 한다.
④ 위·중간·아래콧길로 구분한다.
⑤ 왼·오른 코안으로 나뉜다.

03 코안을 왼·오른 코속으로 나누는 구조물로 맞는 것은?

① 코연골　　② 코중격
③ 뒤코구멍　　④ 위코선반
⑤ 아래코선반

▶ 코안(비강)의 기능
- 공기의 가온, 가습, 먼지 제거, 공명, 후각

▶ 코안(nasal cavity)
- 구성뼈 : 벌집뼈(사골), 위턱뼈(상악골), 코뼈(비골), 입천장뼈(구개골)
- 비연골 : 코중격연골(비중격연골), 가쪽비연골, 큰코날개(대비익)연골
- 위·중간·아래코선반에 의해 위·중간·아래콧길로 구분
- 뒤벽에는 한 쌍의 뒤코구멍(후비공)이 있음
- 코중격(비중격)에 의해 왼·오른 코안(비강)으로 구분
- 기능 : 공기의 가온, 가습, 먼지 제거, 공명, 후각

▶ 코중격에 의해 왼·오른 코속으로 구분

정답 : 1_④　2_①　3_②

04 다음 중 가장 큰 부비동은?

① 이마뼈동굴　　② 벌집뼈동굴　　③ 위턱뼈동굴
④ 나비뼈동굴　　⑤ 관자뼈동굴

05 다음 중 나비뼈동굴에 대한 설명으로 맞는 것은?

① 중간콧길에 개구
② 3~18개의 벌집같은 코곁굴
③ 2쌍의 코곁굴로 위콧길에 개구
④ 위콧길과 중간콧길에 개구
⑤ 위콧길에 개구

06 코곁굴을 이루는 뼈로 맞는 것을 모두 고르면?

가. 위턱뼈	나. 아래턱뼈
다. 나비뼈	라. 마루뼈

① 가, 나, 다　　② 가, 다　　③ 나, 라
④ 라　　⑤ 가, 나, 다, 라

07 다음 중 코안의 기능으로 맞지 않는 것은?

① 바깥의 차가운 공기를 시원하게 냉각
② 건조한 공기의 습도를 조절
③ 공기 속 이물질 제거
④ 공명
⑤ 후각

▶ 코곁굴(부비동 ; paranasal sinus)
  - 위턱뼈동굴(상악동) : 가장 큰 코곁굴, 중간콧길(중비도)에 개구
  - 벌집뼈동굴(사골동) : 3~18개의 벌집같은 부비동, 위콧길(상비도)과 중간콧길에 개구
  - 이마뼈동굴(전두동) : 2개의 코곁굴로 중간콧길에 개구
  - 나비뼈동굴(접형골동) : 2개의 코곁굴로 위콧길에 개구
▶ 4번 해설 참조

▶ 코곁굴
  - 위턱뼈
  - 벌집뼈
  - 이마뼈
  - 나비뼈

▶ 코안(비강)의 기능
  - 공기의 가온, 가습, 먼지 제거, 공명, 후각

정답 : 4.③ 5.⑤ 6.② 7.①

08 다음의 코곁굴 중에서 개구부가 맞게 연결되지 않는 것은?

① 위턱뼈동굴 : 위콧길
② 위턱뼈동굴 : 위콧길
③ 벌집뼈동굴 : 중간콧길
④ 벌집뼈동굴 : 위콧길
⑤ 이마뼈동굴 : 중간콧길

▶ 코곁굴
- 위턱굴 : 중간콧길에 개구

09 다음 중 위콧길에 개구하는 코곁굴로 맞는 것을 모두 고르면?

| 가. 이마뼈동굴 | 나. 벌집뼈동굴 |
| 다. 위턱뼈동굴 | 라. 나비뼈동굴 |

① 가, 나, 다 ② 가, 다 ③ 나, 라
④ 라 ⑤ 가, 나, 다, 라

▶ 위콧길 개구
- 벌집뼈동굴
- 나비뼈동굴

10 음식물과 공기의 통로 역할을 하는 기관으로 맞는 것은?

① 후두안 ② 코안 ③ 후두
④ 기관 ⑤ 인두

▶ 인두 (pharynx)
- 코안과 후두 사이에 위치
- 음식물과 공기의 통로 역할
- 코인두, 입인두, 후두인두로 구성

정답 : 8_② 9_③ 10_⑤

11 다음 중 후두를 구성하는 연골로 맞지 않는 것은?

① 고리연골　　　② 큰코날개연골
③ 쐐기연골　　　④ 잔뿔연골
⑤ 모뿔연골

12 다음 중 후두융기연골(Adam's apple)로 맞는 것은?

① 잔뿔연골　　　② 쐐기연골
③ 모뿔연골　　　④ 방패연골
⑤ 고리연골

13 성대돌기가 있어 발성에 관계하는 후두연골로 맞는 것은?

① 고리연골　　　② 모뿔연골
③ 쐐기연골　　　④ 가쪽코연골
⑤ 후두덮개연골

14 다음 중 후두덮개의 기초가 되는 주걱모양의 탄력연골은?

① 쐐기연골　　　② 잔뿔연골
③ 후두덮개연골　④ 모뿔연골
⑤ 고리연골

단원정리문제 해설

▶ 후두연골
- 방패연골(갑상연골 ; thyroid) : 후두융기연골(Adam's apple)
- 고리연골(윤상연골 ; cricoid) : 반지모양으로 활과 반을 형성
- 모뿔연골(피열연골 ; arytenoid) : 성대돌기가 있고 발성에 관여
- 후두덮개연골(후두개연골 ; epiglottic) : 후두덮개의 기초가 되는 주걱모양의 탄력연골
- 잔뿔연골(소각연골 ; corniculate) : 모뿔연골 첨부에 위치
- 쐐기연골(설상연골 ; cuneiform) : 후두덮개와 모뿔연골 사이에 위치

▶ 방패연골(thyroid)
- 후두융기연골(Adam's apple)

▶ 후두연골
- 모뿔연골(arytenoid) : 성대돌기가 있고 발성에 관여

▶ 후두연골
- 후두덮개연골(epiglottic) : 후두덮개의 기초가 되는 주걱모양의 탄력연골

정답 : 11_② 12_④ 13_② 14_③

15 음식물의 기관 유입을 방지하는 탄력연골로 맞는 것은?

① 후두덮개　　　　② 성대
③ 잔뿔연골　　　　④ 쐐기연골
⑤ 고리연골

16 후두공간에 대한 설명으로 맞는 것을 모두 고르면?

> 가. 성대주름을 형성한다.
> 나. 성대가 존재한다.
> 다. 성대문 진동으로 발성된다.
> 라. 유리연골로 이루어진 후두덮개가 있다.

① 가, 나, 다　　② 가, 다　　③ 나, 라
④ 라　　　　　⑤ 가, 나, 다, 라

17 다음 중 기관에 대한 설명으로 맞지 않는 것은?

① C6 높이부터 T4, 5까지 이어진다.
② 약 10cm 길이의 근연골성 관이다.
③ C자 모양의 기관연골 20~25개로 구성된다.
④ 기관은 다시 왼, 오른기관지로 갈라진다.
⑤ 기관지 내부점막에 섬모가 있어 이물질 제거 기능을 한다.

18 기관이 기관지로 갈라지는 높이로 맞는 것은?

① T1　　　② T3　　　③ T5
④ T7　　　⑤ T8

▶ 후두공간(강)(laryngeal cavity)
- 성대주름 형성 : 거짓주름(안뜰주름), 참성대(성대주름)
- 성대문의 진동으로 발성
- 후두덮개(후두개) : 탄력연골로 음식물의 기관 유입을 방지
- 성대가 존재

▶ 후두공간(강)(laryngeal cavity)
- 성대주름 형성 : 거짓주름(안뜰주름), 참성대(성대주름)
- 성대문의 진동으로 발성
- 후두덮개(후두개) : 탄력연골로 음식물의 기관 유입을 방지
- 성대가 존재

▶ 기관(trachea)
- 길이 약 10cm, 직경 약 2~2.5cm
- 제 6 목뼈 높이부터 제 4, 5 가슴뼈 높이까지 이어짐.
- 제 5 가슴뼈 높이에서 왼·오른 기관지로 갈라짐.
- 기관연골(C자형의 초자연골) 15~20개로 구성
- 기관지 내부 점막(위중층섬모상피)에 섬모가 있어 이물질 제거

▶ 기관(trachea)
- 제 5 가슴뼈 높이에서 왼·오른 기관지로 갈라짐.

정답 : 15_① 16_① 17_③ 18_③

19 기관지 내부의 점막에서 이물질 제거의 기능을 갖는 상피세포로 맞는 것은?

① 이행상피　　　② 단층원주상피
③ 위중층섬모상피　④ 중층편평상피
⑤ 단층입방상피

▶ 기관(trachea)
- 기관지 내부 점막(위중층섬모상피)에 섬모가 있어 이물질 제거

20 왼·오른 기관지를 비교한 것으로 맞지 않는 것은?

① 기관이 T5 높이에서 왼·오른쪽으로 갈라져 생긴 것이다.
② 오른기관지는 위·중간·아래 3개의 분지를 갖는다.
③ 오른기관지 (5~6cm)가 왼기관지 (2~3cm) 보다 길다.
④ 오른기관지의 기울기 (24°)가 왼기관지 (46°) 보다 작다.
⑤ 오른기관지가 왼기관지보다 굵다.

▶ 아래 해설 참조

해설

분류	오른기관지	왼기관지
길이	짧다 (2~3cm)	길다 (5~6cm)
굵기	굵다	가늘다
기울기	작다 (24°)	크다 (46°)
분지	위·중간·아래 3지	위·아래 2지

21 허파에 대한 설명으로 잘못된 것은?

① 체중의 1/40을 차지한다.
② 2겹의 가슴막으로 싸여 있다.
③ 기관지가 분지하여 허파꽈리까지 이른다.
④ 가슴안의 내압은 항상 대기압보다 높게 유지된다.
⑤ 허파소엽으로 구성된다.

▶ 허파(폐)
- 체중의 1/40
- 2겹의 가슴막으로 싸여 있음
- 허파소엽으로 구성
- 구분 : 오른허파(3엽, 10구역), 왼허파(2엽, 8구역)

정답 : 19_③　20_③　21_④

22 왼허파와 오른허파의 엽과 구역을 맞게 나눈 것은?

① 오른허파(3엽, 8구역), 왼허파(2엽 10구역)
② 오른허파(2엽, 8구역), 왼허파(3엽 10구역)
③ 오른허파(3엽, 10구역), 왼허파(2엽 8구역)
④ 오른허파(2엽, 10구역), 왼허파(2엽 8구역)
⑤ 오른허파(3엽, 10구역), 왼허파(3엽 8구역)

23 기관지의 분지 중 가스교환이 가능한 영역으로 맞는 것은?

① 호흡세기관지   ② 종말세기관지
③ 세기관지   ④ 이차 기관지
⑤ 일차 기관지

24 다음 중 호흡의 기능적 단위로 맞는 것은?

① 기관지   ② 세기관지
③ 호흡세기관지   ④ 허파
⑤ 허파꽈리

25 다음 중 허파꽈리에서 표면활성제를 분비하는 세포로 맞는 것은?

① 간질세포   ② 지주세포
③ 호흡상피세포   ④ Ⅱ형 세포
⑤ Ⅰ형 세포

▶ 허파
 - 구분 : 오른허파(3엽, 10구역), 왼허파(2엽, 8구역)

▶ 기관지
 - 일차 기관지(주기관지) → 이차 기관지(엽기관지) → 구역기관지 → 세기관지 → 소엽간세기관지 → 종말세기관지 → 호흡세기관지
 - 호흡세기관지 : 가스교환

▶ 허파꽈리(폐포)
 - 호흡기의 기능적 단위
 - 가스교환의 장소
 - 허파꽈리의 상피세포 : Ⅰ형세포(호흡상피세포), Ⅱ형세포(계면활성제 분비세포)

▶ 허파꽈리(폐포)의 상피세포
 - Ⅰ형 세포(호흡상피세포), Ⅱ형 세포(표면활성제 분비세포)

정답 : 22_③ 23_① 24_⑤ 25_④

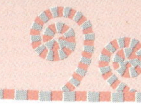

26 허파꽈리의 상피세포에서 분비되는 표면활성제의 역할에 대한 설명으로 맞는 것을 모두 고르면?

> 가. 허파꽈리의 표면장력 감소
> 나. 혈액과 허파꽈리 사이의 가스 교환
> 다. 허파꽈리의 안정성 유도
> 라. 허파꽈리의 수축 유도

① 가, 나, 다   ② 가, 다   ③ 나, 라
④ 라   ⑤ 가, 나, 다, 라

27 다음 중 1회 호흡량으로 맞는 것은?

① 150cc   ② 300cc   ③ 500cc
④ 1,200cc   ⑤ 3,500cc

28 가슴막에 대한 설명 중 맞는 것을 모두 고르면?

> 가. 허파를 둘러싸는 두 겹의 막이다.
> 나. 허파쪽가슴막과 배쪽가슴막으로 구성되어 있다.
> 다. 가슴막안에는 가슴막액이 차 있다.
> 라. 가슴안 내압은 항상 음압을 유지한다.

① 가, 나, 다   ② 가, 다   ③ 나, 라
④ 라   ⑤ 가, 나, 다, 라

▶ 단원정리문제 해설

▶ 표면(계면)활성제
 - 허파꽈리의 표면장력 감소
 - 혈액과 허파꽈리 사이의 가스교환 도움.
 - 허파꽈리의 확장 유도, 안정성 유도

▶ 가스교환
 - 1회 호흡량 : 500cc
 - 잔기량 : 1,200cc
 - 폐활량 : 3,500~4,500cc

▶ 가슴막(흉막)
 - 허파를 둘러 싸는 두 겹의 막(허파쪽가슴막(장측흉막), 배쪽가슴막(복측가슴막)
 - 가슴막안 : 허파쪽가슴막과 배쪽가슴막 사이의 공간, 가슴막(흉막)액이 차 있음.
 - 가슴안 내압 : 음압 유지

정답 : 26_① 27_③ 28_⑤

29 다음 중 가스교환이 직접 이루어지는 곳으로 맞는 것은?

① 코안 ② 후두 ③ 허파꽈리
④ 기관 ⑤ 기관지

30 다음 중 허파 용적으로 맞는 것을 모두 고르면?

가. 들숨용량	나. 총폐활량
다. 폐활량	라. 1회 호흡량

① 가, 나, 다 ② 가, 다 ③ 나, 라
④ 라 ⑤ 가, 나, 다, 라

31 1회 호흡량을 내쉰 후 다시 최대로 내쉴 수 있는 공기량을 무엇이라 하는가?

① 예비날숨량 ② 예비들숨량
③ 잔기량 ④ 들숨용량
⑤ 총폐용량

32 정상 성인의 일반적인 폐활량으로 맞는 것은?

① 500cc ② 1,200cc ③ 1,500cc
④ 4,500cc ⑤ 6,000cc

▶ 허파꽈리(폐포)
- 호흡기의 기능적 단위
- 가스교환의 장소
- 허파꽈리의 상피세포 : Ⅰ형세포(호흡상피세포), Ⅱ형세포(계면활성제 분비세포)

▶ 허파(폐) 용적
- 1회 호흡량(tidal vulume) : 안정상태에서 1회 마시거나 내쉬는 용량, 약 500cc
- 예비호기량(expiratory reserve volume) : 1회 호흡량을 내쉰 후 다시 최대로 내쉴 수 있는 공기량, 약 1,200cc
- 예비흡기량(inspiratory reserve volume) : 1회 호흡량을 마신 후 다시 최대로 마실 수 있는 공기량, 약 3,100cc
- 잔기량(residual volume) : 최대호기 후 허파(폐)에 남아있는 공기량, 약 1,200cc

▶ 예비날숨량(예비호기량 ; expiratory reserve volume)
- 1회 호흡량을 내쉰 후 다시 최대로 내쉴 수 있는 공기량, 약 1,200cc

▶ 허파(폐)활량
- 예비흡기량(3,100cc)+1회 호흡량(500cc) + 예비호기량(1,200cc)

정답 : 29_③ 30_④ 31_① 32_④

33 다음 중 잔기량에 대한 설명으로 맞는 것은?

① 최대날숨 후 여전히 허파에 남아 있는 공기량
② 안정상태에서 1회 마시거나 내쉬는 공기량
③ 1회 호흡량을 마시고 다시 최대로 마실 수 있는 공기량
④ 호흡 시 가스교환에 참여하지 못하는 공기량
⑤ 건강한 성인의 잔기량은 일반적으로 120cc

34 들숨 시 일어나는 근육의 활동에 대한 설명으로 맞는 것을 모두 고르면?

> 가. 바깥갈비사이근 이완
> 나. 가로막 수축
> 다. 속갈비사이근 수축
> 라. 배근 이완

① 가, 나, 다   ② 가, 다   ③ 나, 라
④ 라   ⑤ 가, 나, 다, 라

35 다음 중 호흡에 대한 설명으로 맞지 않는 것은?

① 가슴호흡은 갈비사이근에 의한 호흡이다.
② Cheyne-Stocks 호흡은 임종 시에 볼 수 있다.
③ 호흡조절의 중추는 중뇌이다.
④ 호흡조절인자는 산소 분압, 이산화탄소 분압, 체온이다.
⑤ 배호흡은 가슴막에 의한 호흡이다.

단원정리문제 해설

▶ 잔기량 (residual volume)
- 최대날숨(호기) 후 허파에 남아있는 공기량, 약 1,200cc

▶ 들숨(흡기)
- 바깥갈비사이근(외늑간근) 수축, 가로막(횡격막) 수축, 배근(복근) 이완

▶ 호흡
- 배(복식)호흡 : 가슴(횡격)막에 의한 호흡
- 가슴호흡 : 갈비사이근(늑간근)에 의한 호흡
- Cheyne-Stocks 호흡 : 호흡곤란과 무호흡의 연속, 임종 시, 마약 또는 이산화탄소 중독
- 호흡조절의 중추 : 숨뇌
- 호흡조절인자 : 산소 분압, 이산화탄소 분압, 체온

정답 : 33_① 34_③ 35_③

36. 호흡 시 허파꽈리까지 도달하지 못하고 기도에 머무르는 공기는?

① 잔기용적
② 들숨예비용적
③ 들숨용적
④ 날숨예비용적
⑤ 사강

37. 다음 중 허파 용량을 구하는 식으로 맞는 것을 모두 고르면?

> 가. 들숨용량 (inspiratory capacity) : 1회 호흡량 + 예비들숨량
> 나. 기능적 잔기용량 (functional residual capicity) : 예비날숨량 + 잔기량
> 다. 폐활량 (vital capacity) : 예비흡기량 + 1회 호흡량 + 예비호기량
> 라. 총허파용량 (total lung capacity) : 폐활량 + 잔기량

① 가, 나, 다　② 가, 다　③ 나, 라
④ 라　　　　　⑤ 가, 나, 다, 라

38. 최대로 마신 후 내쉴 수 있는 공기량은?

① 들숨용량　　　　② 날숨예비용적
③ 기능적 잔기용량　④ 폐활량
⑤ 총허파용량

▶ 사강
- 호흡 시 코안에서 허파꽈리(폐포)까지 기도를 채우는 공기량, 가스교환에 참여하지 못함. 약 150cc

▶ 허파(폐)용량
- 흡기용량(inspiratory capacity) : 1회 호흡량 + 예비흡기량
- 기능적 잔기용량(functional residual capicity) : 예비호기량 + 잔기량
- 폐활량(vital capacity) : 예비흡기량 + 1회 호흡량 + 예비호기량
- 총허파용량(total lung capacity) : 폐활량 + 잔기량

▶ 허파(폐)용량
- 폐활량(vital capacity) : 예비흡기량 + 1회 호흡량 + 예비호기량

정답 : 36_⑤　37_⑤　38_④

39 허파 용량 중 1회 호흡량이 더해지는 것으로 맞는 것을 모두 고르면?

가. 들숨용량	나. 총폐활량
다. 폐활량	라. 기능적 잔기용량

① 가, 나, 다 ② 가, 다 ③ 나, 라
④ 라 ⑤ 가, 나, 다, 라

▶ 허파의 용량
- 들숨용량 : 1회 호흡량 + 예비들숨량
- 폐활량 : 예비들숨량 + 1회 호흡량 + 예비호기량

40 1회 호흡량과 예비들숨량을 더한 것은?

① 기능적 잔기용량 ② 폐활량 ③ 총폐용량
④ 들숨용량 ⑤ 들숨예비용적

▶ 허파의 용량
- 들숨용량 : 1회 호흡량 + 예비들숨량
- 폐활량 : 예비들숨량 + 1회 호흡량 + 예비호기량

41 다음 중 배호흡과 관련있는 것은 무엇인가?

① 속갈비사이근 ② 바깥갈비사이근
③ 배근 ④ 가로막
⑤ 못빗근

▶ 호흡의 종류
- 배(복식호흡) : 가로막에 의한 호흡
- 갈비(흉식호흡) : 갈비사이근에 의한 호흡

42 다음 중 무호흡과 호흡곤란이 연속적으로 나타나는 호흡은?

① 무호흡 ② 호흡곤란
③ 내호흡 ④ 외호흡
⑤ Cheyne-Stocks 호흡

▶ Cheyne-Stocks 호흡
- 호흡곤란과 무호흡의 연속, 임종 시, 마약 또는 이산화탄소 중독

정답 : 39. ② 40. ④ 41. ④ 42. ⑤

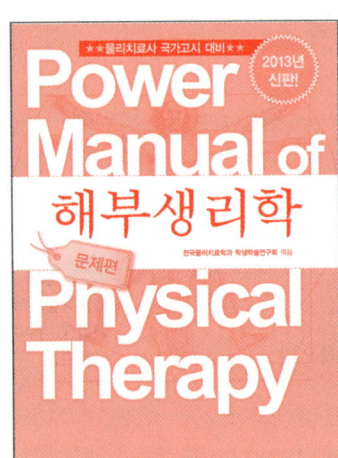

이 책은
yedangbook.co.kr 로도
구매할 수 있습니다.

편 저	전국물리치료학과 학생학술연구회 엮음
발행일	2013년 2월
펴낸이	최경락
펴낸곳	예당북스
신고번호	제 25100-2000-8호
주 소	서울시 강동구 동남로 67길 43, 2층(명일동) Tel : 02)489-2413, 3427-2410 / Fax : 02)2275-0585
ISBN	978-89-6814-003-7 978-89-6814-001-3 (세트)

- 잘못된 책은 본사와 서점에서 바꾸어 드립니다.
- 본사의 허락없이 임의로 내용의 일부를 인용하거나 전재, 복사는 행위를 금합니다.
- 책값은 뒤 표지에 있습니다.